養生就看這一本

**給現代人的氣功
導引、中醫經絡和
生活哲學入門書**

正確的觀念決定你的健康

林中鵬●著

目 次

前言

　　在人天合一整體觀的指導下，具有中華特色的精神鍛煉，已為人類的可持續發展做出了傑出的貢獻：其一，總結出了「法於陰陽，和於術數」，達到「深根固柢，長生久視」的規律和方法；其二，提高了人類智慧融彙貫通的能力。朱子的「格物」、陽明先生的「心學」為其中佼佼者；其三，覺悟生死，解除了人生因此而產生的恐懼和困惑。《莊子》養生觀的創立以及此後佛學東漸的成就，相交輝映，貢獻尤大。中華文明對精神鍛煉的健康傳播和倡導，大大提高了人類的生存質量。

　　本文分上下兩篇。上篇為《學魂篇》，下篇為《史辨篇》——
　　《學魂篇》簡述人天合一觀對中華文明偉大的歷史貢獻。剖析彼此之間的密切聯繫，從中覺悟人天合一觀作為東方文明價值評估體系的核心意義。
　　《史辨篇》對具有中華特色之精神鍛煉學發展過程的關鍵歷史事件進行澄清和辨疑，力求還其本來面目，以待來者。

　　我們認為，具有中華特色的精神鍛煉的普及能為世界和平和人類安康做出更大的貢獻，**而人天合一觀能否作為文明價值的評估體系是關鍵。**
　　十幾年前（西元2000年）於歐洲，筆者在維也納做了場演說，題為《道與新世紀養生文化意識》，緊接著，在美國，分別於三藩市和紐約做了題為《中華文明整體觀的現代價值》的學術報告。2003年，SARS肆虐華夏大地，於是演繹了一場東西方醫學文明的精彩對話，因此就有

了2006年在臺灣美麗的日月潭邊《呵護中華原創醫學》的講演。此後，國內國外還有幾次演講。述而不作，本應是人生的最大愉快，然而，十數年前，不小心留下的文字缺憾卻無時不在牽掛中。於是，這些演講就成了結集的素材，本書的出版或可聊以自慰，補救以往的粗疏。時下對「養生」的理解，多從「術」的層面探討，難免有失真之嫌。考慮到本書所論之「道」，十八個問題處處圍繞養生文明之根本，或有助於各位在更廣闊的學術背景下理解養生。

新千年的曙光已經遠逝，然而，道的光芒才剛剛升起，願未來的人類社會因中華精神鍛煉學問的普及而更加和諧、幸福。

上篇

學魂篇

導引與導引學

　　「導引」是中華醫學最古老的醫學體系之一，是中華精神鍛鍊的核心內容。《黃帝內經》將中華醫學學術歸納為「六藝」：**針、灸、砭、按蹻、導引和毒藥**。除導引之外，其他五藝均非中央地區所出：針刺源於「南方」；艾灸源於「北方」；砭術出自「東方」；毒藥則來自於「西方」。只有按蹻和導引源自於「中央地域」（參閱《素問·異法方宜論》）。《黃帝內經》雖然成書較晚，但不會晚於西漢末年或東漢初，也就是說導引作為醫術起碼有兩千年的歷史。書中所反映的應是更古遠的歷史成就。成書於西元前三世紀初的《呂氏春秋》已有了導引的記載。有人認為發明導引醫術的「中央地域」或許是「隨便說說的」，其實不然。《呂氏春秋》就指明導引術發明於陶唐氏。「陶」為今日的平遙古鎮，「唐」為今日的太原，堯帝為黃帝後裔，先被封於「陶」，後遷封於「唐」，因此，堯帝也稱陶唐氏。堯時，陶唐為國之「中央」是毫無疑義的。書中不僅指出地點，而且也指出了導引醫術成形的時間──「堯」的時代。導引一詞，還可以從更古老的文獻──成書於西元前四世紀的《莊子》，認識其概貌和意義。《莊子·刻意》篇中說：「吹呴呼吸，吐故納新，熊經鳥伸，為壽而已矣。此導引之士，養形之人，彭祖壽考者之所好也。」導引術式來源之一，是模仿動物的動作。「熊經」代表一切獸類的動作，而「鳥伸」則是一切禽類伸展翅膀翱翔的模樣。行導引之術的目的雖未明言，卻將其與「養形」和追求像彭祖那樣的長壽者列為同類。《史記》張良傳說張良體弱多病，為了健康而行導引和辟穀之術，因此，導引的目的在於健康是極為清楚的。現存最為古老的導引之書為西元前186年入土的張家山274號漢墓的《引書》，

也證明了這一點：全書三部份，第一部份，四時養生注意事項；第二部份，不同疾病可供選用的導引方法；第三部份為養生之道的理論和實踐。《引書》之「引」，《黃帝內經》注說：「引」即導引。西元前168年入土的導引學另一部主要文獻：馬王堆漢墓帛畫「導引圖」用色彩和形象記錄著豐富的導引演練方式。這兩種西漢初的文獻告訴我們，西元前二百年左右導引術不僅十分成熟而且相當普及，否則很難以說明何以相隔數百里江漢地區，幾乎同時出現如此珠聯璧合的兩份導引文獻。

「導引」是一種（或者說是一類）古代以健康為目的獨特的自身鍛煉方法。那麼「導引學」則意義完全不同。如上所說，「導引」存在上下五千年，是中華文明獨特的風景線，一種令中國人自豪的文明標誌。作為最古老的醫學方法她有自己的豐富文獻寶庫，其數量不下於三千萬字；她曾經時起時伏，但從不時斷時續；她不斷地發展創新，同時也在不斷地去偽存真；她有獨立於世界民族之林的指導理論體系，這就是人天合一的整體觀，至今仍然滋潤著我們的世界；她有自己無與倫比的成功實踐經驗記錄，包括數千年無數先人的文化積累和現代科學方法的驗證。所有這一切都表明：導引已經不僅僅是五千年前華夏民族發明的一種醫術，而是博大精深的學術體系。

導引學之「博」，在於她貫穿古今，涵蓋整個中華文明史。在遠逝的歷史軌跡中可以極為清晰的分辯：中華文明是如何孕育導引學的過程，同時也能明確無誤地記錄下導引學是如何豐富中華文明寶庫的貢獻所在。

導引學之「大」，《道德經》說道大、天大、地大、人亦大。導引學是研究「人」之學的核心內容。在人天合一的中華文明哲學觀中，「道」和「德」具有不可動搖的價值。老子說：「修之於身，其德乃真」，「道」乃宇宙的根本規律，「德」乃人們對宇宙根本規律的認識及身體力行的程度。因此，「修之於身」是積德的最主要實踐手段。導引學所研究的是人的物質基礎（精）與自組織能力（神）相互關係的規律，並使「人」這個地球上最複雜系統達到和諧與協調的學問。因此，當之無愧的稱之為「大」。

　　導引學之「精」，在於她獨特的研究思維：要而不繁。**人天合一的整體觀，是中華文明歷史上一切文明成就的哲學根源。**人天合一觀視天—「大宇宙」、地—「中宇宙」、人—「小宇宙」為一體。如何研究客觀世界向來有兩種方法論：一是以分析局部為出發點而認識整體。老子稱此為「恆有欲以觀其徼」，「徼」是指有形之極細微之路；一是以不干預整體的客觀存在為前提探索（比如說活著的人）系統自組織能力的無形規律。老子稱此為「恆無欲以觀其妙」，「妙」是指研究對象自組織能力的幽昧之道。老子認為這兩種思維方法都是人類認識世界的最有效方法，所以說：「二者皆曰玄」。「玄」本意為對未知世界規律發幽解昧的極有效能力。老子還認為，如果這兩種哲學思維的珠聯璧合、靈活運用就能徹底認識客觀世界的奧妙（「玄之又玄，眾妙之門」，《道德經》第一章）。綿延數千年的中華文明之所以在十七世紀之前表現出極其輝煌的創造力，全世界95%以上的發明創造來源於華夏，正是由於「道徼」與「道妙」思維的長期和諧、協調深入中華文明的必然結果。

　　十六、十七世紀，世界的東、西方均發生了驚天動地的滄桑之變。在東方，1644年滿清統治集團入主中原。此後長達近百年的民族大屠殺中，有近億的百姓慘死於滿清統治者的屠刀之下，比這個更恐怖的是同時進行種族文化大清洗。除了製造無數文字冤獄有計劃地屠殺文化精英之外，還大規模的銷毀、篡改、偽造歷史文獻以麻醉後來人，中華文明因此受到重創。偉大學者魯迅先生一針見血地指出：中國人民的創造力都讓滿清的屠刀殺沒了（參見《且介亭文集》）。據英國李約瑟先生的統計，清以後，中國人的發明創造從占全世界的90%～95%急劇下降到接近於「零」。李約瑟先生因此而莫名所以，發出了困惑的感歎，後人將此稱之為「李約瑟難題」。

　　與此同時西方也發生了劇變，自十五世紀走出黑暗的中世紀陰霾之後，文藝復興之潮從佛羅倫薩（翡冷翠）阿諾河兩岸出發席捲全歐。近代科學的新成就如雨後春筍，蓬勃發展。當此之時，嗅覺靈敏的康熙在不遺餘力的鎮壓本土文化的同時，大力「引進」西方學術，高薪聘請

西方各種專家。有人因此稱頌康熙是「中西結合」的旗手。可惜，康熙並沒有那麼寬闊的胸懷。傳教士張誠記述了康熙在召見他們這些洋專家時發表的「聖諭」，說：你們只能與滿清統治者交流，而不可以同漢族甚至蒙古族往來（詳見法國傳教士張誠的《張誠日記》）。由此可見康熙所處心積慮的是想以「滿西結合」的文化來對付他砍殺不盡如野草春風般的中華文明。康熙的「英明」不僅為中華文明的發展造成了難以癒合的硬傷，而且推遲了東西方文明的真正的交流與結合。中國著名科學史專家席澤宗院士指出，由於康熙的決策使得東西文明的交匯至少推遲了百餘年。

在「康乾盛世」這把野火中受到重創的中華醫學文明中，針、灸、砭、按蹻、導引、毒藥「六藝」中的前五藝被徹底地清除出官醫。剩餘一「藝」也只餘「藥」的部分，「毒」則被打入冷宮。眾所周知，在人天合一整體觀的指導下，不僅「藥食同源」，而「藥」和「毒」也同源。一旦人天合一的價值評估體系瓦解，中華醫學之魂也就不復存在。1822年，當道光皇帝下令將針灸從官醫序列開除時，中華醫學體系已經被徹底肢解。（按：中醫學的祖書《黃帝內經》十八卷，一半以上內容是經絡和針灸之學；而另一半《素問》，也有近半與經絡學說相關。）也就是說滿清統治者，在百年的時間中不僅把中醫的「六藝」削為「半藝」，而且將四分之三的理論基礎粗暴地連根刨掉。拋棄了大部分的臨床手段，又被剝奪了自我價值評估體系的中醫事業，在風雨飄搖中度過了近三百年。近百年來，一些有識之士試圖將蒸蒸日上的西方醫學價值體系植入中醫。實踐表明，這樣做的結果加速了中醫的敗亡。原因很簡單，西方醫學所取得的成就是在「分割論」（Reductionism，或譯為「還原論」）的指導下進行的，而中華醫學的輝煌則是在「人天合一整體觀」（Holistic Perspective）孕育下鑄成。前者屬「道徹」範疇，後者則是「道妙」領域。西方的「聖經」和東方的「佛法」各有奧妙，倘若以「神父」的標準去規範「和尚」，東方的佛學還能存在嗎？中華原創醫學的出路只有一條：重鑄醫魂。修復被腰斬、被肢解三百餘年的醫魂，重振包括導引學在內的「六藝」之學。因

為「六藝」不僅是行之有效的臨床醫學方法，而且是極為豐富、多彩的中華醫學方法論寶庫，其中導引學的貢獻尤為出色。

眾所周知，東西方醫學最根本區別在於：後者更關心的是人體生命的物質組成和架構，也就是「形」，而前者所關心的是直接維繫人體生命系統的自組織能力，也就是「神」。導引學之「精」，在於蘊藏極為豐富的如何保障「形」和「神」協調與和諧的內容，從而達到維護人體生命系統健康與長壽。

導引學之「精」還在於指明了構成中華原創醫學理論基石的「經絡論」和「氣化論」的實踐途徑。偉大的醫學家李時珍指出：「經絡隧道，惟返觀者能照察之。」經絡並非虛構，氣化也並非不可捉摸。但只有導引學訓練有素而達到「返觀」水平的人能觀察到它的存在。因此，在清以前中醫收徒，導引學是必修課程。

導引學之「精」還在於其不可替代的人文價值。「修之於身，其德乃真。」修身的主要方法是「致虛」和「守靜」，這也是導引的核心。通過修身方能對人天合一整體觀（道）有正確的、深入的理解（德）。因此，自隋唐迄於明末的千餘年中，歷代學者及政治家如唐之白居易兄弟、李白、杜甫；宋之二程、范仲淹、黃庭堅、蘇東坡、陸游、朱熹以及開一代新儒學之先的王陽明都有極高的導引學修養，並從中悟得人天之際的妙道，並達於修、齊、治、平的理解。可以說，導引之學作為敦化社會文化動力的地位已不可動搖。

導引學之「深」不僅表現在五千年從未間斷的歷史貢獻，而且是對人體生命科學發展的未來有不可或缺的指導價值。文藝復興之後，西方科學沿著還原論的軌跡迅速發展，十九世紀末達到了頂點。然而，此時唯還原論的思想開始暴露其缺點，對某些複雜事物的研究明顯地力不從心。進入二十世紀，愛因斯坦打響了科學革命的第一炮，將新的哲學思維引入科學領域，取得了輝煌的成就。先是世紀初相對論的出現，繼而在上世紀二十年代後量子力學的誕生，世紀末複雜科學理論和實踐的成功，點亮了整個二十世紀的科學界，合稱二十世紀的三大科學發現。人

們在回顧上世紀的這三大發現時，清楚地看到這些新發現都是拜一種嶄新的科學思維所賜，就是完全不同於還原論的整體論（Holism）。將研究對象視為不可分割的整體，避免了還原論將研究對象分割時所帶來的資訊丟失，從而使研究的結果更接近於真實。

新的科學思維不僅推動了全球的科學發展，同時也喚醒曾經締造輝煌的華夏文明的中華兒女，**重新審視中華文明賴以萬世流芳的整體觀的現代價值**。同時也意識到中華文明整體觀的昇華，不僅將續寫東方文明的偉大復興，而且將成為推動全人類新一輪科學革命的動力。

二十世紀西方文明整體論（Holism）同華夏文明整體觀（Holistic Pespective）雖僅一字之差，但仍然有明顯的不同，（1）前者用於研究的是複雜對象本身，而後者研究的是「人天之際」的複雜對象。也就是說，後者將被研究的複雜對象置於宇宙環境——無限複雜的超大系統之中，其複雜程度將遠遠超過現代系統科學所能及的範圍。儘管如此，上世紀複雜科學的輝煌成長，正在引領人們重新發現幾乎被遺棄的東方文明的雋永價值。（2）西方整體論是上世紀初，個別傑出科學家，殺出還原論重圍的偉大產物。儘管輝煌，但是多少留下還原論桎梏的痕跡。東方整體觀則是華夏數千年，億萬人「道法自然」的結果。「人法地，地法天，天法道」，將「小宇宙—人」，同宏觀大宇宙之間的制約關係表達得非常清楚。所有複雜科學所論及的「遠離平衡」、「開放性」等棘手的問題，以東方整體觀的立場來看均不復存在。（3）西方整體論由於擺脫不了還原論的哲學困擾而往往將問題引向複雜，相反，東方整體觀則將複雜問題引向簡易。「大道至簡至易」、「簡易，天下之理得」。（4）西方整體論同還原論一樣，所關心的仍然是「物」，東方整體觀的核心是「人」。人天合一是整體觀的主幹。

誠如前述，上個世紀，作為科學發展的偉大標誌：相對論、量子力學、複雜科學全都是拜整體論的恩賜。但是，當自然科學因方法論的革命性進步而取得巨大成功的時候，整個醫學科學領域卻依然頑固地堅守著「純」還原論的陣地裏足不前。原因是「西方整體論」不知道如何介

入到「人」，這個目前已知世界的最複雜的「超巨系統」。與此形成對照，中華原創醫學方法論的潛在價值，卻越來越凸顯其在生命科學研究的生命力。其中導引學無論在人天合一的整體觀；形、神協調的整體觀還是人體生命巨系統的資訊（信息）表達模式方面都表現出其不可取代的地位。可以預料，導引學所持之整體觀登堂入室打破還原論一統科研天下的局面時，人體科學將會飛躍地前進。

導引學之「深」，不僅僅表現在方法論的意義上，而且也表現在對未來社會醫療保障體系革命性變革的潛價值上。二戰以後，西方發達國家醫療保障體系曾經展現出旺盛的生命力。然而六十年後的今天，卻成為了負債累累的頑疾所在，甚至成為阻礙社會發展的重要原因。以美國而言，年計畫支出兩萬億美元以上，而實際付出遠遠超過這個數目。一位資深專家指出，世界要維持美國式的醫療保障，需要消耗2.6個地球資源才能做到，而地球只有一個。問題還不在於此，即使人類能花得起這筆鉅款，「醫療保障」仍然是一句空話。在美國，至今仍有四千六百萬人根本得不到醫保。出路在哪裡？在於醫療保障體系建設思維的徹底轉變。現行的醫療保健體系是建立在西方醫學思維上，即疾病的干預模式。人的健康完全依賴於醫生的醫療（包括醫藥和手術）手段從「人」的外部進行干預。完全忽略了人的自組織康復能力的存在。東方醫學思維恰恰相反，著眼點在於盡可能調動、提高、維護人體自身的自組織能力。中國原創醫學認為：「正氣存內，邪不可干」。維護好人體的「自康復能力」，就能達到健康的目的。不一定需要昂貴的西方醫學的疾病拮抗方法。2003年SARS（非典）肆虐華夏，東方醫學深度介入從而取得全勝就是證明。

2003年SARS蔓延，全中國共有5973人受感染。一牆之隔的香港和廣州同為重災區，分別有患者1800餘和1700餘。然而兩地的死亡率竟是4:1之差。原因何在？前者不允許中醫參與，而後者中華原創醫學得以充分發揮。即使以時人所關注的「經濟帳」去評價，兩者的貴廉亦涇渭分明：前者，不足六千人的感染者耗去國家撥款180億，地方投

入尚不算在內，也就是說，平均每例感染者花去300萬人民幣。而後者廣東中醫藥大學第一附屬醫院治療51人，100%痊癒。花費最高的一例不到3000元人民幣，1000:1的價格比應該能發人深省。我們無意就東西方醫學得失作全面深入的比較，寸有所長，尺有所短。只希望人們在認識以還原論為指導的西方醫學的優勢同時也不要忘記其方法學缺陷所製造的麻煩。更希望人們能重新覺悟東方醫學文明的價值。西方醫學的目的在於發現人所罹之病，並加以消除；東方醫學的目的在於發掘人的自身康復能力，並加以維護和優化，兩者都是人類智慧的結晶，本無厚此薄彼的必要，更不該做出非此即彼的武斷決策。在人類社會醫療保障的去從面臨困境的現在，充分發揮東方醫學人天合一整體觀指導下的中醫「六藝」作用恐怕是唯一的抉擇。30年前中國曾以占世界1%醫療費用呵護其占世界人口22%人群的健康，就是很好的證明。

導引學是中醫六藝中唯一完全不借助外力，而僅靠人類自身（包括「神」和「形」）即可達到的自康復能力優化的中醫「醫藝」。如果全人類都能普及這種「一文不名」的科學知識，人類醫療保障體系的窘迫將迎刃而解。因此，導引學的潛在價值不可謂不深。

老子說：「名，可名，非恆名。」這是老子對事物的語言表達（名）同其客觀存在之間差距的認識。「導引」一詞意義五千年的變遷驗證了這一點。《黃帝內經》時代將其定位為中醫「六藝」的醫術之一。這是意義深遠的定位。雖然東方文明中，類似導引的方術並不少見，比如婆羅門的瑜伽、佛學中的禪定、道門中的仙學均有對人類身心關係的上乘研究。但是，除了導引之外，沒有一種是以呵護人類健康為最高目標的。老子說修身的要領是：「致虛極，守靜篤」；作用是：「深根固柢，長生久視。」戰國時的莊子更指出導引的定義是「導氣令和，引體令柔」（西晉李頤注）之意。這裡已明確的點出導引修煉中的三個要素神、形、氣之間內在的聯繫。雖然定義中只出現體（形）和氣，但是潛在的另一個要素是「我」。是「我的神」導氣令和，是「我

的神」引體令柔。西元前二世紀成書的《淮南子》更據此將神、形、氣三要素顯化並明確其間主從關係，十分深刻。

漢初，導引學被定義為《黃老之學》。此時的導引學已經不僅僅是研究狹義導引醫術的學問，而是涵括了「人法地，地法天，天法道」的人天合一整體觀的哲學體系了。然而導引作為醫術的地位仍然沿襲著先秦的意義而變化不大。西元前186年和西元前168年分別入土的張家山竹簡《引書》、馬王堆導引帛畫，表明導引術在戰國後期至西漢初年已經在華夏大地廣為普及。有導引第一書之稱的《引書》，其書寫的醫學目的和寫作特徵，同九百餘年後由國家頒佈的第一部以導引為主的醫學專著《諸病原候論》極為相近。這說明自遠古迄至戰國歷秦漢乃至隋唐的數千年之間，導引作為醫術的主流方式是不容置疑的。西元610年由隋太醫令領銜發表的這部醫學巨著，共列「養生方」和「導引術」213條。可謂集導引術之千古大成。十分有趣的是：該書所列「養生方」和「導引術」之間幾乎沒有任何差別，這說明此時之導引與養生幾乎是同義詞。

然而，與導引術醫學地位的穩固極不同的是：導引學的發展在這一階段卻如脫韁的野馬，奔騰澎湃，迅速地擴大自己的領域，成為中華文明燦爛輝煌寶庫中的一道新風景，而這一切都與一部偉大的科學名著《周易參同契》的誕生相關聯。

《周易參同契》成書於東漢末年，約西元126～144年間。關於這本奇書的全面介紹詳見另文，本文僅就其在導引學發育、成長過程的地位作簡要說明。作者很明確，寫書的目的是：一，「歌述大易」，也就是將《易經》同黃、老之學並論，第一次將東方三經易、黃、老共熔於一爐，完成了中華文明哲學觀的首次定格；二，「黃老之學」，再次明確其於人體生命生存質量提高的意義。同時歷史上第一次批判因錯誤理解導引要領而危害健康的種種歪門邪道。指出在浩瀚的養生文明大潮中，泥沙俱下的暗流所在；三，「服食之事」，確有其事，這是本書的主要內容。作者特別指出前兩點（即大易、黃、老），已有「往聖」（如伏

義、文王、孔子、黃帝、老子等）落槌定音。唯獨「服食」則是作者的發明。作者認為：在大易的指導下，修黃老之學於人體生命生存質量的提高是沒有問題的，但尚需配以「服食」，方能圓滿。「服食」為何物？魏伯陽及其合作者根據前人的經驗和彼此的反覆嚴謹的實驗冶煉成了「金丹」。《周易參同契》實際上就是冶煉金丹的實驗觀察記錄。他們的成就改寫了科學發展史，建立了「金液還丹學」。800年之後，這項博大精深的學問從當時世界第一大港福建泉州經由阿拉伯傳到歐洲，成為現代化學的肇始。直到今天，所有國家（中國等漢字文化圈國家除外）都仍稱化學為（Chemistry）「金液」，其發音仍然採用泉州的閩南語發音。也就是說，至此，導引學的領域已經超越狹義導引的意義，進入浩浩蕩蕩的階段。事實上，此後歷代的修煉家同時大多都是「金液還丹」的研究家。西元四世紀的葛洪、西元五世紀的陶弘景、西元十世紀的陳摶都是傑出的代表人物。特別是陳摶，煉丹術水平已經達到出神入化的程度，五代的柴世宗、宋代的趙匡胤兩代皇帝都曾向他請教過「黃白之術」。雖然《參同契》問世後不久該法就已經失傳，然而西傳阿拉伯又直抵歐洲大陸的一支，在文藝復興之光照耀下，於《參同契》問世一千八百餘年後經由西方「衣錦還鄉」回到中國。然而，華夏故土居然無人能識：「兒童相見不相識，笑問客從何處來」。當這門學科依然以「金液還丹之學」的音譯名榮歸故里時，中國的學者們視其為「新學」，可歎！1992年，中國學者準確破譯漢時煉丹程序的奧秘，終於重新討回《參同契》應有的歷史光環。《參同契》所蘊含的六項世界第一也因此重見天日：（1）為製造精密的煉丹用「鼎器」，披露了造鼎器所必需的圓周率 $\pi \approx 35/11$，這是人類突破「周三徑一」陳舊觀念的桎梏後第一個比較準確和實用的圓周率分數近似值，二百餘年後，祖沖之的「約率」（$\pi \approx 22/7$）和「密率」（$\pi \approx 355/113$）才超過它，《參同契》為後者的更精確計算提供了依據；（2）這是世界上第一篇人工合成朱砂的實驗記錄，大家知道朱砂的人工合成即便在今天也是極為困難的；（3）朱砂的合成分兩步走，第二步「同分異構」化是合成的關鍵，條

件極為嚴苛。《參同契》是世界上第一篇關於成功實現硫化汞同分異構化的論文；（4）「金丹」異構化的條件除了嚴格控溫之外，尚需在無氧條件下進行，《參同契》是世界上第一個採用「除氧劑」的除氧工藝，創造無氧化高溫條件的實驗報告。現代利用除氧劑高溫除氧工藝則發明於上世紀二戰期間用於製造合格的「高真空電子管」時；（5）世界第一個闡明化學定比定律的論文。朱砂中硫磺和水銀之間存在著明確的定量關係。《參同契》將這種關係表達的相當準確。而現代化學表達這一定律的是英人道爾頓，時間是19世紀初。（6）任何科學實驗都必需在不同實驗室重複同一實驗，這是一種驗證科學實驗可靠性必不可少的原則，建立於十八世紀。而《參同契》是世界上第一個採用這種方法來研究驗證自己的發明的。實驗分別在由魏伯陽、徐從事、淳于通所領導的三個不同實驗室進行。《參同契》是三個不同工作室所觀察結果的匯總。

　　《參同契》發表後八百餘年，導引學又因此引發了導引學壇的新轟動。然而，這次震動的原因，卻是對《參同契》誤讀誤解所造成。結果催生了影響此後千年的「內丹」學派。

　　西元十世紀，蜀人彭曉首先對《參同契》的煉丹程序提出質疑。猜測該文的作者魏伯陽是借用煉丹術語以暗喻修煉的要領。這就是「內丹學派」的肇始。十一世紀時張紫陽作《悟真篇》回應彭曉。此後百年間，張系傳人紛紛借用煉丹術的術語如爐鼎、火候、丹藥、表達修煉過程的心得。《參同契》、《悟真篇》也因此被尊為「萬古丹經王」。彭曉之後迄今的千年中注《參同契》者不下50家，全部都認為該書為「內丹」之作，只有一本唐無名氏所注除外。

　　誠如前述，《參同契》本來就是化學冶煉學的專著，從誕生之日直至彭曉注《參同契》之前，所有知名學者如陶弘景、葛洪都從未懷疑過《參同契》是煉丹術著作。彭曉的猜測，並非全無道理。因為，自《參同契》誕生後的800餘年，再沒有人煉丹成功，其中包括葛洪和陶弘景。隋唐皇室、將相，熱衷此道者不勝其數。唐朝皇帝22人中有12人

因服食「金丹」而斃命，因而彭曉猜測，《參同契》所言可能另有所指。但是，彭曉雖對煉丹術也頗有研究，卻不清楚魏伯陽所煉金丹技術含量極高，稍有不慎所煉之物即成為毒性極烈的毒藥，胡亂服用焉有不死之理。

「內丹學派」的形成雖然是陰差陽錯的戲劇性結果，但是，千年來內丹學派的經典著作中卻包含著極其珍貴的心—身之間關係的親身體驗，很值得去認真研究和探討。不過，如何去偽存真卻值得學界深思。

與「外丹」、「內丹」研究的跌宕起伏相比，導引的養生價值一直受到社會的認可。從西元前186年導引第一書《引書》，直至明朝滅亡的1644年的一千八百三十年中為中華民族的繁衍生息作出了巨大的歷史貢獻。雖然1644年之後導引文明同其他中華文明一樣遭到重創，然而蟄臥民間的導引術仍然頑強的活躍著。特別近六十年，當它以「氣功」的新面貌服務於民眾的時候，人們越來越清楚的認識到導引學是提高人類生存質量不可或缺的泉源之一。

氣功定名的確認只不過六十年左右（1954年確立名稱）的歷史。但在中國卻是家喻戶曉、無人不知。英國劍橋大字典和美國韋氏大字典也都列有「氣功」的詞條。然而今之「氣功」即古之「導引」的現代繼續卻知之不多。氣功的定義早已確定（參見拙著之《中華氣功學》，北京體育學院出版社1988年）。但是要為孕育、形成、發展已有數千年歷史的「導引」下定義卻不那麼簡單。首先，不同的歷史時期，導引所包括的意義並不完全相同。其次，各個時代的專家對導引的認識也不一樣。為《莊子・刻意》做注的西晉李頤說所謂「導引」即「導氣令和，引體令柔」；同時期葛洪卻認為：「或伸屈，或俯仰，或行臥，或倚立，或躑躅，或徐步，或吟或息，皆導引也」（《抱朴子內篇》別旨）。二者意雖相近，顯然李頤之說言簡意賅，而葛洪對「導引」的認識卻擴大了許多。入土於西元前186年的張家山漢墓之《引書》卻不這麼認為，所舉的110式的「導引」純粹為肢體運動，馬王堆漢墓出土的《導引圖》大體與《引書》相同。然而到了隋朝，巢元方所總結的213式導引既包

含了肢體運動，也有意識的運用和呼吸節律的調節，也就是說調心、調形、調息三要素齊全；唐代醫學家孫思邈把「按摩」也列入「導引」之列（孫思邈《千金方》）。唐初，僧慧琳也基本持同樣的觀點「凡人自摩、自按，伸縮手足，徐勞去煩，名為『導引』」（慧琳《一切經音義》）。西元八世紀，唐・王冰注《內經素問》時說：「導引，謂舒筋骨，動肢節」，又說：「導引按蹻，中人用為養神、調氣之正道。」似乎與漢時《引書》相近。到了宋時《聖濟總錄》、明時《普濟方》，「導引」之義又有些許不同。因此，與其籠統地為「導引」下一個「統一」定義，不如將導引發展的歷史真實面孔和盤托出，供諸同好參考。如果一定要為「導引」下一個定義也可以勉強一試：什麼是現代導引學？曰：「**在中華文明整體觀指導下形成和發展的，通過意識的運用，形體的協調，呼吸的配合以達到提高人體生命自康復能力為目的的自我鍛煉方法。**」現代導引學和今日的氣功學內涵基本相通。這個定義是否合適，還有待賢者斟酌。特別應該指出的是本定義僅適用於「現代」導引學。簡而言之，氣功是「現代」導引，但是，「導引」卻不是古代氣功；導引是中華精神鍛煉的主要內容，但並非全部。

一、淵源探蹤

中華大地是導引的故鄉，但是，關於其起源，則說法不一。

有人認為，導引的發現純屬偶然：即當人們神倦體乏之時，伸個懶腰、打個哈欠，閉目安靜片刻，頓感精神愉快、疲勞減輕；或者當人們腰酸腿痛之時，對腰背「自摩自按」，或輕輕拍打一番，馬上感到酸痛減輕甚至消退，久而久之，人們從中悟出一套經驗，於是導引就萌生了。這種說法有一定道理，但是，這種推測也有缺陷，因為世界各民族的先民們想必也都有「神倦體乏」或者「腰酸背痛」的時候，想必他們也曾「伸過懶腰」或「打過哈欠」、「自摩自按」過，但是為什麼他

們的民族及其後代沒有從中悟出養生之道而直到今天仍停留在「伸懶腰」、「打哈欠」、「自摩自按」的水平上呢？

還有人認為：導引是由舞蹈演變而來的。理由是《呂氏春秋》記載：「昔陶唐之始，陰多滯狀而湛積，水道壅塞，不行其源，民氣鬱瘀而滯著，筋骨瑟索不達，故作舞以宣導之。」導引來源之一是舞蹈是不錯的，因為導引中的「三調」（調神、調息、調形）中的「調形」就有許多優美的動作，而在自發動作中更是往往可見難度很高的舞步。《莊子‧刻意》寫道：「吹呴呼吸、吐故納新、熊經鳥伸，此導引之士、養形之人、彭祖壽考者之所好也」。「熊經」和「鳥伸」就是極優美的仿生舞蹈動作。舞蹈能愉悅身心，甚至可袪病延年，這都是事實。但此說也有缺陷：世界各國各地區中同中華民族一樣能歌善舞的民族何啻千百，他們從春舞到秋，從夏舞到冬，千百年過去了，直到今天也沒有舞出個「初步導引」的概念，而為什麼只在世界的東方產生了導引學呢？

中華導引學是一門從宇宙整體觀、天人同一觀、人體生命整體觀出發，把人作為整體，把人的「生、長、壯、老、已」整個生命長河作為一個整體，把人與社會的相互關係作為一個整體，把人這個小宇宙與自然界大宇宙之間的相互關係作為一個整體，來研究如何使人體生命處於最佳狀態的學說。因此，中華導引學的誕生只能是中華古文明滋潤的結果。以「陰陽」、「五行」、「八卦」模式為代表的中華古文明整體觀是古人在對客觀世界（包括人的生命運行）發展、變化規律的長期觀察中總結出來的。它指導、推動了中華導引學的發展，而導引學的豐富實踐反過來充實、完善了中華古文明整體觀的內涵。因此，中華導引學的發生和發展並非偶然事件，它之所以出現在世界的東方，是因為這裡是中華古文明整體觀的發源地。

有人以為中華導引學發源於中國的宗教。其實，這也是一種誤解。雖說中國最早的、土生土長的宗教——道教的典籍富含導引學文獻，成為不可多得的保存中華導引資料的寶庫之一。但是，道教的形成甚晚。原始道教最早的是五斗米道和太平道。五斗米道為後漢順帝（西元

126～144）時的張陵所創，流行於陝西南部漢中、四川北部巴郡一帶。太平道傳播者為黃巾起義領袖張角，流行於山東、河北、河南各地。這都是政治性很強的民間宗教。原始道教的經典《太平經》在這一時期流行。此書內容龐雜，其中一部分涉及導引，但十分隱晦、神秘。其學術價值遠不如大約同期的魏伯陽所著之《周易參同契》。而遠在此前的幾百年，中華導引研究就已經相當純熟。秦漢之前，廣大華夏地區雖然有過原始的巫教，且巫教的首領巫師也有過很大的權力，但是，巫教始終未能成為華夏族地區的流行宗教。這一點要歸功於古代的道家、儒家所代表的「史官文化」。道家代表人物老子是周史官，儒家代表人物孔子也是位博學多才的史學家。老子說：「道生一，一生二，二生三，三生萬物……」，簡直把「鬼神」對大自然的造化作用都排除在外了。《素問》說：「道無鬼神，獨來獨往」（《黃帝內經素問・寶命全形論》），認為客觀規律（「道」）同鬼神毫不相干（「獨來獨往」）。當孔子的學生子路問如何「事鬼神」時，孔子訓斥他：「未能事人，焉能事鬼！」閉口不談鬼神，贏得了「子不語怪、力、亂、神」的名聲。正是老子的《道德經》和經孔子整理的《周易》，奠定了中華導引的理論基礎。

也有人認為中華導引來源於佛教，是「舶來品」。理由是古印度也有數千年的導引研究歷史。然佛教創始人釋迦牟尼涅槃於西元前5世紀，約與孔子（西元前551～前479）同時，晚於「文王衍《周易》」（西元前11世紀）500年。佛教創立後，只是到了漢明帝永平八年（西元65年。一說永平十年）才傳至中土，南北朝（西元5～6世紀）時才廣為傳播。而此時中華導引學已相當成熟。佛教的東漸和信徒的西遊，促進了中印兩國文化的交流，也進一步豐富了中華導引寶庫，但，這只是「流」而不是「源」。

珍藏於長沙馬王堆博物館的一號漢墓帛畫，已有「龍登、鳥伸」種種鍛煉方法，姿勢栩栩如生。馬王堆漢墓相當於文景之際（西元前2世紀），所處時代遠在道教創建前300～400年，佛教東漸前200年。珍藏

於天津文物管理處的《行氣玉銘》記錄著戰國初期古人行氣要旨45字，更遠在馬王堆帛畫之前200年。

其實，年代更加久遠的《老子》早已深刻地討論了導引的理論和實踐。直到今天，《老子》依然是公認的研究中華導引的綱領性文字。但是，被後世導引學家、醫學家研究推崇的《易經》，比《老子》的歷史更為久遠。《史記·周本紀》記載：「文王拘而衍《周易》」。周文王被殷紂王關押的故事，約發生在西元前1100多年，因此，導引的文字史迄今起碼也有3000年了，遠早於道教的形成和佛教東漸。因此，導引的「宗教起源說」不可靠，導引起源的「舶來說」則更加荒唐。中華導引的發源地就在中華。

現傳《周易》，包括三部分內容：一為八卦，傳為伏羲所作；一為六十四卦卦詞和三百八十四爻辭，文王所作；第三部分據說為孔丘注《周易》所作之《十翼》（或認為是孔丘弟子根據孔丘之講演整理）。看來，周文王只是發展了《易》而不是最早的作者，所以司馬遷強調說：文王「衍」《周易》，而不說文王「作」八卦。「作」是創造，「衍」是發展。《史記·日者列傳》說得更清楚：「自伏羲作八卦，周文王演三百八十四爻而天下治。」西漢末揚雄說：「《易》始八卦，而文王六十四，其蓋可知也」（《言法·問神篇》）。東漢末的王充也說：「《易》伏羲作八卦，是尚未有卦，伏羲造之，故曰『作』也。文王圖八，自演為六十四，故曰『衍』」（《論衡·對作篇》）。看來伏羲才是《易》的最早作者，經歷代的充實、發展、提高，夏、商兩朝的深化，至周文王而集大成。由於《易》對中華導引學的發展有著重要意義，因此《慧命經》說：「庖犧（即伏羲）上聖畫八卦以示人，使萬世之下知有養生之道」（《大道說》）。由此看出，約西元前5000年的伏羲，才是中華導引的鼻祖，而「八卦」則作為最古遠的養生之道的模型被推崇。

誠然，佛學和道學曾對導引學的發展有過積極貢獻，但早在數百年前，一些著名的導引研究大家就已經指出，出於宗教信仰的需要，道教

和佛教對導引的認識有失偏頗：「禪家（即佛家）顯以神為性，以修性為宗，以離宮修訂立教，故詳言性而略言命；玄門（即道家）顯以氣為命，以修命為宗，以水府求玄立教，故詳言命，而略言性」（《性命圭旨》），因此，應予糾正。其實，只要認真翻閱歷史，就不難看出，歷代導引名家大多並非宗教徒。為後世導引家推崇為「萬世丹經之王」的兩本經典著作《參同契》、《悟真篇》的作者魏伯陽、張平叔都不是道士。

二、歷史發展

　　導引的發生和發展同中華文明的發生和發展是相依共存的。因此，很難將導引學的發展史同中華古文明的發展史截然斬斷割裂。例如，古倫理學——孔門儒學的核心，研究的是人的行為和修養的協調；法家也研究人，研究的是個人與社會關係的協調；道家也在研究人，研究的是人與大自然的協調。三種學說的觀點都強調協調、整體，但是，從系統論的角度看，每種學說所側重的範圍卻不相同。孔門倫理學著眼於將人作為一個系統；法家將社會作為大系統，人作為其中的子系統；道家則把系統擴大到大自然。對導引學而言，導引訓練強調的是三個系統總和的協調。因此，從儒、法、道三家，我們都能看到導引學理論模式的影子，但並非導引學本身。儒、法、道諸家哲學為導引發展提供了極可貴的營養，反過來，先秦諸子也從人體生命最可貴的實踐——導引中提煉出各自需要的哲學精髓。但導引學的內涵遠非各家之說的簡單總和所能概括。例如，以研究人自身的思想、行為著稱的儒家學說，其修養的目的旨在控制自身的思想和行為，這只是導引學中所包含的「識神」部分。雖然，導引學也研究「識神」的規律，但導引鍛鍊的最終目的是恢復人的先天「元神」——自我控制功能，繼而充分發揮其潛力。概言之，如果先秦諸子的學說如同色調斑斕的彩布，那麼，導引學就是一襲

五彩繽紛的霓裳羽衣。雖然它的色彩來自各種布料，但由於「裁縫」們的巧奪天工，便形成了獨具風格的美。

當然，諸子百家並非中華導引學的源頭，《易經》才是公認的導引學祖典。雖然，周文王發展了周易，但在此前，早已有夏易（《連山》）、商易（《歸藏》）存在。《三字經》說：「有《連山》、有《歸藏》、有《周易》，三易詳。」即指此。夏商二易雖已佚，但從殘存文獻的蛛絲馬跡中可知亦係演八卦之作。當然，八卦的作者卻是遠早於他們的伏羲。傳說中的伏羲約生於西元前五千年前的河南、山東一帶。相傳，河南淮陽即為「太皞之丘」，而太皞與伏羲向來被當作同一個人的名號。八卦的創作是中華文明史上的一件大事。雖然《周易》原是卜筮之書，但卻包含著深邃的哲學思想，孔子說：「昔聖人之作《易》也，將順性命之理以立天道。」他還說：「昔聖人之作《易》也，變於陰陽而立卦，發揮於剛柔而生爻，和順於道德而理於義，窮理盡性以至於命。」這就是說，《易經》是作者通過對宇宙萬物乃至人體生命的觀察來研究事物發展規律的著作。由於《周易》深刻揭示了宇宙萬物變化的規律以及觀物取象的原理，因此，歷代醫家均奉為圭臬。明朝名醫張景岳說：「《易》者，醫之理，醫得《易》之用，《易》之變化參乎醫，醫之運用贊乎《易》。」意思是說《易經》所總結的萬物變化的規律部分是從醫學中來，醫學的實踐結果反過來又證明《易經》道理的正確。由於《易經》對中醫發展有非常深刻的指導作用，因此，唐初大醫家孫思邈更直接了當地說：「不知《易》不足以言太醫。」也就是說，《易經》應該是中醫的必修課。當然，《周易》更是歷代導引大家所推崇備至的經典。號稱丹經之王的《周易參同契》為內丹學派最推崇的經典著作之一。宋代朱熹考證說：「參，雜也；同，通也；契，合也。」以《周易參同契》作書名，就是與《周易》理通義合的意思。

西元前8世紀以後，周王室衰落，諸侯爭霸乃至兼併，歷史進入了春秋戰國時期。諸子百家，各逞其說，使中華導引學的理論水平得到昇

華。「坐忘」、「導引」、「養生」、「吐納」、「全形」等導引實踐活動的普遍開展與理論水平的提高，將中華導引學推向了新的高峰。戰國時期鏤刻的《行氣玉銘》是導引學文獻不可多得的珍品，其四十五字銘文說明那時導引修持已達到高深的境界。最值得稱道的是，雖然此階段導引的理論和實踐已達到精妙程度，但是毫無宗教迷信色彩，為導引學的健康發展奠定了良好的基礎。

秦的建立，造成了中華帝國前所未有的繁榮。然而，秦始皇焚書坑儒以及稍後的項羽縱火咸陽，給中華古文明造成了重大創傷。前者燒盡了民間藏書，後者連秦宮藏書也都付之一炬。幸好馬王堆漢墓為我們保存了十餘萬字的竹簡帛書，這批秦火餘燼中的《導引圖》、《養生方》、《卻穀食氣》、《德道經》、《周易》等，對導引研究有重要的價值。

1984年，湖北荊州張家山發現西漢墓葬群，其中第274號漢墓出土了大量極有價值的竹簡，其中一部極為完整的著作《引書》赫然在目。引，即導引。引書即「導引之書」。書分三部分，共有竹簡112枚，《引書》一詞即題在最後一枚竹簡的背面。這是我們能夠親眼目睹的導引學專著的最古老版本。墓主人身份不明，從所藏之文獻大概可以判斷為西漢初年的一名基層官吏。墓主人下葬時間為西元前186年，即呂后龍鳳二年，比之馬王堆漢墓還要早18年。三部分內容分別為養生之理、導引之法、四時養生之要。其中，數十款導引之法詳盡而簡明，為本書之主要內容。

較之前此十餘年出土之馬王堆漢墓帛畫《導引圖》，《引書》內容更豐富，可操作性更強。帛畫雖栩栩如生，然每幅圖所表達的僅為一法中的一個片斷，難以盡意；而竹簡所闡明的卻是某法中之連續進程，整體性極強。然而由於今文與古文的時空差異，其真實細節難以判斷。馬王堆之圖與張家山之簡的幾乎同時出現，猶如珠聯璧合，把二者分別時可能給後人造成的困惑一掃而淨。圖與簡在相隔數百里的區域內幾乎同時流行，說明導引之學在2100年前的繁榮與昌盛。書名《引書》，更將

張家山竹簡推向「天下導引第一書」的地位。

　　然而，就學術活躍程度而言，秦、漢遠不及春秋、戰國。秦始皇自不待言，漢高祖輕視文化，漢武帝提出「罷黜百家、獨尊儒術」，故文化禁錮日重。《黃帝內經》雖成書於此時，但實係集先秦醫學之大成的經典著作。它既是中華醫學的聖經，也是中華導引學的寶典。

　　《黃帝內經》用形氣學說闡發病理病因，說明致病因子的物質性。同時也用形氣學說解釋許多自然現象乃至天體演變、宇宙結構問題。《內經》還將自然現象、人的生理現象、精神活動都統一於共同的物質基礎，闡明了導引養生原則，論證了精、氣、神三者間的辯證關係，完善了導引學的理論基礎。

　　除《黃帝內經》外，秦、漢時期缺少導引學力作。《淮南鴻烈》中雖有傑作，但就總體而言，更多的是平庸之說。漢末，魏伯陽著《周易參同契》，繼承《周易》、《老子》、《內經》的優良傳統，迷信色彩極少，學術水準遠高於同時代的道教經典《太平青領書》，為歷代導引名著之佼佼者。

　　兩晉時期，社會動盪，佛、道二教興起。佛教雖東漸於漢明帝，但到此階段才完成「中國化」進程，為民眾所接受。佛教東漸，客觀上推動了中、印兩個文明古國的文化、學術交流，把印度導引（瑜珈）的精華介紹到中國來。東漢末年產生的原始道教在此階段已擺脫了太平經時期的幼稚狀態。《黃庭經》、《抱朴子》、《養性延命錄》的相繼問世，對後世導引研究有一定影響，但就深度而言，遠不及《參同契》，且迷信色彩濃重。

　　與此相反，導引養生學派卻取得很好成績。隋代大業中（西元610年），太醫令巢元方所著《諸病源候論》發表，書中有辯證施功導引方法278條共213法。從中不難看出，在隋代，導引已成為臨床通用的治療方法之一，而且已經從民間進入皇宮。隨後，唐代大醫家孫思邈身體力行，不遺餘力地介紹諸多實用導引養生法，為中華導引的健康發展作出了積極的貢獻。

　　如果說，佛教鼎盛於兩晉、隋、唐，那麼，殘唐、五代後，佛教已經日薄西山，兩宋以後則日漸沒落。故就導引學而言，佛家既缺智顗（隋）務實之導引佳作，也少見惠能（唐）之穎悟透徹的理性灼見。教外別傳的密宗主張「即身成佛」，兼重心、身雙修，但在漢地卻由於種種原因而歸於沉寂。相形之下，道教自唐代以來，卻逐漸完善其宗教理論，因此入宋以後的一段時期，仍有較高的社會地位。宋徽宗迷信道教，自稱道教皇帝，然好景不長。隨著宋徽宗、宋欽宗的被俘，北宋王朝覆滅，道教威信一落千丈。道家有識之士前此已痛感「道家之學、雜而多端」，早萌改弦更張之志。以陳摶為先導，張伯端集其大成，並著《悟真篇》行世，倡導煉養、推崇《參同契》，完成了道教改革的理論準備。王重陽秉陳、張之學說，摒除「服食」、「符籙」諸派之弊端，獨倡「摒除幻妄、獨全其真」，一反舊道教中燒香磕頭、祈禱鬼神、瞻星禮斗、畫符念咒之積習。這次改革，從導引學的角度看，頗為成功。正如《遺山集‧紫微觀禮》所說，王重陽的全真派「本於淵靜之說而無黃冠襘繪之妄；參以禪定之習而無頭陀縛絆之苦……。」明代王世貞在《跋王重陽碑》中說：「其說頗類禪而稍粗，獨可破服金石、事鉛汞之誤人與符籙之怪誕」。全真內丹術的研究，不僅對破除世俗迷信有重要意義，而且使導引學的理論和實踐水平提高一大步。

　　與佛教的沒落、道教的由盛轉衰相比，宋代新儒學風起雲湧，在思想界取前者而代之，故著述之豐也大大超出佛、道二家。其中與導引有關的論述也很可觀。雖然，其代表人物如邵雍、周敦頤、二程、朱熹等均為靜坐實踐家，但並無「儒家氣功」傳世。直至明末，方有王陽明、高攀龍倡導靜坐之具體方法傳世。儒門功法出於佛、道二門，並無獨創，這一點，儒門人士也直言不諱。但其歷史功績卻是顯而易見的，即盛唐以後、南宋以前宗教獨家壟斷導引學術的局面從此不復存在。醫學界競相採用導引作為治療手段就是明證。

　　《聖濟總錄》為北宋後期醫學名著，由官方組織名醫編纂而成，內中專列「導引」、「服氣」兩部，記載歷代導引文獻甚詳。南宋醫學家

蒲虔貫、張銳；著名的金元四大家劉完素、張子和、李東垣、朱丹溪都將導引作為醫療常規方法之一列入各自的專著。其中劉河間推薦用「六字訣」治病的心得；張子和創汗、吐、下三法而為李時珍所推崇。張子和指出：「……導引、按摩、推拿、凡解表者皆汗法也。」李東垣擅長脾胃治療，著有《脾胃論》。在論及「木旺乘土」之症時說：「當病之時，宜安心靜坐，以養其氣。」朱丹溪在《丹溪心法》中寫道：「氣滯痿厥寒熱者，治以導引。」張銳在其所著《雞峰普濟方》中推薦兩種很實用的醫療氣功法；名醫蒲虔貫也在他所著之《保生要錄》中鄭重介紹一種行之有效的醫療氣功法，他因不滿當時導引法之繁雜，而自創了一套「小勞術」的保健功法，此即後世立式八段錦之源頭；元·鄒鉉編《壽親養老新書》向老年人推薦「六字訣」，並對方法作了介紹。

　　明清兩朝，導引命運極不相同。有明一代，導引的研究和醫學應用如火如荼，幾乎沒有哪位名醫不參與其中的，其深度及廣度均得到空前的拓展。盛唐以後宋、金、元時期，宗教獨家壟斷導引學術研究的局面已經不復存在。偉大的醫藥學家李時珍、醫家珍品《景岳全書》的作者張景岳、針灸一代大師《針灸大成》作者楊繼洲、眼科專家王肯堂、傅仁宇、養生專家曹元白、陳繼儒、癆病專家龔居正、溫病學派的奠基人吳又可，都成為導引的熱心推動者和實踐者。

　　明醫藥學家李時珍特別推崇北宋內丹大家張伯端的《八脈經》，因作《奇經八脈考》，強調任督二脈的重要意義時說：「任督二脈，人生之子午也，乃丹家陽火陰符升降之道，坎水離火交媾之鄉……人能通此二脈，則百脈皆通。」又說：「鹿運尾閭能通督脈；龜納鼻息能通任脈。故兩物皆長壽。此數說，皆丹家河車之妙也。」同時指出：「內景隧道，惟返觀者能照察之。」表達出李氏對氣功的極深造詣。針灸學家楊繼洲將導引修為引入針灸學術，並將其列入針灸的必修課程。他指出，只要默想丹道的「黍米之珠」在任督二脈的前降後升，絡繹不絕，久而久之，就能「百病不作」。表現出對導引的醫療價值深刻的體會。明·徐春圃於1556年推出《古今醫統大全》一百卷，該書氣勢磅礴，有

極高的文獻價值。書中將以導引為主的養生科列為十三科之一而與其他醫學方法並立，作為醫療保健有效措施之一。由於徐春圃在太醫院供職，因此，大全又增添幾分準中央政府編纂色彩。明‧李中梓（1588～1655），大醫家，著《醫宗必讀》、《內經知要》等將導引、養生內容列入醫家帶徒必讀的著作。李中梓壯年學道，晚年學禪。根據自身豐富經驗，悟出「醫道通仙道」之理，並據以改正內景臟腑圖說，同時指出醫家氣功具有調攝營衛之功。

明末文學家、戲劇家高濂（1573～1620）善養生之道，1591年著《遵生八箋》。書中彙集練神導引、卻病防病之法近千種，在文人學士階層影響深遠。明江西大醫家龔廷賢（1522～1619）在臨床醫學方面有很高成就。同時，他所著之《種杏仙方》、《萬病回春》中也提倡導氣養生以保元氣的鍛煉方法。其中特別推薦古導引法「六字訣」。明著名文學家、畫家陳繼儒（1558～1639）在所著《養生膚語》中強調練功要辨明虛、實、寒、熱，辯證施功。表現出對氣功醫療應用中的深刻理解。袁了凡（1533～1606）政治家、軍事家，精於水利算學，曾任尚書。《了凡四訓》曾影響數代人。所著之《靜坐要訣》，為醫學氣功之佳品。高攀龍（1562～1626）著名文學家、政治家，與王陽明等倡導新儒家靜坐法。摒棄傳統佛、道之迷信色彩，極有特色，為當代知識界所推崇。

醫學氣功的發展，到了明代，可以說達到了巔峰狀態。倡導者均為極有影響力之上層人士。其中有太醫，如前述之李時珍、龔廷賢、徐春圃等。文學藝術家如高濂、陳繼儒、高攀龍等。政治家如習練靜坐達30年之久，出將入相的王守仁；曾任尚書等高官的袁了凡等。這說明有明一代導引曾作為正統醫家不可或缺的部分在主流社會傳播。

與此形成反差，在滿清入主中原之後，**醫學氣功一落千丈**。

百年前，在孫中山先生「驅除韃虜，恢復中華」的革命號召下，推翻了帶有奴隸社會性質的封建清王朝。但是，在相當長的歷史時期裡，虎未去、狼已來，全盤西化的精神壓迫肆虐華夏。中華原創醫學的學術地位不僅沒有改善，反而面臨被全面取締的危險。1929年國民政府企圖

取締國醫案就是明證。雖然，經過鬥爭，此議案被凍結，中醫逃過一劫。但是，事件本身卻說明當年的執政者就對待國醫的態度而言，較之前清，有過之無不及。國醫命運尚且如此，氣功學的處境更可想而知。

新中國的建立，挽救了導引學的危亡，以醫學氣功的方式發展，進入一個新時代。

三、門類劃分

中華導引，既作為「通過意識之運用，使身心優化的鍛煉方法」，自然無所謂「家」、「教」，也無所謂「宗」、「派」，本不應「雜而多端」。但是，由於導引所涉及的乃是人體生命最難以認識的「精神—物質」關係的奧秘，再之參與研究者的目的不同，以及歷史淵源的區別，文化背景的差異，因而形成了今日導引功法千宗萬脈、五彩繽紛的格局。僅以目前流行的功法而言，據不完全統計，即有700種之多。如何將這些豐富多采的功法歸納成門類，實在困難。現代關於導引流派的劃分原則，大概有三種意見：一種是以功法形成的文化背景劃分；一種是以功法的意識運用程度和形體調動水平劃分；一種是以功法習練目的劃分。三種劃分方法，各有千秋。

一般認為，按文化背景的不同，導引功法可以分為四大門類，即道、儒、釋和醫家。也有人認為導引運用於武術而形成風格迥異的「武術氣功」，因而主張分為五個門類。還有少數人認為：有些功法並沒有明顯的上述五門類的文化背景，卻在民間廣為流傳，存在著民間氣功一門，故應劃為六個門類。

應該說，這樣的分類法並不十分恰當。如前所述，導引的形成與發展過程，在秦漢之前，並無宗教、派別的區分，而只有哲學觀點的不同。春秋戰國，諸子蜂起，形成了諸多的哲學派別。為了標榜自己一派的高明，往往採取「仰觀天文、下察地理、中通人事」的辦法，廣征博

引以證明本派別的理論正確。雖然各家在宏觀宇宙的認識乃至社會治理的主張方面千差萬別，形成鮮明對照，但對人體生命的哲學認識，卻有許多相近之處。無論道、儒，抑或墨、法，均有相當精彩、發人深省的見解。既無一家獨秀的勢頭，也不見有以哪「家」、哪「派」標誌的導引功法出現的苗頭。

導引形成門派，大約在三國前後，大概與當時宗教的形成與發展有關。特別是南北朝、隋、唐、北宋的500～600年之間，宗教對導引領域的影響加深。隨著佛、道二教之間的爭奪，以及二教內部派系的紛爭，作為以「精神—物質」關係為研究對象的導引，自然成為各教、各宗、各派標榜「正宗」的滲透目標。於是，導引研究不再成為純粹以實現「身心優化」為目的的手段。

出於宗教目的而研究導引的道、釋二門，固然興盛於一時，但學術界對這種狀況並不滿意。自西元11世紀以來，不斷有名家批評宗教導引對人體生命的認識有失偏頗。特別是朱熹，從儒學的哲學觀痛斥二教的非是，並提倡非宗教的導引鍛煉法，主張所謂「半日靜坐、半日讀書」，此後高攀龍、王陽明等儒學宗師均對功法有所研究和發展，遂成為後世所謂儒門氣功的發端。

遠在宗教滲透導引學術之前，醫學界已積極將導引運用於醫療。如前面所述，自《黃帝內經》以後，許多名醫都將導引列入醫療方法之一。歷代名醫中的多數人也都是導引訓練有素者，如先秦的扁鵲，經方派創始人張仲景、神醫華佗、「藥王」孫思邈、金元四大家、溫病學派始祖葉天士、吳鞠通等均為導引訓練有素者，特別是有明以降，醫家更是競相採用導引作為醫療手段。

可見，將導引功法按其文化背景分為四門（儒、釋、道、醫）或五門（加武術）乃至六門（再加「民間」），雖有一定道理，但是也存在著不少問題。首先，儒、釋、道是按各自哲學觀點（以後又發展為宗教派別）作為導引門類的劃分標準。但是「醫學」和「武術」則是以應用範圍作為門類劃分依據。以不同標準作為同一體系的分類依據是不夠

科學的。第二，學術特徵不明確。佛教的教義以「修來生」為宗旨，道教的教義以「修今生」為目的。佛教傳入中國以後不斷地「中國化」，從禪宗的「我心即佛」到密宗的「即身是佛」，與印度佛教原貌相距甚遠。作為「教外別傳」的密宗修持方法，反與道門修持方法原理相近。同樣，道教無論在經典或者修持方法上都汲取了佛教的許多成分，因此何謂佛門功夫，何謂道門功夫，終究講不清楚。道教全真派創始人說：「釋、道從來是一家，兩般形貌理無差。」後人在評價全真派道教的修持法時也說：「其說頗類禪而稍粗。」佛門修持法摻雜道門內容，道門修持法借鑑佛門心得由此可見一斑。甚至於出自佛門大師（如智顗（yǐ；一ˇ））之手的修持著作（如《止觀心法》、《六妙法門》）卻是一派道門風格；而純屬「道門」的內丹術傳人，有的竟是和尚（如龍門派八傳柳華陽，九傳了然，了空）。當然，道家同道教、佛家同佛教非同一概念，作為哲學體系，道家和佛家自有其深刻內涵，但與導引功法的門派劃分已是風馬牛不相及了。儒學在哲學上對佛、道二教多所批判，但就傳世的「習靜」方法而言，與佛道二門的功法並沒有什麼兩樣。甚至連儒門氣功的主將──明代高攀龍也承認他介紹的功法是「取釋老二家參之」，也就是說是從釋和道兩家搬來的。至於「民間」一家，學術特徵更模糊，如果深加推究，其功法幾乎沒有不是源於以上三門的。「武術」和「醫學」二門的導引是「拿來主義」，只要有用，我就「拿來」，並不管什麼儒、釋、道。因此，以宗教或哲學派別的文化背景區分導引門類的分類法，面對數以千百計的流行功法，根本無能為力。

　　以功法的意識運用程度和形體調動水平劃分功法門類的歷史並不長，但卻有簡單、明瞭的長處。據此原則，功法可分為兩大類；一曰靜功；二曰動功。一般地說，所有導引鍛煉都包含著意識、形態、呼吸的調整與配合。這就是所謂的「調心」、「調形」和「調息」了。凡取坐、臥、站等靜姿態而以運用意識為主、呼吸協調為輔的導引方法，統稱之為靜功；凡是以意識的運用結合肢體運動、自我按摩、拍擊並輔以

呼吸的調整則屬動功範疇。據此原則，古代導引文獻中的吐納、行氣、坐忘、心齋、守一、禪修、胎息等均可劃屬靜功；而導引、五禽戲、八段錦、易筋經等則可劃屬動功。根據同樣的原則可知，目前流行的功法，大多數是動功，少數是靜功。不過，這種劃分也有其不足：調心、調形、調息三者不可分割，以練功的程序而言，初習時大多以形體的姿態調整為主，意念運用極為清淡，隨著練功逐漸深入，外形的調整已不再起主導作用，反之，意念運用和呼吸的運用（文武火）成為主要的調節內容。也就是說，先前是以「動」為主，而後面則以「靜」為主（外靜而內動）。那麼，這究竟是算「靜」功還是算「動」功呢？有些功法亦動亦靜，或動多靜少，或動少靜多，那麼這些功法究竟應劃歸哪一類呢？

以功法習練的目的來劃分導引門類雖然不太普遍，但也有一定的實用價值。導引鍛煉的目的，一是為了治病療疾，恢復健康；一是為了開聰益智，延年益壽。據此，可以分為治病功法和養生功法兩大類。養生功法又可分為「吐納氣法」、「存守內視」、「胎息法」三類。凡吐納法、行氣法、食氣辟穀法、淘氣法、調氣法、存神煉氣法、服元氣法、養生氣法等，均屬吐納氣法，其特點是均以呼吸鍛煉為主。存守內視也是古代導引功法的主要類別。「存守」亦稱「存思」，即把意念集中到某一部位或穴位，或意念默思體外某一景物，以「一念代萬念」將雜念排除，達到入靜的目的。「內視」即「返觀內照」，就是在練功時，微閉雙目，觀想體內某一部位或經絡、穴位的動態佈局，久而久之，不少練功者會出現「返觀」現象，即察看到體內氣機運行規律和循行路線。李時珍在《奇經八脈考》中說：「內景隧道，惟返觀者能察照之」，即指此。「存守」與「內視」之法基本相同，但前者多守靜物，內外均可。而內視則多守動態，且僅限體內。兩者均有降低識神對元神干擾而達到「入靜」和活躍氣血的作用。「胎息法」也是導引中的大類。顧名思義，這類功法是從呼吸的調整入手。古人認為，胎兒的呼吸是最完美的呼吸狀態，為了達到「返先天」的目的，練功必須類比胎兒的呼吸。

其要領是：「吸惟微微、吐惟綿綿、若無若存」。道、儒、釋、醫均有各自特點的胎息法，但要領和理論則是共通的。此法對培育元氣、涵養精神有良效。

導引對疾病的治療主要是通過意識的運用，使身心優化，從而調動自身內在的積極因素，提高人體免疫力和對疾病的抵抗力。許多導引法對疾病的治療都有益處，有些方法對治療某些疾病還特別有效，因而可以通過「辯證施功」來選用最合適的治療功法。西元七世紀初，隋朝御醫巢元方就彙集了213種適於「辯證施功」的功法，用於治療278種病。實踐證明，導引鍛煉對某些疾病確有一定療效。

以上幾種導引分類法均有一定的價值，但也有各自不足之處。隨著導引研究的逐步深入，相信將有新的、更完善的導引功法分類學誕生。

四、研究方法

中醫和導引一樣，都強調事物的整體性和協同性。中醫的研究，側重於人體「外而形體百骸、內而五臟六腑」相互聯繫、相互制約的整體關係。導引的研究，側重於「心—身」統一，神、形、氣相輔相成的整體關係。正是這樣的研究方法，才把中國古代人體生命科學的研究推向相當高的水平。中醫和導引的研究方法，直到今天仍有很高的學術價值和指導意義。

就方法而言，中醫和導引雖均以整體觀為指導原則，但前者以外環境因素（如藥、針灸、按摩）的輸入為主，對機體（內環境）進行調整。而後者則以內環境因素（心、神、意識）的自我控制為主（外氣治療除外）。

中醫的藥劑、針灸、按摩的治療作用尚易理解，因為畢竟是看得見的物（如藥）和可感知的能量（如針的機械刺激和灸的熱刺激）。相對而言，導引的「心」、「神」或「意識」是較難理解的，尤其是對「心

一身」統一整體觀不瞭解的西方。因此，針灸在百年前已傳入西歐，二十世紀三〇年代末西方已對中醫中藥表現了一定的理解。但是，直到六〇年代末，導引仍被目為「神秘的東方哲學」，很少有人問津。中醫在日本被稱為「漢醫」，有相當的基礎。雖在明治維新和麥克亞瑟戰後統治日本期間，漢醫曾被宣佈取消，大傷元氣，但迄今仍有一席之地。對於導引，雖然自秦以後即從中國傳入日本，且二十世紀初以岡田、藤田為代表的導引曾經風行一時，並在中國廣為流傳，但是三〇年代末以後就悄然無聲了。顯然，這是對導引研究方法不理解之故。

導引學研究方法的形成、發展同導引學形成的歷史背景及整個社會的科學水平有關。古代的導引研究大體採用觀察、類比的邏輯方法及綜合演繹的研究方法。

觀察是人們在自然發生條件下進行考察的一種方法。所謂「自然發生條件」，就是人們對自然現象不加控制的狀態，這一點是「觀察」同「實驗」方法的分水嶺。觀察的方法，從古到今在各門自然科學乃至社會科學的研究中廣泛應用。例如，在天文學研究中，人們只能觀察天體的位置、運動、物理狀態和化學狀態等等，而不能去干預和改變這些因素，因而沒有辦法做「實驗」，所以，天文學是一門觀察的科學。中醫學的研究主要採取的也是觀察方法，通過望、聞、問、切，獲取自然條件下患者的外在資訊。導引研究的主要方法也是觀察，這不僅是歷史原因所決定的，而且也是因為導引研究對象是「心—身」關係的規律，人們無法從「外界」對導引現象加以控制或干預，因為如果加以控制和干預，則所觀察到的已不是導引現象本身了。因此，通常採用的實驗方法較難實施於導引研究。

隨著時代的發展，觀察方法本身也在發展，途徑大致有三，一種是擴展觀察的視野。例如，英國著名生物學家達爾文創立進化論，應用的就是採取擴大視野的觀察方法，他花了五年時間，從歐洲到美洲、澳洲、亞洲，對各地的動物、植物和地質結構進行了考察。由於視野開闊、收集資料豐富，因而論證了生物進化的理論。第二種是借助於儀

器，使人們的觀察擺脫了感覺器官生理侷限所造成的障礙，大大提高了觀察的廣度和精度。例如，望遠鏡的發明，使在天體的觀察進入了肉眼觀察所達不到的新天地。射電望遠鏡把人們的觀察能力擴展到更加遙遠的空間。顯微鏡的發明，使人們對微觀世界的觀察能力大為增加，看到了生命體的微觀結構；電子顯微鏡的發明更使觀察微觀世界的分辨能力擴大近百萬倍。第三種途徑是使人類感覺器官敏化，這是導引研究所特有的。眾所周知，導引研究的目的是提高人類的健康水平和智力水平，這裡所說的「智力」即包括人類自身感覺器官的敏化，這一點對於缺乏現代科學研究手段的古代來說尤為重要。中華民族的祖先運用這種深化了的觀察方法，發現了經絡（「內景隧道」）和氣血運轉的生物學規律（「子午流注」）。直到今天，我們還能通過導引鍛煉激發某些練功者的這種人體潛在的機能。當然，這種敏化的觀察，並非人人都能做到；而且，進行這種敏化觀察時，應當防止先入之見的干擾。但敏化觀察如與現代科學實驗方法結合，則不失為研究人體生命科學的有用手段。

「類比」是導引研究的另一常用方法。這是根據兩個對象之間的某些方面的相似或相同而推斷出它們在其他方面也可能相似或相同的一種邏輯方法。在科學的認識中，人們為了變未知為已知，往往借助於類比方法，把陌生的對象同熟悉的對象相比，把未知的事物同已知的事物相比，從而啟發思路，提供線索，舉一反三，觸類旁通。

在中醫和導引領域裡，經常採用這種類比的研究方法，並且常常有奇蹟般的收穫。特別是導引研究，由於練功過程中不斷產生的陌生的人體生命現象，其中不少是「只能意會，不能言傳」的，為了變未知為已知，於是採用了類比研究法。例如，宋代張紫陽在其《悟真篇》中，就把導引鍛煉過程同煉丹化學過程相類比，他將「後天陰精」比喻作「汞」，以「先天元氣」比喻為「鉛」。如果練習得法，火候適當，則後天的陰精就能同先天的元氣相結合，如同將「鉛」投入「汞」中那樣，達到「二五之精和而合」。「陰精」和「元氣」是看不見摸不著的東西，兩者之間的「結合」，只有過來人才能「意會」，但要讓他「言

傳」那就難了。好在「鉛」和「汞」的化學、物理性質是當時的煉丹界（化學界？）人士所熟知的，鉛是沉重的、穩定的，用來比喻元氣在人體的穩定和沉凝，相當妥帖，而用水銀（汞）來比喻人體易於流散的陰精也很恰當。同時，鉛和汞還有一種特殊的性質：即它們之間能以任何比例互溶，形成一種新的合金——鉛汞齊：

$$Pb + Hg \longrightarrow Pb（Hg）$$
（鉛）　（汞）　　　鉛汞齊

這很像內丹功鍛煉時，以先天的「元氣」制服後天的「陰精」形成「內丹」的過程。通過這種類比，就使人們領會了「內丹」的不可「言傳」的內涵。但是，歷史上許多人不明白這種類比的敘述邏輯，產生了種種誤解，以為服用由鉛和汞製成的「仙丹」，就真的可以不死了，結果輕者中毒，重者喪命。直到張平叔著《悟真篇》（西元1075年）明確點破此中道理，才使這種錯誤得以糾正。他在一首詩中寫道；「時人要識真鉛汞，不是凡砂及水銀」（《悟真篇》詩第八）。這首詩說明內丹功鍛煉過程中所指的鉛不是真的從鉛礦中提煉的那種普通的鉛，汞也不是尋常的水銀，將《悟真篇》的類比方法解釋得再清楚不過。

不過，類比也有一定的侷限性，由類比做出的結論不一定可靠。原因是：（1）類比的客觀基礎，限制了類比結論的可靠性。如前例，以元氣和陰精喻鉛、汞，這使人對心身達到交融時的境界有了感性的認識。但是，如果因此認為既然鉛汞類同元氣和元精，而元氣和元精的結合能達到心—身交融，於是就服食鉛、汞化合的「丹」以圖長壽，那就必死無疑。（2）類比的邏輯根據不充分。類比對象的某些屬性相似或相同，並不等於其他方面的屬性就相同；例如，沙發和帆船都是木頭、釘子、帆布做成。兩者都有木頭的屬性、釘子的屬性、帆布的屬性，但是，帆船不等於沙發。

這樣，就產生了怎樣對待古文獻中關於導引規律的描述問題。所謂鉛汞、龍虎、日魄月魂、白雪黃芽、坎離、爐鼎，都是類比，都是形

象的描述，今天看來，其中有的已經證明不很恰當了。如果當真把練功過程等同於「鉛汞結合」、「龍虎交感」、「抽坎填離」固然愚蠢，但是，由此而把導引的科學性否定，甚至當成迷信來砍殺，也是對中華文明的褻瀆。

儘管類比的可靠性不夠好，但在今後的導引研究中仍然是重要的認識方法。因為導引所涉及的人體生命科學中的最本質的問題，即人體系統內在的聯繫、制約、變化規律以及人體系統內環境與外環境之間的關係，大多數是人類迄今尚未涉獵的生命之謎。運用類比方法，有助於人們在迷茫中尋覓線索。應當注意的是：（1）積累有關對象的豐富知識，避免片面性，否則很容易作出牽強附會的推論；（2）提高類比對象屬性的相關程度。類比對象相關程度越高，結論越可靠。此外，還應注意選擇的類比屬性必須是和事物本質相關聯的，只注意表面相似的膚淺類比，往往很難說明問題。

綜合和演繹是導引科學認識的最重要方法。綜合與分析，同是人類在征服自然的長河中總結出來的非常有用的科學思維方法。但綜合的認識優於分析的地方，在於它恢復並把握了事物本來聯繫的本質，克服了分析方法所造成的侷限，因而，能揭示出事物在其分割狀態下未顯示出來的特性。例如人體，「活的軀體」包含著「解剖學上的軀體」所沒有的特點，單純採用分析的方法進行研究，顯然無法將人體器官、心、身以及人體與大自然密切相關的特徵體現出來。而這點恰恰是綜合的特長。中華導引學在人體生命方面已經取得了相當輝煌的成就。從認識論的角度看，這些成就包括：（1）**天人整體觀（包括宇宙整體、萬物同源、天人相應、天人相類）**。《老子》說：「道生一，一生二，二生三，三生萬物……。」認為天下萬物都源於混沌狀態的精氣（道）。道生一，即道產生了自己——最原始的物質。一生二，形成了對立的陰陽二氣。二生三，由陰陽二氣的對立，產生新的具有形、氣、質的第三者。由新生的第三者產生千差萬別的萬物。一切物質都內涵著陰陽兩種對立的勢力，並在「氣」中得到統一。因此，天地萬物包括人都是同源

於陰陽兩種對立勢力所生成的最基本的物質所構成。人既然是自然的一部分，因此，陰陽二氣不但體現在自然萬物中，而且也體現在人的生理現象之中：「陰陽者，血氣之男女也」；在人則表現為「清陽出上竅、濁陰出下竅；清陽發腠理，濁陰走五臟」（以上均見《內經・陰陽應象大論》）。可見，人的養生規律同自然界的規律密切相關，故養生必須同自然規律合拍，「養備而動時，而天不能病」（《荀子・天論》）。也就是說，只要按時令調事得當，「天」是不能使人得病的。相反，如果「治不及時，不知日月，不審逆從，病形已成，乃欲微針治其外、湯液治其內……故病未已，新病復起」（《內經・移精變氣論》）。這就是說，如果不把人體生理現象同自然界規律相協同，則不僅舊病治不好，反而會添新病。（2）**心—身是一個整體**。《淮南子・精神訓》指出：「夫精神者，所受於天也，而形體者所稟於地」，人的精神和形體之間是有所不同的。但是，二者又互為依存：「夫形者，生之舍也；氣者，生之充也；神者，生之制也。一失位，則三者俱傷矣」（《淮南子・原道訓》）。這是說，人的形體是生命停留、居住的房舍，「氣」是充實生命的源泉，而精神則是生命的主宰，三者間有內在聯繫。一旦其中一個失去作用，則三者（形、神、氣）都將受到傷害。如何處理三者的關係呢？應該是「將養其神，和弱其氣，平夷其形」。人應以養神為主，使氣和形處於從屬的地位，這是因為：「神表於形也，故神制則形從。」反之，「形勝則精窮，聰明雖用，必反諸神，謂之太沖」（《淮南子・詮言訓》）。《素問》也說：「心者君主之官也，神明之所出……主明則下安，以此養生則壽……。主不明則十二官危，使道閉塞不通，形乃大傷，以此養生則殃。」

　　古人就是這樣運用綜合的方法，研究、採取適當的類比而將宇宙萬物之間千絲萬縷的因素聯繫起來，奠定了中華導引學的理論核心──中華文明整體觀和協同性的豐富內容。

　　演繹推理是中華導引理論基礎賴以建立的研究方法。演繹是從一般到個別的推理方法。例如，古人認為，世界萬物都由陰陽兩種勢力

的對立而產生新的「第三者」（大前提），而人也是萬物之一（小前提），因此，人也是陰陽兩種勢力的對立產生的第三者（結論）。古人由此而演繹出一系列的導引理論並對導引的實踐起到了指導作用。《黃帝內經》從陰陽五行學說演繹出五臟之間相輔相成又相互制約的關係，建立了人體各部辯證關係的整體觀。歷代導引家也運用陰陽五行學說演繹導引理論，例如，張平叔在論及丹派導引的要領時寫道：「自知顛倒由坎離，誰識浮沉定主賓」（《悟真篇》）。認為練功的目的在於使陰陽交感（離坎顛倒）而成第三種物質——丹。所謂「浮沉」，反映的是鉛（沉）和汞（浮）化合而結丹的過程，這是一種類比。他接著指出：「報言學道諸君子，不識陰陽莫亂為」。可見導引丹道理論也是由陰陽學說演繹而成。

當然，分析和綜合，在人類認識客觀事物的過程中的作用是統一的，不應該薄此厚彼。恩格斯說：「思維既把相互聯繫的要素聯合為一個統一整體，同樣也把認識的對象分解為它們的要素。沒有分析就沒有綜合。」（《反杜林論》39頁，人民出版社）。在以往的導引研究中，已經認識和瞭解到了人體臟腑之間、心身之間、人天之間關係的總規律，但並沒有能認識產生和形成這些總規律的局部精細過程。而不瞭解這些精細過程，對人體生命的認識就只能停留在幾千年前已取得的水平上，很難再前進一步。

在導引學的發生和發展過程中，導引研究家們曾在用「綜合—演繹」法認識導引的規律方面取得過輝煌的成就。然而由於採用「分析—歸納」的研究方法不力，因而一定程度上妨礙了導引研究的發展。而現代生命科學研究，雖在「分析—歸納」方面的成果已經達到相當高的水平，但是由於研究家們不瞭解理性的能動作用，對演繹缺乏科學的認識，因而造成對由演繹得出的導引的理論與實踐成就的不理解。這正是目前中西醫結合發展緩慢的重要學術原因。要使今後導引研究的水平有長足的發展，從方法論的高度去認識將是重要的途徑之一。

五、理論基礎

導引學研究方法雖然五花八門，道、儒、釋、醫各家對人體生命的認識，深、淺、詳、略各異，但是他們認識事物的基本方法卻是大體相同的，即：「仰觀天文、俯察地理、中通人事」、「遠取諸物、近取諸身」，然後通過思辯，「以類萬物之情」。各家著眼點雖不盡相同，但對人體生命的認識卻都大體一致，即強調人與環境、自然、社會以及人的行為與思想之間協調的整體觀。他們的研究成就自有各方面專家評價，但是，他們在人體生命整體觀方面的真知灼見，卻成為中華導引學理論基礎的靈魂。

人體生命整體觀包括「天人合一」和「心身統一」兩部分內容。前者強調人與環境的相互關係，後者則論證人體生命的「形」、「神」的密切協調，內容極為豐富。其中又以「元神」與「識神」，「性」和「命」的辯證相關最為精彩，成為導引學理論基礎的奠基石（如圖1）。

在中華導引學的經典理論裡，凡屬精神活動均稱之為「神」。《靈樞‧本神》說：「與生之來謂之精，兩精相搏謂之神」。這裡所謂「精」，指的是人體生命物質基礎的精華，而神的產生則是人體生命物質（精）之間相互作用（相搏）的結果，也就是說精神源於物質。導引經典認為人的精神活動是「二元」的，既包括人的意識、思維過程，如心、意、志、思、慮、智等精神活動，又包括獨立於意識、思維活動之外的人體健康的自我調控系統。前者屬於「識神」範疇，而後者則是「元神」的內涵。這也是中國傳統醫學不同於現代西方醫學的最精采內容之一。

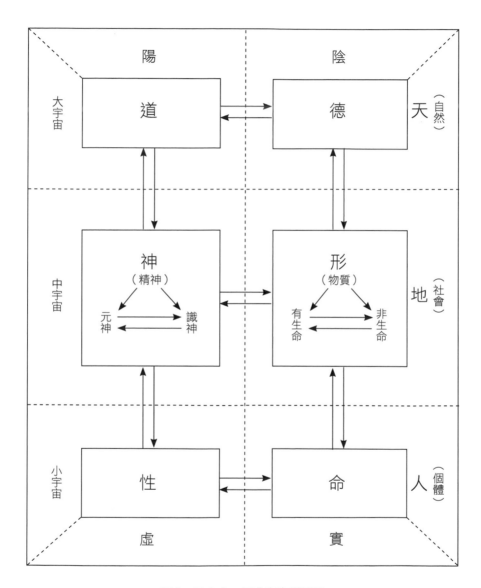

圖1　天人合一經典宇宙模型圖

　　所謂「識神」是指人生下來之後逐漸積累的「知識」及其運用。它的表現程度同一個人的資質（愚鈍或聰明）、受教育的程度和方法，機遇和環境有關，也就是說是後天的。「神」當中還有另一類更重要的東西——元神。這是先天的，不以此人受教育的程度、方法、所處環境和所積累的經驗為轉移。例如：一個正常人的血壓大體是110～140／60～90毫米汞柱。然而，現代研究表明，血壓的正常維持同人體內外環境的900個因素有關。可以想像，要協調這900個因素，人體大腦中必然有一個性能遠遠超過現代電腦的高性能控制系統在運轉；一定有一個非常有效非常高明的程式在控制。從某種意義上說，在人體身上運轉的這種「電腦」和「程式」也是一種智慧。同「識神」不同，這是從人體遺傳密碼所獲得的「先天」智慧。這種「智慧」不會因為你得博士學位而提高半分，也不會因為你是文盲而減少一點，也就是說和後天無關。人體生命中類似血壓這樣自我控制的「知識」不知有多少，例如較易感知的體溫、心率……，不易感知的體內各種調節系統、內分泌系統、免疫系統之類的自我調控，以及系統間的複雜協同，包納所有這些系統的人整體同大自然之間的自我調節和程式，都表現出一種「智慧」。在導引經典著作裡，把這種和諧調節能力的總和稱之為「元神」。對於「元神」，西方醫學中尚無恰當的表示方式。雖然，心理學、行為醫學、生物反饋正在緩慢地走上探討人體生命的自我控制奧秘的征途，但遠未涉及「元神」的本質。

　　古人認為「元神」是生命自我控制的知識庫，它的作用是確保人的壽命能達到應有的期限，並使人在生、長、壯、老的各個階段處於最佳狀態。據研究，人的壽命大約為120歲。就是說，只要「元神」得以保護並充分發揮作用，任何人都能達到百歲以上的高壽。目前世界各地平均壽命在40～80歲之間，同120歲的人類壽限有較大的差距。這裡原因很多，歸納起來，無非是外環境和內環境的影響。撇開外環境不講，所謂「內環境」，指的就是精神活動。通常情況下，只要「元神」護養得當，就能使「識神」發揮得更加酣暢，這正是智慧與天才的火花閃爍

的根源。但是，「識神」的過分亢進，卻是七情（喜、怒、哀、思、悲、恐、驚）的來源。七情的熾盛往往干擾了「元神」正常發揮其調控人體身心健康的功能。現代研究證實：情緒的變化可以影響健康。有人用實驗的方法人為地製造了焦慮行為，結果發現：處於焦慮狀態的實驗對象血壓升高，腦電圖呈低幅快波狀，心率增快。美國哈佛醫學院的本森教授指出：胃及十二指腸潰瘍出血、紅斑狼瘡、心肌梗塞、腦溢血、高血壓、失眠、頭痛、癌症、痔瘡等17種疾病明顯受精神因素的影響。就是說，這一切都是「識神」的「傑作」。由於「識神」對「元神」會有干擾，因此，古代宗教導引家的某些派別主張「泯滅聰明」，也即要把「識神」活動全部根除，以達到最大限度發揮「元神」作用的目的。我們認為，這是古代導引中一種極端的哲學派別，既不符合人類社會的發展規律，也毫無社會價值。對絕大多數的導引研究家而言，希望達到的目標是雙重的：既祛病延年，又能益聰增智。就是說，使「元神」和「識神」之間達到高度的協調。雖然「元神」的護養始終是練功家的第一目標，但由於識神干擾的普遍存在，因而無論何派練功家，都將降低「識神」對「元神」的干擾程度作為入門功夫。由於各人的素質不同、「元神」的抗干擾能力相差甚遠，社會經歷、所處地位大不一樣，因而「識神」對「元神」的干擾情況也不盡相同。對此，歷代導引專家根據各自的經驗、體會，創造了許多適合不同人群的訓練方法，這就是今日流行功法千姿百態的學術原因。當然，導引法的千宗萬脈還有各自的歷史背景。

這樣說來，「識神」是否只是一個危害「元神」、妨礙其執行「公務」的「壞孩子」呢？不然，只要引導得當，「識神」的活動也會成為涵養「元神」的積極手段。眾所周知，許多功法中的各種各樣的「內景」或「外景」的意守要求、千姿百態的形體調整、花樣繁多的呼吸安排等，無一不是「識神」在起主導作用。因此，所有的導引入門方法，就本質而言，就是：運用「識神」，使「元神」從壓抑中解脫出來的方法。

導引作為養生方法和技術，儘管名目繁多，但入門原理就這麼簡單！

　　無論是莽莽崑崙的原始森林，還是悠悠自得的路邊野草；無論是翱翔藍天的飛禽，還是馳騁原野的走獸；無論是翻洋倒海的巨鯨，還是肉眼難覓的細菌，凡活著的生物都可稱之為生命。然而，性命二字卻只有人類才配享用。因為，人不僅像其他生物那樣具有生、長、壯、老、死以及繁殖後代的能力，而且還具有獨一無二的智慧。如果說人所具有而其他生物也有的本能為「命」，那麼，人所獨具的智慧就稱之為「性」了。因此，研究人體生命科學的學問，古代也稱之為「性命之學」。性和命的意義有別，但彼此又難以分割。很難想像只有智慧而沒有肉體的人體生命，也很難想像沒有意識活動只有肉體的人體生命。千百年來宗教家們曾設想製造脫掉臭皮囊的純智慧的「永恆生命」，但他們的打算並沒有成功。同樣，沒有意識的人體生命，充其量只能稱之為行屍走肉。所以，古人說：「性無命不立，命無性不存」，又說：「賢人之學，存心以養性，修身以立命」、「盡性而至命」。這一方面說明了性和命之間的密切相關，同時也說明性命之學本質上也就是研究心—身關係的科學，還說明，修性和修命在古代已有了明確的區分。到近代則更有「性功」和「命功」之說。

　　何謂「命功」？簡言之，即以改善人體生命物質基礎為目的的導引修持法。何謂「性功」？簡言之，即以開發智慧和功能（例如所謂「六通」）為目的的導引修持法。

　　就人體生命的大系統而言，心（神）和身（形）是不能截然分開的。2000多年前的《淮南鴻烈》就已經指出：形、神、氣三者相輔相成，缺一不可。不過三者的地位並不一樣，神起主導作用，故《黃帝內經》一再強調：「得神者昌，失神者亡！」

　　如此說來，性功似應成為習練者的首選？其實不然，「形」的地位也不容忽視，它是人體生命的樓宇。如果一個人體質很差，猶如一所岌岌可危、隨時都會倒塌的樓宇，那麼「神」何以能安居？因此，只有修好生命的房舍，使它變得更宜於居留，然後才談得上如何充分發揮神的主宰作用。

如此說來，「命功」似應該成為修持者的基礎了？其實亦不然，修持導引的目的既然是祛病延年和開聰益智，那就應該性命雙修。事實上，所有的高級修煉法無一不以雙修為基礎。那麼，初學者究竟是先修性，還是先修命？或者一開始就「上練神慧、下練元精」地兼修？一般地說，應根據習練者的身體素質和接受能力（即所謂「慧根」）而定。身體素質好、接受能力強的初練者可以從修性功或性、命兼修入門，體弱多病者則宜從命功修起，過去由於宗教的原因和社會潮流的影響，很難因材施教。

由於信仰的不同，佛家氣功多偏重修性，相反，道家功法在修命方面研究較為深刻。道、佛二教修持導引的目的是為了實現其宗教目的，偏性或偏命在所難免。但作為以服務社會、提高人民心身健康水平為宗旨的現代導引科學，則應根據人體生命運動的規律，制訂出符合時代需要的科學練功方案。

事實上，自十一世紀以來，許多導引大家對宗教導引的偏向都不贊同，他們或倡導「三教合一」，或擁戴「萬法歸宗」，婉轉地表達了他們主張性命雙修的見解。當然，仁者見仁，智者見智，這些人的見解也不盡相同。北宋大導引家張紫陽強調「先命後性」；金朝大導引家王重陽也主張性命雙修，但強調「修性為先」。兩者立場似乎相距甚遠，但實際上是異曲同工，即：從實際出發。張紫陽練功時年近六旬，精殫力竭，生命的「房舍」已百孔千瘡，「床頭屋漏無干處」，生命的「居留」都有困難，還談什麼雙修！自然要先命後性。王重陽開始練功時正值壯年，精滿神足，生命物質基礎旺盛，故應單刀直入、快馬加鞭走捷徑。一個是900年前的「丹經之王」，一個是800年前的「全真之祖」，走不同的路，卻同樣取得成功。他們的經驗為我們留下了寶貴的借鑑：練功入門究竟是從修性下手還是從修命入門，要實事求是，根據自身的條件，選擇最合適的通道，任何現成的模式都只能僅供參考。個人選功如此，一種功法在廣泛推向社會之前更應如此。

從表面看，既然「神」為生命的主宰，導引鍛煉要領又是運用意識，從修性入門似乎要簡捷些。但是，作為一種模式要大範圍推廣，就

不能不考慮今日社會的特點，隨著社會的進步和發達，人們的腦力活動強度越來越大，遠非我們祖先的時代可比，識神的亢奮程度要大得多。如果勉強從修性入門，就會加大出偏差的機率。醫學統計學表明，社會人群中約有千分之三的人精神脆弱，特別易於誘發精神病。對這部分人來說，如先從性功入門，稍有不慎，就走火入魔。雖然，出偏並不像傳聞的那樣可怕，但畢竟會給社會和練功者帶來不必要的麻煩。因此，以安全計，不如另闢蹊徑。至於已經離開工作崗位的老人，雖然肩上的工作壓力已經不那麼大了，但由於積年辛勞、飽經滄桑，生命的機器銹蝕嚴重，因此，練功的首要任務更應是先修生命的「房舍」。就目前的導引普及而言，入門功法的選擇似宜命不宜性，在調形為主的節律中，淡化用意，循序漸進地從識神的干擾中解脫。當然，個別素質好，有志於導引深造，且有明師指導者，也可從性功入門，但千萬不可望文生義而自習。命功入門，表面看似乎慢些，但卻是心身健康的安全、穩妥的通道。久習之，同樣能達到性命雙修的目的。

六、現代價值

古今研究表明，導引在臨床醫學，延緩衰老、開發智力、競技體育方面均有良好的應用前景。

❖（一）臨床醫學

在中國傳統醫學中，自有醫書以來，即已明確地將導引作為一種治療方法。《靈樞‧病傳》中，黃帝在與名醫岐伯對話時問道：「余受九針于夫子，而私覽于諸方，或有導引、行氣、喬摩、灸、熨、刺、飲藥之一者，可獨乎？將盡行乎？」這裡的導引、行氣即今日的導引。

中國傳統醫學特別重視預防，所謂「上工治未病」就是這個意思。一代醫聖張仲景在《金匱要略》一書中提及：「若人能慎養，不令風邪

干忤經絡，未經流注臟腑，即醫治之。四肢才覺重滯，即導引、吐納鍛煉，如針、灸、按摩，勿令九竅閉塞。」可見早在漢代，導引就是預防疾病的重要方法了。晉代名醫葛洪也說導引的作用是「療未患之疾，通百和之氣」，隋代名醫巢元方也認為：「善攝養者，須知調氣方焉」。唐、宋諸大醫家競相介紹導引養生諸法。金元以降，名醫輩出，導引更成為臨床手段。著名針灸家楊繼洲評價導引時說；「久行之，可百病不作。」溫病學家葉天士說：「用元功經年按法使陰陽交而生生自振，徒求諸醫藥，恐未必當。」認為某些疑難病光靠吃藥不一定妥當，應該堅持長期練導引而使元氣恢復（生生自振）。另一位溫病派醫學大師吳鞠通在闡明奇經八脈調治方法的重要意義時說：「古語云，醫道通乎仙道者，此其大門也。」據大醫家李時珍介紹，奇經八脈是十一世紀大導引家張平叔發現的。到了明清，奇經八脈的調治方法已成為常規的臨床方法之一。所以，吳鞠通認為這一發現溝通了醫學（醫道）和導引學（仙道）之間的聯繫。

目前，導引在防病、健身、養生等方面的功效已是眾所周知，而在臨床應用、治病療疾方面的作用，知道的人則要少一些。實際上導引治病的歷史也是很悠久的。早在先秦時代，導引術就已被用於治療特定的疾病。馬王堆漢墓出土的《導引圖》除彩色圖外，尚有文字說明31處，記錄了漢初或漢以前導引治病的方法，其中包括膝關節疼和某些消化系統疾病的治療功法。帛書《卻穀食氣》記載：「如首重、足輕、體軫、則呴吹之，視利止。」說的是：如果頭重、腳輕、身體疼痛，可以噓吹之法來解，病情好轉後就停止。這大概是辯證施功的最早文獻記錄之一了。

如果說，南北朝以前的辯證施功尚屬零碎記錄，那麼巢元方的《諸病源候論》可謂集大成之作。這是一本討論病因、病理的專著，集中論述了各種疾病的病源和症候，共5卷67門1139論，內容包括內、外、婦、兒、五官諸科各種疾病。此書不同於前人的最大特點是：全書只講各病的症候及其發生原因，不提藥物治療，只提導引治

療，而且治療適應症遠遠超過「百病」，且方法簡便，具有很高實用價值。

隨著導引治療各種疾病的應用推廣，導引治病的中醫理論也逐漸被認識。金元四大家之一的張子和認為，導引屬於「汗法」。明末陳繼儒認為，導引治病功法的選擇，也應像中醫那樣，要辨別虛、實、寒、熱。隨著臨床實踐水平的提高和理論認識的逐漸豐富，醫療導引著作如雨後春筍，曹元白著《保生秘要》就是其中佼佼者，書中總結導引可治疾病達46種。

1949年中華人民共和國成立後，導引的臨床應用更呈蓬勃發展之勢。導引在治療循環系統疾病、呼吸系統疾病、消化系統疾病、神經系統疾病等方面，都取得了一定成效。

上海高血壓研究所以導引為主治療高血壓病1600例，總有效率達90%。他們對一次性導引過程的降壓效應和導引降壓鞏固療效均作了嚴謹、科學的觀察，實驗表明，無論前者還是後者，均明顯優於對照組。對135例高血壓病人4年的對比觀察結果表明，氣功組（68人）逐年總有效率為86.6～95.6%，其中顯效達50.6～58.3%。而對照組（67人，藥物治療）逐年總有效率為70.7～77.7%，其中顯效率僅為29.9～28.8%。統計資料表明，兩組有顯著的差別。

高血壓病是一種慢性疾病，病情若長期得不到控制，則往往導致心、腦、腎臟器的損害，其中以腦卒中為最常見的併發症。為了探討導引鍛鍊對降低高血壓性腦卒中的發生率，上海高血壓研究所進行了長達20年的定期隨訪，結果表明：氣功組（合併使用小劑量常規藥物共104人）累計死亡率僅為17.3%，而對照組（純用小劑量組共100人）死亡率卻高達32%，差別顯著。且前者因腦卒中死亡人數僅占11.5%，遠低於非氣功組的23%。

導引對治療高血壓合併冠心病的療效也有非常明顯的效果。上海高血壓研究所將98例高血壓合併冠心病患者隨機分為氣功組（導引加小劑量藥物，50人）和對照組（單純服用小劑量藥物，48人），一年後，

氣功組在降壓療效、症狀改善、心電圖療效、左心室功能改善程度、糾正血液動力學平衡失調等指標方面均全面優於單純服藥組。統計資料表明，兩組間差別相當顯著。

近年來，在世界醫學氣功學會和原中華氣功進修學院師生的努力下，對導引臨床方面的研究幾乎遍及呼吸系統，循環系統、消化系統、內分泌系統、神經系統、婦科、兒科、骨傷外科、腫瘤癌症等所有領域。初步印象也是令人鼓舞的。

❖ （二）延緩衰老

為了探索導引鍛煉的抗衰老作用，中國學者已進行了30多年的努力。隨著研究的深入，越來越多的實驗事實證明了導引對延緩衰老的價值。

腦功能是衡量一個人衰老程度的重要客觀指標之一。上海高血壓研究所觀察比較了導引對改善高血壓老人腦功能的作用。研究表明，成年人對照組（25～44歲，83人）腦功率譜的三項指標：α 主峰頻移陽性率、低頻高寬陽性率、β 頻段高功率陽性分別為0、14.5%、14.5%；中老年組（45～65歲，42人）分別為4.8%、16.7%、23.8%，較中青年組有所增高；患高血壓病的中老年組（45～65歲，62人），三項指標的陽性率分別為19.4%、40.3%和48.4%，明顯地高於同年齡段的對照組。而堅持練功兩年以上的高血壓患者（45～65歲，33人），上述三項指標卻分別為0、27.3%和30%，明顯低於同齡不練功的高血壓患者而接近於正常人。這說明導引鍛煉對增齡導致腦功能減退和因高血壓引起的腦功能損害均有減輕的趨勢。安徽師大研究者用腦電阻血流圖儀對30例年齡在55～78歲（平均66.5歲）的老人練功三年前後的指標變化進行分析，也證明了這一點：練功三年後，血壓不僅從原先的163.3±15.6/110.5±6.75mmHg下降至145.6±9.2/85.6±7.9mmHg，而且腦電流圖額—乳導聯上升角為72.38±3.5°，比三年前增加14.02°；頂夾角為81.82°，比三年前縮小29.16°，上升時間縮短0.068秒；波幅上升0.105歐姆。通常，年齡越大，額—乳導聯上升角變小，頂夾角變大，

上升時間延長，波幅減低。練功後參數的上述變化說明練功者腦動脈緊張度較前降低、血容量增加、血流灌注加速、腦血液循環機能改善。

不少人認為免疫功能的低下是衰老的重要標誌。許多研究表明，導引鍛煉可改善免疫功能。血清IgG是體液免疫的主要物質，南京一位學者的研究表明：36例癌患者練功前的IgG（767.47±330.29毫克%）遠低於常人（1219.5±391.67毫克%），練功三月後IgG值（1193.4±323.9毫克%）明顯地提高。通常情況下，T細胞數隨著年齡的增長而不斷減少。用活性E一玫瑰花瓣法測定T細胞數，結果表明癌患者練功三個月後T細胞明顯增加，水平均值由練功前的24.07±3.89%增至29.66±4.02%。研究還證實練功的常人T細胞水平（用α-醋酸萘酯酶染色法檢測）均值為74.90±11.61%，高於不練功的常人均值（65.50±8.9%）。這些研究表明導引鍛煉不僅使癌患者的體液免疫和細胞免疫功能提高，而且對不患癌的正常人也有類似作用。研究還表明：通常情況下老年人同青年人相比，血液中淋巴細胞總數明顯減少，但練功後淋巴細胞總數可明顯增加。

衰老和患病時，因臟腑機能失調而導致心氣不足、循環功能欠佳和微循環障礙。上海高血壓研究所從組間微循環對比分析檢測中發現：中老年組（50～70歲，43人）微循環障礙者（20%）較成年組（30～50歲，45人）微循環異常者（6.7%）明顯增高，高血壓病人組（50～70歲，40人）微循環異常甚至高達30%，但高血壓患者而能堅持導引鍛煉其異常率僅7%，不僅低於非練功組，甚至比同齡組正常人還要低。這說明導引鍛煉有調和氣血、改善微循環、延緩衰老的積極作用。

中醫認為：「腎乃先天之本」、「元氣之根」，腎氣旺盛則表明人體生機旺盛，而腎氣衰敗，則標誌著人體衰老。許多老年常見病，如糖尿病、冠心病、急性心肌梗塞等大多與腎虛有關。在中醫理論中，「腎」具有複雜內涵，其中包括性功能。早在兩千多年前，《養生方》（馬王堆漢墓本）就指出性保健對抗衰防老的意義，總結出了「七損八益」的規律，指明了性保健不當將會造成早衰。現代研究表明「腎虛」確與性激素環境變化有關，並證明導引鍛煉可以改善性激素環境異常，

有延緩老人生理老化，減輕病理老化作用。研究表明：正常男性的血漿雌二醇（E2）與睪酮（T）的比值為$7.60\pm1.00\%$，而明顯「腎虛」的男性高血壓患者組則為$13.8\pm1.13\%$，顯著高於前者。經過一年的導引鍛煉後，這些患者不僅血壓明顯下降，而且性激素環境明顯改善E2/T比值為5.4 ± 1.38。女性腎虛者的E2/T值與男性不同，同正常人E2/T值相比差別也不大，但E2和T的絕對值都低於常人。練功後，女性腎虛者這兩項指標都明顯提高。這些研究表明，導引鍛煉對老人（不管男性還是女性）都有改善「腎虛」症狀的良效。這從另一個側面證實導引具有培本補腎、抗衰防老的功效。

此外，研究還表明，導引鍛煉對內分泌功能的改善和減輕氧自由基損壞人體細胞生物膜和亞細胞器的作用都有明顯的影響，這說明導引鍛煉對延緩心理衰老有積極的作用。雖然，導引延緩衰老的現代研究才剛剛開始，但已顯示出不可估量的光明前景。

❖ （三）開發智力

人們世世代代都在尋覓打開智慧寶庫的金鑰匙，探求提高人類智慧的途徑。毋庸置疑，智慧的策源地來自人類自身的大腦。但智慧的奧秘究竟在哪裡？這是長期讓人困惑的問題。

直到最近幾十年，人們用種種方法進行研究和分析，才提出了形形色色的理論。但是無論是「構造主義」還是「機能主義」；無論是「行為主義」還是「操作主義」；無論是「完形主義」還是「心理學場論」，都未能將意識的本質和智慧的根源闡明。雖然如此，這些學說還是為我們留下許多有意義、有價值的實驗心理學方法，使我們得以瞭解、鑑別、認識、衡量智力的若干定量或半定量的客觀指標。有了它，我們才能從導引這棵千年古樹覓尋聰明與智慧的花朵時，不至於像過去那樣感到抽象和迷茫。

導引鍛煉所能達到的目標也是雙重的，即既能祛病延年，又能益聰增智。如果說近十來年，中國對導引在祛病延年方面的研究有出色表現

的話，那麼，相形之下對導引在益聰增智方面的探討就顯得遜色了。相反，國外同行在這方面卻比我們先走了一步。早在20年前，歐美科學家就已經從實驗中得知導引習練者的腦電圖迥異常人。中國科學家近年來也注意到了這一領域。

實驗表明，正常人腦電圖 α-波（頻率為8～12周／秒）只在枕部能量集中，而在額部則異常渙散。習練氣功有素者進入氣功狀態後，α-波能量集中區轉移到額區，且隨練功者的功齡增長而有序增長：初習者只在閉眼進入練功態時才顯出 α-波額區的能量集中，且睜眼後這種情況即告終結；功齡較長者，不僅 α-波能量集中程度較前者強，且在睜眼停功一段時間內仍能保持這種 α-波能量集中；練功有素者的腦電波更奇特：不僅 α-波保持高度能量集中，而且 δ-波（0.5～3周／秒）和 β-波（17～22周／秒）的能量也經久集中。儘管腦電圖的內涵同意識狀態的精確關係還不很清楚，但一般認為，α-波同安靜狀態的程度有關，β-波同興奮有關，而 δ-波同熟睡狀態有關。久習導引者在 α、β、δ 三個波段都顯示高度的能量集中，說明導引態是一種不同於已知的清醒態或睡眠態的推論是有根據的。有人用「清醒係數」、「活動係數」、「睡眠係數」等概念對導引態腦電功率譜進行定量分析，結果再次證實上述推論。幾乎所有的腦電測試都重複了一個事實：導引訓練時，腦電 α-波能量集中於額區。不少科學家認為，前額區是從神經過程轉向意識過程的地方，是人腦意識活動的重要區域。有人還認為：沒有任何皮層區能像前額區與下丘腦那樣有明顯的聯繫。因此，前額 α-波能量集中優勢的出現可能與前額—下丘腦的接通密切相關。練氣功可能通過提高腦神經的暢通水平，使大腦從敏感地接受外界資訊轉向有效地增強人體內部的聯繫。這意味著習練導引有可能提高人的集中注意力和記憶力的機能，也就是說變得聰明一點。當然，這僅僅是根據練功者腦電功率譜的變化進行的理論分析，是否如此還有待事實的證明。

「聰明」是由先天和後天條件決定的，先天條件姑且不論。後天條件來源於學習。同樣情況下，一位學生學習時注意力集中，學習效率

也就高，否則亦然。此外，記憶力也是判別「聰明」程度的重要指標，從某種意義上說，記憶力較注意力更為重要。有人隨機選擇了120人，分成對照組（60人）和練功組（60人），實驗前進行了記憶力測驗，結果兩組成績基本相同，平均記憶率為47%。經過40天練功，練功組記憶力大幅度提高，平均記憶率達67%，而每日在相同時間閉目養神的對照組的記憶力卻無大變化，記憶率僅為50%。同時，對練功者和非練功者的近期記憶和遠期記憶的測驗結果表明，練功組的近期記憶力和遠期記憶力分別為63%和50%，均明顯優於對照組的40%和26%。集中注意力和抗分心能力的測驗也有了初步結果：練功三個月的學生集中注意力的能力提高30%，抗分心能力提高10%，與不練功者差別明顯。注意力集中能力和抗分心能力的提高以及記憶力的改善，必然會提高學生的學習成績。1973年有人考察了夏威夷大學學生習練導引前後成績的變化。練功前，被查學生前三學期的成績在2.7～2.8分之間，與對照組差不多。習練導引後兩學期平均成績分別為2.95和3.05分與對照組相比，差別十分明顯。此後，又有人在另外幾所大學重複此項實驗，結論相同。1975年，有人以「才能差別」和「圖像識別」能力測驗對練功組與非練功組的智力增長指數進行比較，結果，前項，練功組智力增長指數為6.5%，非練功組僅3%；後項，練功組智力增長指數增長近10%而對照組僅2%。雖然導引益聰增智的研究剛露出一角，其內涵、原理之奧秘遠未揭開，但它給人類帶來的希望遠遠超過已證明的事實。

此外，最近的研究表明，導引訓練對提高運動員的心理素質、反應靈敏度、降低動態心率變化幅度、加速消除疲勞，也有相當的實際價值。雖然迄今未對導引用於體育競技展開系統研究，但確信，在不久的將來，導引對促進競技體育水平的提高，將具有重要意義。

天人合一
——東方古文明的搖籃

　　系統科學雖然發生在20世紀40年代，但是系統觀點、系統思想則源遠流長，在祖國幾千年的文明史上，系統觀和系統思想的發揮極為豐富。她不僅作為一種哲學觀點影響整個古代文明而且在古代科學技術的發明中寫下了光輝的篇章。中華氣功學和中國醫藥學的誕生就是在這樣的世界觀和方法論的母胎裡孕育，誕生，在整個中華文明的沃土裡成長。瞭解中國文明的整體觀就瞭解了導引學成長的歷史背景，社會背景及方法論形成的來龍去脈。

一、關於宇宙的整體觀

　　成書於遠古的《周易》、《洪範》所描述的八卦、陰陽五行飽含豐富的整體觀念。八卦和五行，是中國最早用以描述宇宙和生命的構成和發展的系統模型。這些模型很好地體現了系統的整體性、層次性、資訊性和動態相關性。以八卦（**圖2**）為例：

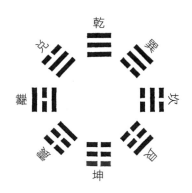

圖2　伏羲八卦示意圖

　　它體現了中國古代科學家對宇宙萬物整體性的認識。八卦圖的外環是由八個符號組構成，這八個符號雖然以代表世界萬物的天、地、風、雷、水、火、山、澤命名，但實際上還有一層深意，即以二進位語言「▬▬」和「▬▬▬」表示人體穩態系統的層次性和動態性。說明了系統穩態的陰陽雙調節因素在人體的生、長、壯、老、已的不同狀態下各有自己不同的規律。試以現代語言解之：「易是太極」是為零維的點；「太極生兩儀」，是為一維的線（**如圖3**）。

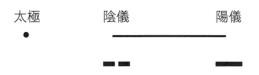

圖3　八卦的零維和一維表示

　　「兩儀生四象」代表了二維平面。「四象生八卦」代表了三維空間的所有變化。八卦的每一卦實則是用二進位語言表示的三維空間每一個角（**如圖4、5、6**）。

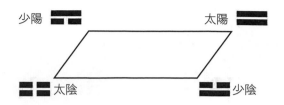

圖4　八卦的二維表示

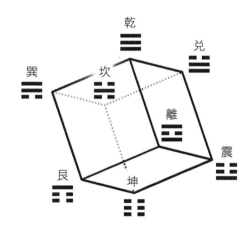

圖5　八卦的三維表示

八卦名稱	坤	震	坎	兌	艮	離	巽	乾
八卦卦符	☷	☳	☵	☱	☶	☲	☴	☰
二進制表示	000	001	010	011	100	101	110	111
八卦卦序	8	7	6	5	4	3	2	1

圖6　八卦的卦符和卦序

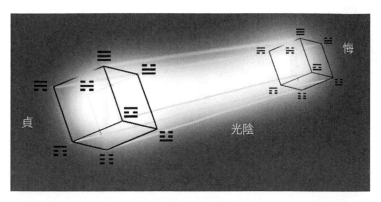

圖7　八卦之六十四卦演變圖

　　但八卦並不僅僅代表三維空間，當八卦演變為伏羲六十四卦時，得四維（**如圖7**）。四維的每個頂角，「易經」都用二進位語言標得一清二楚，且明白地指出第四維為時間維。這一概念，在民間已留下深刻的印象，流傳至今的「宇宙」、「世界」都是四維時空的意思：「上下四方曰宇，古往今來曰宙。」（《屍子》）。三十年為一「世」，而「界」即範圍的意思，具有明顯的空間概念。這都是三千年以前古人已經發明的；而在歐美，1844年格拉斯曼首次提出多維空間數學，愛因斯坦於1906年應用四維空間概念；閔可夫斯基1908年始指出第四維為時間維。不僅如此，古人起碼不遲於兩千年前就已經把八卦推演為五維十胞腔等多種五維空間。而第五維則認為是生命之維，是為生物體和非生物體之分。雖然，中國古代的「八卦」已掌握了更多維的推導方法，但易經中卻只將其推導到五維，得4096卦。八卦圖所要說明的，不僅是純的數字推導，而是因為只有五維空間的多層次結構才能足以說明包括生命在內的世界萬物的複雜性，才算是「言乎天地之間備矣！」，這就把生命體同非生命體之間既區別又相關的本質闡明。同時也為我們正確認識中醫「神」、「形」、「氣」之間的關係提供了線索。如果說「八卦」在表達系統的整體結構的層次性方面很出色，那麼「五行」則在體現整體的內在自動調控方面很精闢。五行的生剋關係和當今的五因素閉

環控制系統相通（**如圖8**）。不過，「五行」不是「五形」。「形」是物質，「行」是行為，是「消息」。「行」與時間（古稱「光陰」）有關。（參見《中華氣功學》P47。）

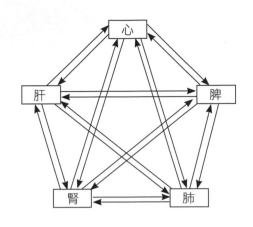

圖8　五行生剋簡單示意

　　儘管後世儒學家曾對「八卦」、「五行」作過某些唯心主義的解釋。但是，在中國醫藥學發展過程中，卻是以千百年的臨床實踐為依據來充實、修正這些系統模型的，因而是具有很好實用價值的功能控制系統的原型。

二、關於工程的整體觀

　　中國古代不僅在系統觀的探討上有傑出的創見，而且還具有豐富的實踐經驗。例如：戰國時期秦國太守李冰父子主持修建四川岷江的都江堰水利工程。由「魚咀」岷江分水工程，「飛沙堰」分洪排沙工程，「寶瓶口」引水工程三項巧妙組合而成，既分導了洶湧湍急的岷江，又使岷江馴服地灌溉五百餘萬畝地。既做到完全排沙，又起到洩洪護堤的

作用。使得這項工程在兩千多年後的今天仍能安全獲益。工程的規劃、設計、施工的科學水平極高，蘊含了「系統方法」的萌芽。又如，北宋時汴梁皇宮的重建，大臣丁謂曾主其事，提出了當時最優的建築程式。皇宮重建工程有三個主要環節：（1）大量燒磚瓦（2）大量運入建築材料（3）大量清理運出破磚碎瓦。其過程（**如圖9**）：

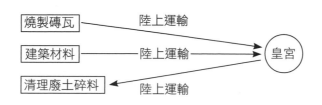

圖9　北宋皇宮工程正常施工路徑

在古代，陸上交通不便情況下，任務之浩繁可想而知。丁謂提出的方案是（1）皇城前大道挖坑取土，直接就地燒磚備料；（2）挖坑後形成的河道引入汴水、形成河道；（3）籍水運將建築材料直接運到工地；（4）皇宮建成後，用工程遺留的廢土碎磚，填塞河道，修復原有大道，其示意（**如圖10**）：三個環節銜接的結果，省去兩趟陸上運輸費用，而建築材料改由經濟快速得多的水運承擔。因此「史書」說這個工程「省費以億萬計。」取得了明顯的經濟效果。這是古代整體觀用於建築工程的輝煌成就。

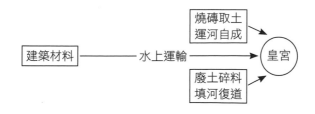

圖10　丁謂設計之皇宮施工路徑

三、關於戰略決策的整體觀

中國古代傑出的政治家還曾用整體觀於決策，取得巨大成功。西元三世紀。諸葛亮為劉備所作的決策《隆中對》就是一例、如果將《隆中對》決策的邏輯程式同現代系統方法的決策模型相比，可以發現兩者之間驚人相似之處。（**如圖11**）是現代系統方法決策流程示意：

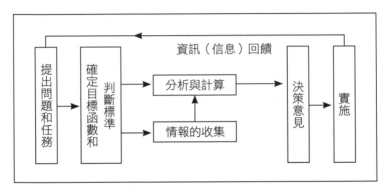

圖11　現代決策過程示意

（1）首先由上級提出問題；（2）根據任務確定判斷準則；（3）收集、整理基本情報；（4）根據收集到的情報，以及所提的任務，以一定的目標函數作衡量，進行分析和計算，最後，提出決策意見。當然，在決策意見提出，甚至在實施過程，都必需緊緊圍繞著決策所要完成的任務來進行，以便不符合目標的任何措施能夠隨時得到修正。

《隆中對》的決策過程大體如此：劉備在隆中對提出的任務是「中興漢室」，「成就霸業」。諸葛亮提出的達到此項目標的判斷標準是「先據荊、益」進而奪取全國。前者可使劉備取得根據地，處於進可攻，退可守的地位，也就是說達到了「成就霸業」（完成近期任務）的目的。而奪取全國（遠期目標）才能算是「中興漢室」。諸葛亮根據收

集的情報分析，認為對劉備有利因素有三點：（1）人和：劉備帝冑，「信義著四海，總攬英雄，思賢若渴」；（2）地利：「荊州北據漢沔，利盡南海，東連吳會，西通巴蜀，此用武之地」；「益州險阻，沃野千里、天府之國，高祖用以成帝業」；（3）天時：荊州方面「劉表垂危，二子內鬨」，「其主不能守」；益州方面，「劉璋暗弱，民殷國富而不知存恤，智能之士，思得明君」。對劉備不利因素也有三點：（1）「曹操挾天子以令諸侯，擁兵百萬，割據已成，不可與爭鋒」；（2）「孫權有江東，已歷三世，國險而民附，賢能為之用，此可用為援而不可圖也」；（3）「劉備新敗，將僅關、張，兵弱勢微」。最後權衡利弊，提出最佳決策方案：（1）跨有荊益，保其險阻；（2）內修政治；（3）外結孫權；（4）西和諸戎，南撫夷、越；（5）等待時機，一旦「天下有變，則命一上將將荊州之兵以向宛洛，將軍身率益州之眾以出秦川（兩面夾攻），那麼「霸業可成」，「漢室中興」有望（決定目標實現）。如果將隆中決策的方法和步驟的流程以圖示意，則（**如圖12**）：

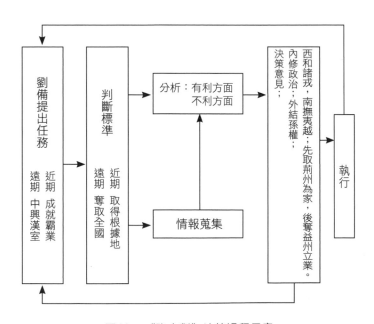

圖12　《隆中對》決策過程示意

比較現代系統科學決策程式和「隆中對」，可以看出兩者之間的相似之處。這一決策大體正確，決策執行初期，由於執行得法，決策的初步目標實現：（1）智取荊、益，獲取根據地；（2）採納法正等政治家意見，鞏固了政權；（3）通過聯姻等方式，交好孫權；（4）收馬超西涼兵、威震西戎；生擒孟獲，夷越盡服；（5）火攻曹操，水淹七軍、生擒于禁……。當然，在決策執行後期，出了些問題。關雲長違背決策初衷，交惡東吳。繼而麻痹大意，致失荊州、走麥城之敗。此後，形勢急轉直下，劉備一怒之下，完全置隆中決策於不顧，率兵七十餘萬東征孫吳，繼之又因戰術錯誤，火燒連營七百里，劉備悔恨交加，病死白帝城。但是這並非決策本身的過失，而是決策執行階段的問題，因此隆中決策不失為中國古代整體觀在決策方面的範例而垂青千古。

四、關於兵法之整體觀

中國古文明寶庫中，兵法占了光輝燦爛的一角。被認為是氣功學「祖書」的《老子》，由於整體觀的哲理而被認為是最早的一本兵書。唐‧王真在其所著《道德經論兵要義述狀》中說：「道德經未有一章不屬意於兵也」。這種說法似乎有點奇怪，其實，古人認為萬物之理都是相通的，故早就有「用藥如用兵」之說，即看病療疾的道理同用兵打仗的道理是相同的。不過，能真正體會《老子》真義並加以發揮的最有成就的兵書要數《孫子兵法》。

《孫子兵法》作者為春秋時孫武，過去也有人誤認為是戰國時齊國孫臏所著，直至最近才清楚《孫臏兵法》和《孫子兵法》完全不同。《孫子兵法》是春秋以前作戰經驗的總結，十分精闢，作為軍事教科書在國際上至今仍享有極高聲譽。

《孫子兵法》包含著非常豐富的辯證思想，考慮戰爭的成敗，不是從主觀空想出發，而是根據敵、我雙方的情況：

「十則圍之，五則攻之，倍則分之，敵則能戰之，少則能逃之，不若則避之」（《謀順篇》）。

《孫子兵法》考慮到政治手段和戰爭手段統一的整體觀，因此提出「上兵伐謀、其次伐兵、其下攻城、攻城之法為不得已」（《謀攻篇》）。

它考慮到，戰爭過程國外和國內的關係，同時還看到戰爭與政治、經濟的相互關係。深刻地認識到戰爭中的矛盾，以及這些矛盾的相互依存，相互制約、相互轉化的關係。如書中講到進攻，也提到防禦；講到速決，也提到持久；講到分散，也提到集中。它把戰爭與各方面因素關係的統一體分析得淋漓盡致。因此提出了「兵無常勢、水無常形」，能因敵之變化而取勝謂之「神」（《虛實篇》）的掌握情況動態變化、相機處理的原則。還提出「知彼知已，百戰不殆」的全面瞭解情況，從矛盾雙方的特點去認識事物的辯證思想。體現了將戰爭的各方作為一個整體考慮的原則。

《孫子兵法》雖然談的是軍事、戰爭的內容，但它的核心卻是「整體觀」，由此可見整體觀已經深深地滲透到中國古代文明的每一個部份。

整體觀
——中華原創醫學的脊梁

　　如果說，中國在哲學、工程、決策、兵法方面古代文明包含豐富的系統思想，那麼，我們可以說，中國傳統醫藥學方法論則是集中中國古代系統思想精華之大成。

一、人體生命整體觀

　　首先，中醫學從為：人和宇宙密切相關，混同一體，因為「人以天地之氣生，四時之法成」。

　　人與宇宙萬物遵守著相同的規律，故有「與天地相應，與四時相副」的類比，實則是指人體是個如宏觀宇宙似的小宇宙。這個小宇宙按一定秩序結構，包含一系列的要素，各要素均有相應的功能：「肺者相傅之官」、「肝者將軍之官」、「胃者倉稟之官」……但是所有這些要素並不是同等重要的，其中「心者，君主之官」乃「思之官、智之舍、神明之所出」，在整個生命運動中起著核心要素的作用。要素之間的功能互相協調，主次分明：「凡此十二官者、不得相失也。故主明則下安，以此養生則壽，貽世不殆，以為天下則大昌，主不明則十二官危，使道閉塞而不通。」要素之間資訊的交流中斷，系統可能瓦解。

　　可以十分清楚地看出，中醫理論所認識的人體生命包含了全部系統的屬性，不僅如此，中醫理論早就認識到人體不僅是系統而且是開放系統、是一個複雜的耗散結構。黃帝內經《素問‧六微旨大論》指出：

「非出入則無以生、長、壯、老、已，非升降則無以生、長、化、收、藏；是以，升、降、出、入，無器不有。故器者，生化之宇，器散，則分之，生化息矣。」「器」就是系統，「形而下者，謂之器」；王冰注：「器，謂天地及諸身也」。即大至天地宇宙，小至各個有形物體，都可看成系統——「器」。它通過外部出入、交換以推動系統內部的升降、代謝，故稱「無不升降」；構成了「生、長、壯、老、已」的階段性和連續性的統一。當這種交換停止，系統也就瓦解，生命終結，故稱「器散，則分之，生化息矣」。如前所述，這個系統可以八卦表示（**如圖13**）。

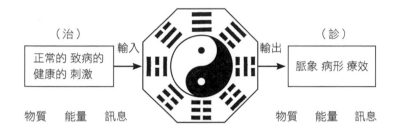

圖13　人體生命穩態診治模型

　　中醫理論認為人體系統是具有適應性調節能力的自穩態系統。這種適應性協調功能來源於內部自組織的促協力，即所謂：「生氣根本，發自身形之中，中根也」。中醫學理論把人體疾病和健康都看成是人體與環境的相互作用結果，都是人體對環境刺激的主體性反應的狀態。區別只是在於疾病時「邪之所湊，其氣必虛」；健康狀態是由於「正氣存內。邪不可干」。因此，「治病必求於本」。什麼是「本」呢？「本」就是自身系統穩態的調節能力：「生之本，本於陰陽，此壽命本也」。人體是由陰陽對立統一所實現的自穩調節系統模型。「陰陽和而平」謂之「元」，所以上述的模型又稱之為元模型，所謂治療就是通過外界向「元」輸入物質、能量、資訊，提高系統的自穩調節能力，使元恢

復到「陰平陽秘」狀態。如圖所示，內圓表示了這種雙向調節因素的規律。健康人的穩態處於「陰平陽秘」狀態（**圖14b**），外界干擾過大（六淫）或內部噪音增強（七情）時，穩態集合進入「陰盛陽虛」（**圖14c**）或「陰虛陽亢」（**圖14a**）的病態。

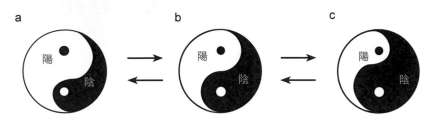

圖14　古典模型陰陽調控模式

模型外周的「八卦」，實際是以二進位語言表示人體穩態的時—空性。說明系統穩態的陰、陽雙因素調節在人體的生、長、壯、老、已的不同狀態下各有自己不同的規律，圓的外周環還說明它是一個開放系統，通過「元」的界而與外環境進行物質、能量、資訊交流。這種交流對穩態系統來說，可能是有益的也可能是有害的。中醫理論認為：「四時之化萬物之變，莫不為害、莫不為利」（《呂氏春秋》）。是利是害可以從系統輸出之臟象、病形、療效來判斷。因為「下有漸茹，上有葦蒲」，「有諸內必形諸外」，「陰、陽，表、裡，內、外，雌、雄相輸應」，因此在不打開黑箱的情況下，可以由表象及內臟，「司外揣內」或「司內揣外」（控制論「黑箱」）。通過四診瞭解病情。

二、辨證模型整體觀

「辯證論治」是中醫學的核心內容之一。辯證模型有「三焦辯證」、「衛氣營血辯證」、「臟腑辯證」、「六經辯證」等。數千年實踐證明這些辯證模型都是用之有效的，而且各有一定適用範圍。比如

「六經辯證」宜用於「傷寒」；「衛氣營血」和「三焦辯證」適合於「溫病」，一般情況下「臟腑辯證」適用範圍較廣。

如果從解剖學、生理學現有的觀點來看，這些辯證模型是不可理解的，其一，「三焦」何在？「氣」是什麼？「經絡」在那裡？中醫的臟腑和解剖學的內臟怎樣對號？如果把模型的「臟腑」和「六經」，看做實體的內臟和經絡（即使找到了經絡），把三焦看作「油膜」把「衛氣營血」看做皮膚到肌肉的深淺層次。那麼，脾切除的人雖然生命照常，但五臟缺一，中醫似乎就無法「辯證」了；同樣，一個人截掉一條腿，六經不全，「六經辯證」似乎也就失敗了。因此，按第一種做法去檢驗中醫辯證理論的科學性所得的結論必然是：**否！**

但如果放在更廣闊的現代科學背景上來考察一下，人們不難發現，這些古老的辯證模型和現代資訊理論、控制論、系統論的原理驚人地一致！控制論的特點是，即令不知道具體的機理和過程，只要能觀測到它們引起某些參數（因子）的變化，就可以用控制論的方法，掌握其整體運動的規律。從控制論的觀點來看，人可以作為一個穩態調節系統（R），其功能是在種種外界干擾（D）影響下，保證一系列生命攸關的參數（因子）的變動不越出「生」的範圍，這些參數（因子）的集合（E）就是人的生命穩態，E的邊界是模糊的，因為「生」與「死」的邊界並不是那麼一清二楚。設E1為正常穩態（也是一個模糊集合），它標誌著健康，那麼E2=E-E1，就是生命參數（因子）的病態集合。當干擾D使得系統的某些參數（因子）越出集合E，而進入E2時，就需要由醫生來施「治」，把它調節到E。集合之中，顯然，模糊集合E因人而異。（**如圖15**）

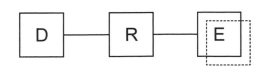

圖15　人體生命穩態調節

　　我們的祖先也是根據「有諸內必形諸外」這一道理，在不瞭解人體解剖結構的情況下，把長期實踐中，通過望、聞、問、切（四診）獲得的種種資訊──症狀和體徵（病態參數或病態因子），按其間的相互關係，劃分為若干子系統，構成用以辯證的人體生命穩態模型。所取子系統不同，就得到不同的辯證模型。例如臟腑辯證模型（E′）包含五個子系統，分別命名為心、肝、脾、肺、腎、六經辯證模型（E″）包含六個子系統，「三焦」和「衛氣營血」模型分別包含三個和四個子系統。這些模型均在集合E_2內，而且互相搭接（**如圖16**）。

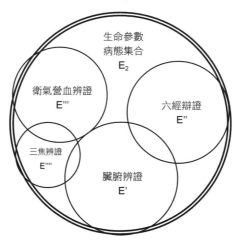

生命參數
病態集合
E_2

衛氣營血辨證
E‴

六經辯證
E″

三焦辨證
E‴

臟腑辨證
E′

圖16　中醫辨證模型及其適用範圍示意

　　這種模型的特點是（1）各子系統包含的參數（因子）是通過望、聞、問、切，在無干擾條件下取得「活」的資訊。雖然不是定量的，而且是模糊的，但是，是正確的。就像一位熟練的水手遠遠眺望一艘正在航行的帆船，雖然，木頭的好壞，帆布的質地、船釘的新舊都看不清，但他卻能從帆船航行的動態中，正確地認識帆船的性能。因為帆船雖然是由木頭、帆布、釘子等構成的，但是它的性能，只有在乘風破浪之際才能顯示出來；（2）如前所述，中醫辯證模型中各子系統包含的病態

資訊都是唯象的，對資訊的識別是模糊的，只能用連續邏輯的模糊數學來處理，超出了日常慣用的二值邏輯範圍。這就給資訊理論，控制論和系統論提出了新的課題。

與此適成對照，現代西方醫學中，雖然有人嘗試用九百多個參數構成高血壓病理模型，卻從來無人試圖建立適用人的生命整體的穩態系統。

三、治療體系整體觀

系統觀也體現在中醫的治療體系中。中藥方劑雖有單味藥的藥方：某病予某藥，屬於隨機單因素調節。但是，中醫藥方劑的特色在方的配伍，明確提出「君、臣、佐、使」概念，實則是深刻地認識了中藥方劑的系統特性，即「系統要素結構的層次性」。系統諸要素的作用不盡相同性，故有要素和核心要素之分，從系統內部要素間（單味藥）的關聯中尋找最佳調節效應。這就導致了有目的、有序的方劑的形成。《傷寒論》用藥僅89味，卻組成112方，有時一味之差，甚至分量之異就使方劑的功能改變。例如：

桂枝湯（傷寒論第12條）共五味
①桂枝[3兩]②芍藥[3兩]③甘草[2兩]④生薑[3兩]⑤大棗[12枚]治「太陽中風、陽浮而陰弱……」

而「桂枝加桂湯」（傷寒論第117條）也是五味，各味藥與桂枝湯完全相同
①桂枝[5兩]②芍藥[3兩]③甘草[2兩]④生薑[3兩]⑤大棗[12枚]
只是桂枝增加了2兩，卻具有「能泄奔豚氣」之功效。

又「桂枝加芍藥湯」（傷寒論第279條）也是五味組成之驗方，各味藥與前兩方也完全相同。

①桂枝[3兩]②芍藥[6兩]③甘草[2兩]④生薑[3錢]⑤大棗[12枚]

僅僅芍藥的用量不同，其功用與前兩方又不相同，經曰：「本太陽病，醫反下之，因而腹滿時痛者，屬太陰也，桂枝加芍藥湯主之」前兩方治太陽病，而本方卻治的是太陰病。這說明中藥方劑不僅在要素的結構層次有「定性」的不同，而且這些不同還具有「定量」的系統參數的含義。因此，中醫的治療體系實際上是以中藥「方劑」系統來調節「證」的系統，這是系統中的較高級形式。這就是說中醫系統觀不僅貫穿於理、法，而且也貫穿於方、藥。

由於中醫藥學嚴謹有序，因此，本身就是一個「穩態系統」，能夠不斷地自組織：吸收輸入之營養、排出代謝之廢物而不斷地處於發展之中。

四、中醫整體觀的現代輝煌

2003年，SARS肆虐，五個月之間席捲全中國波及全球，所到之處，經濟蕭條、百業凋零。一位資深的WTO官員在評介不久前發生的印度洋大海嘯所造成的經濟損失時說：2003年SARS造成的損失遠比海嘯大得多。沒有人去作這樣的估計：如果中華原創醫學不是在2003年5月8日這一天被允許進入北京抗擊SARS的主戰場，這場災難還會擴大到甚麼樣的程度。

其實，中華原創醫學防治傳染病的貢獻遠非自今日始。建國以來的半世紀中早已屢建奇功。在1953、1956、1959年，先後於河北、廣東、北京等地大範圍、長時間暴發流行性腦炎；1988～1992年期間於浙江、江蘇、江西等地暴發流行性出血熱就是其中之一。前者，中醫治療占盡死亡率低、後遺症少、費用低廉的優勢；後者，經大樣本數患者的

中西醫治療對照驗證表明：中醫治療的除具有簡、便、廉的傳統優勢之外，其病死率僅為採用西醫治療對照組的四分之一，差異極為懸殊（P<0.001）。

中華原創醫學的歷史貢獻還遠不止此。五千年來，特別是東漢以來的1800餘年的不同歷史時期均有上佳表現，各項成就有史可稽。這些成就有力地證明：中華原創醫學關於流行性傳染病的研究並非是無足輕重的「經驗」，而是極可寶貴的、獨立的科學知識體系。然而，這筆人類豐厚的科學遺產，至今難見天日，實在令人扼腕。五個月的反思；五十年的追憶；五千年的回顧。鎖定原因只有一個：百年**陳舊科學觀**作祟使然。

所謂中華原創醫學是指以東方文明「整體觀」為基礎所建立的醫學知識體系。既有別於建立在西方文明「還原論」為基礎的西方醫學，也有別於近年來以西方還原論為指導所進行的形形色色肢解後的「中醫」。特別是後者，道不同卻名相似，易於混淆，故冠之「原創」以示區別。

中華原創醫學認為：人與宇宙密切相關，人「以天地之氣生，四時之法成」，是個如同宏觀宇宙般複雜的小宇宙，包含了系統的全部屬性。而且，這個系統是開放的、具有複雜的耗散結構：「非出入則無以生、長、壯、老、已，非升降則無以生、長、化、收、藏；是以，升、降、出、入，無器不有。故器者，生化之宇。器散，則分之，生化息矣。」（黃帝內經《素問·六微旨大論》）。「器」，以今天的語言就是指系統，「形而下者，謂之器」。為內經作注的王冰進一步解釋說：「器，謂天地及諸身也」。即大至天地宇宙，小至人體生命都可以看成是系統——「器」。它通過外部出入、交換以推動系統內部的升降、代謝，故稱「無不升降」；構成了「生、長、壯、老、已」階段性和連續性的統一。當這種交換停止，系統也就瓦解，生命終結。故稱「器散，則分之，生化息矣」。中醫理論還認為人體系統是具有適應性調節能力的自穩態系統，這種適應性協調功能源於內部自組織能力，即所謂：「生氣根本，發自身形之中，中根也。」

這種自組織能力（「心」或「神」）與生命的物質基礎（「形」）構成人體生命的兩大要素，缺一不可，示意（**如圖17**）。人體生命的最佳狀態應該是：「心全於中，形全於外」（《管子》），正常情況下，心和身都應該全面健康。這就是「正」（古時「正」和「證」同義）。

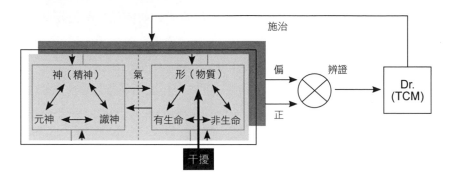

圖17　中醫：追究干擾導致的系統偏離（象）並加以糾正

在人體生命的大系統中，雖然「神」、「形」是構成人體生命的兩大要素，然而，二者在人體生命所處地位並不相同：「夫形者，生之舍也；氣者，生之充也；神者，生之制也。一失位則三者傷矣」（《素問》）。也就是說，三者間的關係雖如圖1所示，但相對於人體生命的物質結構（形）而言，構成人體生命的自組織能力及其資訊結構（神）卻更重要（「神者，生之制也」）。故《內經》一再強調：「得神者昌，失神者亡」。中醫的診斷學和治療學正是圍繞著自組織能力（神）的變化而展開。所謂「辯證」，實為「辯正」。即辨別患者罹病後，自組能力偏離正常狀況（「證」）的方向與程度。「施治」的標準也以「神」的得失為依據（**參見圖15**）。作為鮮明對照，以還原論為基礎的西方醫學診斷學強調「致病因子」的消除為終結。其簡要示意（**如圖18**）。

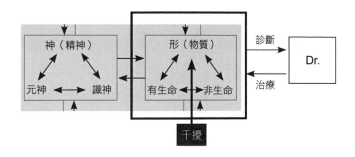

神（精神）　　　　　　　形（物質）　　診斷　　　Dr.

元神　←→　識神　　　　有生命 ←→ 非生命　　治療

干擾

圖18　西醫：追究干擾的物質基礎（形）並加以消除

　　比較圖17和圖18，不難看出：東方醫學的特點是將人體生命作為系統，擅長對系統的資訊結構進行綜合；而西方醫學則將人體視為物質的「邦聯」、細胞的「邦聯」、基因的「邦聯」，精於對系統的物質成份進行分析。其實，無論是整體論還是還原論，原本都是人類文明認識自然和認識自我的歷史財富。

　　早在3000年前，老子就說過：這兩種方法（即「恆有欲」和「恆無欲」之法）在認識客觀世界方面均很靈驗（二者同曰：「玄」）。如果研究者能將這兩種方法有機地結合（「玄之又玄」）就能更深刻地認識客觀世界的本質（「眾妙之門」）。然而，近300年來，由於歷史的原因，逐漸形成「還原論」一枝獨秀的局面。隨著西學的東漸，人們對還原論的研究方法由崇拜而迷信，直至將其推上「科學警察」、行動指南的無上地位：凡符合「還原論」思維的，即為「科學」，否則即為「不科學」。

　　三百年來，「還原論」作為近代科學認識論的主流，曾經所向披靡，幾乎到了攻無不克、戰無不勝的程度。然而，1905年，相對論的發明，結束了還原論在科學界一統天下的局面。此後百年，科學界公認的三項最偉大的成就：相對論、量子力學、複雜科學相繼登上科學輝煌的寶座，有趣的是，這些成就無一例外都一再證明：作為方法論，還原論存在致命的、不可彌補的缺陷。且從中重新發現整體觀極可寶貴、不可或缺的科學價值。

　　隨著中國經濟的高速發展，建立與之相適應的具有自己特色的醫療保障體系已經迫在眉睫。「全盤西化」的道路已證明是走不通的：（1）近20年來，中國的經濟發展一路高歌，以年均增長10%的速率遞增。然而，基本效法西方的醫療消費模式，同期卻以30%的更快速度遞增。雖然，20年前醫療費用基數較低，因此，如2006年醫療支出不過六千多億。但是，如果不加節制，仍按如此速度提升醫療消費，則十年之後將會膨脹至6萬多億。屆時，醫療保障將消耗當年GDP的20%，成為中國經濟發展的瓶頸。也就是說，目前困擾西方發達諸國的「醫保」問題也將困擾中國。值得注意的是，中國醫療消費較20年前雖增加百倍，然而，醫療保障的覆蓋率卻從當初的85%急速降至目前的不足50%，造成的社會負面影響已不容忽視；（2）2006年，中國GDP達到15000億美元的空前水平，十分巧合的是美國同年的醫療消費也正好達到15000億美元的程度。換句話說，我們這點家當只夠「先進國際水平」的代表——美國人打針吃藥的，況且，中國的人口是美國的6倍。有人計算，如果全人類都按美國式的醫保體系行事，將要耗盡2.6個地球的資源才能滿足。此外，美國雖然花了那麼多錢，卻仍然有多達3700萬人根本得不到醫療保障。這就是說，如果中國醫保照「全盤西化」這條路走下去，即便中國花得起一年90000億美元（15000億之六倍）的醫療費用，也仍然要冒多達2億多人民得不到醫療保障的危險。（3）2003年，SARS肆虐期間，中國染病人數全部不超過6000人，卻因此支出高達180億的費用，各地方政府的投入尚不在內。平均每位患者花費超過300萬，而純由中醫治療的，不僅死亡率低、後遺症少，而且治療費用低。最多的一位（包括住院費）只花了5000元。至於療效，香港（病例1800餘）同一牆之隔的廣州（病例1700餘）的比較可見一斑：香港患者病死率在13%以上，而廣州僅為3.6%，二者之比又是一個四分之一，耐人尋味啊！應該客觀地說，香港的西醫水平優於廣州，唯一不同的是：當時的廣州，中醫被允許全方位投入。

　　加強中華原創醫學的研究，特別是其中有關流行病學的研究還有更急迫的戰略需要：眾所周知，目前人類已經認識的病毒雖已過300種，

但其中能危害人類健康的不過十分之一。大體上說，「新」病毒造成的危害大一些，「老」病毒則較輕。由於近年來人類行為的干擾，新病毒出現頻度有越來越高的趨勢：50年前，大約每隔5年才出現一種新病毒；而在30年前，這個週期已經縮短為3年；最近10年，這個週期又縮短為1.5年。按照這種發展趨勢，可以預計，用不了多少時間，每年出現一種以上新病毒的幾率就會越來越大。如果真是這樣，那麼，給人類帶來的麻煩可就大了。

如**圖18**所示，西方醫學就本質而言是拮抗醫學，自然要以確定新病毒的存在為診斷的基礎，這是一項很艱難的工作。要尋找到能反映新病毒存在的特異性的生化反應及其顯示方法需要投入大量的人力、物力、財力，更要命的是需要相當長的研究週期；而對於正在暴發的流行病而言，這卻是致命的。2003年SARS流行，大家想必記憶猶新：SARS流行期過後很久，新研發的確診手段尚無法實用化。不得已而求其次，採取所謂的「臨床診斷」，然而，其準確程度實在令人擔心，香港上報WHO最後一批SARS病死者21人中，最後屍檢證實，其中15人並非死於SARS，就是明證。

可以想像，如果一旦出現兩種以上新病毒同時肆虐，其確診手段的研究將會遇到加倍的困難，而針對性複合疫苗的研究週期將更加漫長。「臨床診斷」的準確度也將更加撲朔迷離。

相形之下，以整體觀為核心的中華原創醫學的臨床診斷要便捷得多、明確得多。對於病毒性傳染病而言，中醫所需要瞭解的不是入侵者的物質「結構」，而是病毒入侵後人的自組織能力正常狀態偏離方向和程度（**參見圖17**）。所謂「施治」也完全不同於西方醫學直截了當地殺病毒，而是將偏離的人體自組織能力調整至正常。至於「殺」病毒，人體自組織能力的正常發揮足以勝任愉快。以SARS而言，冠狀病毒基因不過3萬，而人體的基因則達3億個，「聰明」多了！因此在對付入侵的病毒時，只需「辯證」正確，而不需擔心是二元、三元還是多元傳染源造成的。診斷學雖不如西方醫學在判斷致病源結構分析的「精密」，但

對評估不同人群致病後自組織能力的偏離卻十分的方便和準確。中醫的治療學雖然沒有採取殺病毒的「針對療法」，卻在治療過程中發揮並保護了人類賴以生存的自組織能力。

此外，比較圖17和圖18，我們就不難理解為什麼中醫和西醫在治療某些病毒性傳染病均有效的情況下，西醫治療的病死率大於中醫（如前述2003年的SARS，1988～1990年的流行出血熱）。因為對西醫而言，病毒一旦「殺滅」，治療的目的即已達到，治療行為就可以結束。但是，對於中醫而言，此刻患者的「辯證」仍然偏離正常的生命狀態，仍然需要「施治」，直至「陰平陽秘」，才算大功告成。中華原創醫學關心的是得「病」的人；西方醫學注重的是人所得的「病」，二者得失，由此可見一斑。

人類遭遇多元複合病毒襲擊，雖較為罕見，但也並非沒有先例。1988年，中國南方某些地區曾暴發過甲（A）、丙（C）肝病毒複合流行傳染。美國也有罹此病的患者，然而文獻指出美國罹此病者的病死率卻為中國的243倍。何故二者差別如此巨大？因為在中國，中醫和西醫對此病有較好的配合。誠如前述，對中醫而言，無論是單純的甲（A）肝還是丙（C）肝或者是甲（A）、丙（C）肝病毒複合傳染，其「辯證」的尺度是一樣的，其「施治」的原則也是相同的，並無特別的困難，然而對西醫而言，就另當別論了。

值得一提的是，對西方醫學而言，十分擔心致病的病毒變異。致病病毒的變異意味著根據原病毒研製成功的疫苗只能作廢。據有關權威部門估計，如果新一輪SARS作祟係變異了的冠狀病毒所致，雖然新疫苗的研究無需從頭開始，但新疫苗達到使用標準的研製週期起碼也得半年。對此，中華原創醫學卻並不以為意，因為中醫所關心的是變異了的病毒入侵人體後的「證」的辯別和治療，即便需要調整，難度也極小。

我們特別關注中華原創醫學健康發展，還有迫在眉睫的更具體的原因：近兩年來，禽流感的頻發以及禽—人間傳染個案的頻發表明，H5N1病毒接近於完成人—人感染的變異。主流科學家確信，這種變異

一旦完成，則世界範圍的流行暴發就為時不遠了。2004年底海南國際生物學學術年會上，著名病毒學家何大一先生就此發出了警告：「我們做好準備了嗎？」2005年2月，日本的Newton（科學）雜誌更刊載了日本勞動厚生省的正式報告，稱：屆時日本全國將有3200萬人（占日本全國人口的四分之一）同罹此病，其中167,000人將不治身亡。（**見下圖**）

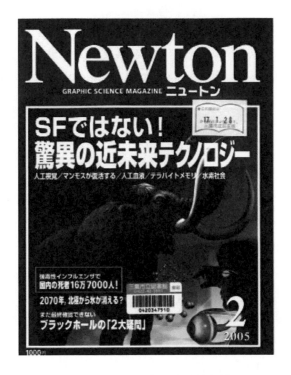

圖19　日本雜誌對禽流感的報導

　　令人吃驚的是，紛紛就此發表見解的科學家並無人認為如此高的發病率估計有何不當，相反，許多專家認為病死率的估計過於偏低。面對如此嚴峻的形勢，作為近鄰，我們難道不該也躬身自問：「做好準備了嗎？」屆時是堅持西醫一條腿走路，還是汲取SARS的教訓，中西醫兩條腿一起走？未雨綢繆，總比臨渴掘井好。

　　儘管中華原創醫學的歷史性成就尚不能為陳舊的科學觀所認可，但是卻越來越多地受到新科學觀的支持。早在百年前，打破還原論一統天下局面的相對論發明者愛因斯坦就對還原論的認識論作過嚴肅的批判：「沒有一種歸納法能夠導致物理學的基本概念。對這個事實不瞭解，鑄成了十九世紀多少研究者在哲學上的錯誤。」著名的複雜科學帶頭人之一普列戈金也說：「中國傳統的學術思想是著重於研究整體性和自發性，研究協調與協同。現代科學的發展……更符合中國的哲學思想。」他預言：「西方科學和中國文化對整體性、協同性理解的很好的結合，將導致新的自然哲學和自然觀。」而中華原創醫學理論正是中國古典哲學在自然科學中的完整反映。

　　控制論為研究複雜生命現象提供了一種新的科學方法。控制論的創始人維納曾精闢地指出：「高等動物的生命，特別是健康的生命，能夠延續下去的條件是很嚴格的。這種狀態稱為穩態（homeostasis）。人體是一個維持穩態的機構。」維納所表述的新科學觀與中華原創醫學所表達的理論完全一致。量子力學大師、奧地利的薛定諤（E. Schrödinger）其實早在半個多世紀前就曾寫了一本名為《什麼是生命》的書，表達了他對生命整體性的認識。

　　用現有的科學成果去評判中華原創醫學是否「科學」是非常不當的，李約瑟先生1977年在第15屆國際科學史學術年會上發言時就說過：「現代科學是變的，還沒有到頂」。因此，科學觀也是在變的，也沒有到頂，對人的生命本質的認識尤其如此。李約瑟說得好：「現代科學不可能是以往一切科學發現具有多少價值的末日審判庭，只要不忘記它的暫時性，則可將其作為可以信賴的測量規則。」李約瑟說話至今又過了將近30年，事實證明他的預見性。當時許多「可以信賴的測量規則」，隨著科學的進步現在卻變得不那麼可靠了。曾經是「現代科學」的「鐵律」，有的已經暴露出嚴重的缺陷。還原論的研究方法就是其中之一。

　　1918年，流感襲擊歐洲，前後奪去1800萬人的生命。原因很簡單：一時找不到「針對性」的療法。2004年，日本流感暴發，官方早有防

備，只可惜所預測的型號錯位（A誤為B），也因此狼狽了一陣子。但是這類慘劇和狼狽註定不會在中國發生，前提是：及時更新科學觀念，認真呵護中華原創醫學；及時搶救防治流行性傳染病研究的科學遺產。

整體觀
——經絡學說之淵藪

一、經絡的重要意義

在中國經典的人體生命科學理論中，經絡占極重要的地位，它的作用是「內屬臟腑、外絡肢節」（《內經・靈樞》），是人體內環境各個系統（五臟六腑）之間以及內環境與體表各部位（肢節皮膚）之間和內環境與外環境之間交聯的資訊通道，是氣血運行使身體各子系統之間代謝水平梯度分佈維持著正常的動態分佈的通道。因此，中國傳統醫學理論認為；「經絡者，所以決生死、處百病、調虛實，不可不通」《靈樞・經脈》。經絡對人體生命的意義大致有三個方面。

❖（一）、行氣血，調陰陽

《靈樞・本臟》指出：經脈者所以行氣血、營陰陽、濡筋骨、利關節者也。所謂「氣血」實際上是維持人體生命活動的物質的不可分開的兩個方面。《靈樞・營衛生會》指出：「血之與氣，異名同類，何謂也？曰衛者，經氣也。血者，神氣也」。這就是說精為氣化，神藏血中，精神源於氣血。如果說氣作為「內屬臟腑外絡肢節」的資訊，而血則作為氣運行的載體。兩者功能不盡相同，「氣主煦之，血主濡之」（《難經・二十三難》）。血是生命物質的精華，是基礎；氣是生命活力的煥發，是資訊。氣和血的關係如同載帶著密碼馳騁萬里的電磁波。

如果沒有電磁波作載體，這密碼就寸步難行；如果沒有這密碼，電磁波本身的發射就不存在資訊的內涵。而經絡就是通行氣血的通道，因此，《素問・調經論》說，「五臟之道，皆出於經隧，以行血氣」。概而言之，人體養生要旨就是維持所有子系統處於「陰平陽秘」的狀態，經絡是聯繫和調整這種狀態的資訊通道，而氣血則是馳騁於這一通道的信使。當然，氣和血在擔負溝通人整體陰平陽秘的信使方面又有各自的內涵。人體的物質基礎及其在此基礎上的代謝水平的發揮反過來又濡澤這經絡通道，使它保持通暢。

❖ （二）、反映病候的窗口，抗禦病邪的通道

中醫理論認為：「有諸內必形之外」。人體內在的各種各樣的疾病，總是會以一定形式表現出來，或以不同臉色、舌苔形態的變化故有望診的產生，或以異於常態的氣味聲音的發出故有「聞診」的形成；或以不同部位的疼痛和其他形式的異樣感覺存在，雖醫者難以觀察，但卻可以通過詢問而瞭解，這就是中醫的「問診」建立的基礎。此外，通過對脈象異常的觸察，瞭解體內疾病的發生原因和發展變化的趨勢，這自然就是中醫「脈診」的依據了。人體內在的疾患除了通過這些方式表現出來，也通過經絡的形式達於體表。如前所說，經絡是溝通「五臟之道」，是「行氣血」之隧。臟腑有病自然會通過經絡——穴位這些點線結構而在體表透出「消息」。一般地說經絡氣血阻滯不通，會造成有關部位的脹痛，如果經絡氣血運行不足則會出現有關部位麻木不仁，功能減退。而經絡症候卻又反映著相應臟腑的疾患如手太陰經與肺，足陽明經與胃均如此。《靈樞・官能》說：「察其所痛，左右上下，知其寒溫。何經所在」。《靈樞・九針》又說：「五臟有疾也，應出十二原而原各有穴，明知其原，睹其應，而知五臟之害矣」。因此，我們往往可以通過對經絡的「窗口」——俞穴的變化判斷疾病的病因和嚴重程度。當然，由於人體生命的全息性，所以人體生命的疾患不僅可以通過十二經、奇經八脈，及其經脈、經別、經筋的變化情況加以判斷，也可

以通過如頭部、耳廓、手掌、腳掌這些經絡的全息反映比較明顯的「自成系統」的各個部位的細微變化判斷出病經和相應臟腑的變化狀況，這就是「頭針」、「耳針」得以宏揚的道理。氣功經絡診病的一種初級方式就是利用醫者入靜狀態下對患者、經絡「病氣」資訊比較和鑑別的結果。當然這種鑑別方法並不十分理想，因為臟腑的疾患既然可以通過臟腑→經絡→俞穴的通道傳遞至體表，自然，診斷對象的「病氣」資訊也能在醫者的意念下引入自身而造成不適。所以採用這種方法為患者診斷的初學者，在為患者診斷之後要較長時間地「排病氣」。而利用生命全息律的氣功經絡診斷法則無此虞。此法要點是將對方「病氣」引入醫者的耳廓、手掌、手背及其他能產生完整全息效應的部位。這時，根據這些部位的微細變化（如疼、癢、酸、麻）即可判斷對方疾患部位及嚴重程度。這樣做，較前法有明顯的好處，由於病氣影響的部位有限（例如掌）且病氣所侵入的部份較表淺（多為孫絡），因而不易影響醫者全身，無需長時間排「病氣」而只需極簡單措施即可排除。當然，此法也有明顯缺點：由於所取「病氣資訊（信息）量」較少，干擾較多。故不易測准，需要反覆實踐、比較才能有較好的成績。

經絡→穴位，既然是反映臟腑病候的通道，反過來，對**穴位→經絡→臟腑**施以某種資訊（信息），也必定會「氣至病所」達到治療的目的。一般的情況下，經絡通過「衛氣」起防禦作用：「衛氣和，則分肉解利，皮膚調柔，腠理緻密矣」。當邪氣盛，侵入孫絡而後溢大絡，就會生大病。這時可以通過「據經施治」。「上病下取，下病上取，中病旁取，」左右交叉選擇有關俞穴施以金石，使失常的人體代謝水平梯度分佈恢復正常。針和灸作用於俞穴，就其能場性質而言，自然屬「機械能」和熱能。目前臨床上經絡刺激源已發展到聲（超聲針）光（鐳射針、微波針）電（各種交直流、脈衝電針）等多種。通過這些「能」的刺激，興奮鄰近組織建立起新陳代謝水平梯度、形成內源性資訊（信息），這些資訊（信息）沿阻抗最小方向（經絡）前進，「氣至病所」達到治療的目的。人們曾經認為針刺的作用是使穴位產生組織胺

或某些致痛物質，是這些物質的刺激作用興奮鄰近組織的結果。但是，後來大量事實表明這種推論並不可靠。經絡磁療的臨床結果表明磁場作用於經穴並不損傷肌膚也能達到同樣的目的，因此，從穴位→經絡→臟腑的傳感方式和過程還需深入地研究。

導引之經絡治療原理也與針灸、按摩等方法相類，即要「審於調氣、明於經隧」（《靈樞‧官能》），「調氣」是核心內容。與經絡密切相關的「氣」大概有營氣、衛氣、宗氣、原氣等通稱「經氣」。這些「經氣」或以其作用的層次來劃分，例如「營氣」，是因此氣具有營養周身作用而名：「營氣者，泌其津液，注之於脈，化以為血，以營四末，內注五臟六腑」（《靈樞‧邪容》）。衛氣則是一種具有抵禦病邪侵犯，具有「保衛」的作用而名；也有以其管轄範圍來劃分的，如「宗氣」、「原氣」，什麼是宗氣呢？《靈樞》說：「宗氣積於腦中出於喉嚨，以貫心脈而行呼吸」。其活動範圍大概是心、肺之間，而原氣則出自「臍下、腎間」是「五臟六腑之本，十二經脈之根」。在經典理論看來，正是由於所有這些「經氣」的升、降、開、合從各種層次推動著人體生命活動。通常情況下這些經氣在人體巨系統中維持著一種動態的平衡即所謂「陰平陽秘」狀態，一旦臟腑各部位功能受損，首先表現為「經氣」的紊亂。這種紊亂臨床上雖有種種表現，但大體可分為兩類：「虛」與「實」。因此「調氣」的內容也就表現為：「瀉其有餘，補其不足」以達到「陰陽平復」的目的。這種「補」與「瀉」，在針刺則由改變手法來實現，而在灸則以溫熱程度來衡量。對於導引療疾而言，可分兩個方面，一是自我鍛煉，一是由別人（氣功家）「布氣」或「帶功」來達到。前者，又可分為兩類，一種是通過全身性整體調整的功法（例如內養功、自發動功等）鍛煉達到經絡通調的目的。一種是通過局部的調整（例如由某穴或某經自我導引排放「病氣」，或採集「天地之氣」。）達到某臟腑或某經絡「補虛瀉餘」的作用。後者的「調氣」方法可分為兩類，一是由訓練有素的氣功師，以己之「外氣」為刺激源直注患者經絡穴位，或以己之意念將患經病氣經某經某穴導出，促使患者

之經氣勃發，繼而經絡通調，以達袪病療疾的作用。一是由訓練有素之氣功師帶功通絡。現代研究已證明，在一定的距離的範圍內，一位訓練有素的氣功師，因練功而內氣運行時可以使另一位未練功的自願實驗者身體同一部位同步出現相同的特徵運動規律。概言之，氣功與針灸治病療疾之經絡原理大體相同，不同處針灸是以外源性刺激（機械、熱）通經活絡，而氣功則以內源性刺激（意念、「神」）來達到同一目的。

❖ （三）、聯繫內、外環境、溝通大小宇宙

人體生命是個「神」、「形」、「氣」一體的整體，是個極為複雜的「小宇宙」。而經絡則是溝通內環境各層次間的氣血通道。

經絡以其分佈於肢體的內、外而分陰陽。根據「內為陰」、「外為陽」的概念，凡分佈於內側的為陰；分佈於外側的為陽。內臟則是以「藏精氣而不瀉」的稱臟，為陰；「傳化物而不藏」的稱腑，為陽。兩者結合起來，即陰經屬於臟，陽經屬於腑。從帛書十一脈的名稱和內容來看，尚沒有確定這種聯繫。及至《黃帝內經》問世，其中《靈樞・經脈》篇才有系統全面的記載。即陰經屬於臟而絡於腑，陽經屬於腑而絡於臟，構成了陰與陽、臟與腑之間的表裡相應關係。《素問・陰陽應象大論》說：「上古聖人，論理人形，列別臟腑，端絡經脈，會通六合，各從其經，氣穴所發，各有處名，溪穀屬骨，皆有所起，分部逆從，各有條理，四時陰陽，盡有經紀，內外之應，皆有表裡」，即是對這一情況的概括。

臟腑是以臟為主。臟之在胸者心、肺，聯繫手經；在腹者脾、肝、腎，聯繫足經；六腑則各隨其表裡相應關係與陽經相聯繫，手足陽經總的都是分佈到頭部。於是手足陰陽經與頭面胸腹之間，就構成了一種特定的聯繫。

```
手陰經 ◄─────► 胸  腹 ◄─────► 足陰經
手陽經 ◄─────► 頭 ◄─────► 足陽經
```

此外，《靈樞·經脈》篇還提到經脈有順有逆，各經脈之間相互連接。也就是《靈樞·逆順肥瘦》篇所說的「脈行之順逆」，即「手之三陰，從臟走手；手之三陽，從手走頭；足之三陽，從頭走足；足之三陰，從足走腹」。說明氣血運行是「陰陽相貫，如環無端」。

然而，經絡的作用不僅在溝通體內臟腑之間的聯繫而且也是溝通內環境和外環境的通道。

《靈樞·脈度》篇：「氣之不得無行也，如水之流，如日月之行不休。故陰脈營其臟，陽脈營其腑，如環之無端，莫知其紀，終而復始」。這裡把氣血運行與自然界的水流和日月的運行現象聯繫起來，從而提出了「人與天地相參」、「與日月相應」的論點。這就是說，人生活於天地之間，與自然界是息息相關，人體這個小宇宙中的氣血活動，也像自然現象一樣有其一定的節律性且與自然界這個大宇宙相關。正如《素問·八正神明論》所說的：「天溫日明，則人血淖液而衛氣浮，故血易瀉，氣易行；天寒日陰，則人血凝泣而衛氣沉。……是以因天時而調血氣也」。

此外，《素問·四氣調神論》說：「四時陰陽者，萬物之根本也」，「陰陽四時者，萬物之終始也」。經絡學說在闡述人體氣血運行與自然界的關係時都貫串著這一基本觀點，以至將經絡的數目也與時令配合起來解釋。如《靈樞·五亂》篇說：「經脈十二者，以應十二月；十二月者，分為四時；四時者，春、秋、冬、夏，其氣各異……」。因而不同時日，經脈氣血流注的情況也自然不一樣。「子午流注」和「靈龜八法」就是以此為理論依據，在不同時日選擇適當的穴位、配合適當的手法進行針灸治療以提高治療效果的。不少氣功鍛煉方法也都注意季節、時日的選擇。馬王堆漢帛記載了采氣在春夏秋冬不同季節要注意相宜的氣候和避忌的氣候：

　　春食一去濁陽，和以（銑）光，朝霞昏清可。夏食一去陽風，和
　　以朝霞，昏清可。秋食一去陰涼霜霧，和以輪陽，銑光，昏清

可。冬食一去淩明，和以沆瀣，（輸）陽入銑光，輸陽輸陰，昏清可。

而子午功則強調子、午時練功的效益異於常時處。概而言之，經絡不僅是行氣血、調陰陽之通道，也是聯繫內外環境的要津，不瞭解這一點，對針灸家來說將有事倍功半之虞，而對導引家來說，難以達到高層境界。

二、經絡系統之內涵

經絡系統，根據其分佈特點和功能作用不同，可以分為經脈和絡脈兩部分。經脈中又以十二經脈為主體，還包括奇經八脈、十二經別、十二經筋和十二皮部；絡脈中包括十五條大絡以及許多難以數計的浮絡和孫絡。

《靈樞·海論》篇說：「夫十二經脈者，內屬於腑臟，外絡於肢節」。因十二經脈是經絡系統的主體，在內聯繫臟腑，在外絡於肢節，將人體內外連貫起來，成為一個有機的整體。因此，十二經脈是經絡系統的最重要的內容。奇經八脈，是具有特殊功能的經脈，它對其餘經絡起統率、聯絡和調節氣血盛衰的作用。十二經別，是十二經脈在胸、腹及頭部的重要支脈，溝通臟腑，加強表裡經的聯繫。十二經筋和十二皮部屬於經絡的外部，筋肉受經絡的支配分為十二經筋；皮膚也按經絡的分佈為十二皮部。十五絡脈，是十四經（十二經脈與任、督二脈）在四肢及軀幹的重要分支，起溝通表裡和滲灌氣血的作用。

此外，經脈、絡脈、經別、經筋，以及奇經八脈，均可分為陰陽兩類。其中十二經脈不僅有陰陽之分，而且又依其所屬臟腑又與五行相配，它們之間的相互關係如下。

十二經脈所屬的絡脈、經別、經筋等，也與十二經脈相同。有著陰陽相互對應的關係。奇經八脈中的任脈（包括任脈之絡脈）、衝脈、陰

蹻、陰維均屬於陰；督脈（包括督脈之絡脈）、帶脈、陽蹻、陽維均屬於陽。彼此之間也呈相互對合的關係。

　　經絡系統大都以陰陽來命名。一切事物都可分為陰和陽兩個方面，兩者之間又互相聯繫。經絡的命名就包含有這種意思。陰陽在其變化過程中，根據盛衰（多少）和消長的程度不同，由一陰一陽衍化為三陰三陽。相互之間具有對應關係（表裡相合）。

$$陰 \begin{cases} 太陰——陽明 \\ 少陰——太陽 \\ 厥陰——少陽 \end{cases} 陽$$

　　「太」者，大之意，陰氣大盛為太陰，陽氣大盛為太陽；「少」者，初生未充之意，陰氣初生為少陰，陽氣初生為少陽；「厥陰」者，「兩陰交盡也」、即陰氣消盡之意，「陽明」者，「兩陽合明也」，即陽氣盛極之意（可詳見《素問・至真要大論》）。就陰氣盛衰而言，依次為太陰、少陰、厥陰；而陽氣的盛衰，則依次為陽明、太陽、少陽。

　　三陰三陽的名稱，廣泛應用於經絡的命名，包括經脈、經別、絡脈、經筋都是如此。其分佈於上肢內側的為手三陰，上肢外側的為手三陽；分佈於下肢內側的為足三陰，下肢外側的為足三陽。從手足（上肢與下肢）陰陽的命名可以看出，經絡學說的形成與四肢的關係是密切的。

太陰
上肢內側—手—少陰—足—下肢內側
厥陰
陽明
上肢外側—手—太陽—足—下肢外側
少陽

表1　經絡系統表

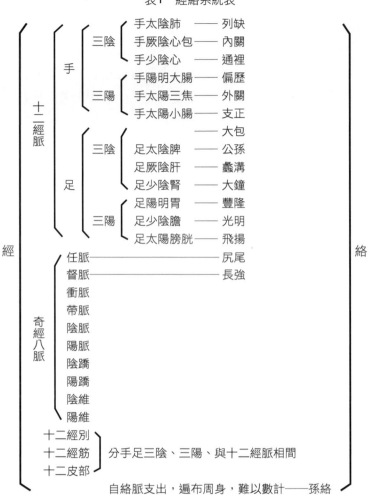

		三陰	手太陰肺 —— 列缺
	手		手厥陰心包—— 內關
			手少陰心 —— 通裡
十二經脈		三陽	手陽明大腸—— 偏歷
			手太陽三焦—— 外關
			手太陽小腸—— 支正
		三陰	—— 大包
	足		足太陰脾 —— 公孫
			足厥陰肝 —— 蠡溝
			足少陰腎 —— 大鐘
		三陽	足陽明胃 —— 豐隆
			足少陰膽 —— 光明
			足太陽膀胱—— 飛揚

經

奇經八脈
任脈————————尻尾
督脈————————長強
衝脈
帶脈
陰脈
陽脈
陰蹻
陽蹻
陰維
陽維

十二經別
十二經筋　分手足三陰、三陽、與十二經脈相間
十二皮部

自絡脈支出，遍布周身，難以數計——孫絡

絡

表2　十二經脈陰陽五行對合表

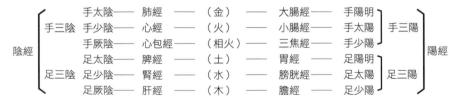

		手太陰—— 肺經 —— （金） —— 大腸經 —— 手陽明		
陰經	手三陰	手少陰 心經 —— （火） —— 小腸經 —— 手太陽	手三陽	陽經
		手厥陰 心包經—— （相火） —— 三焦經 —— 手少陽		
		足太陰 脾經 —— （土） —— 胃經 —— 足陽明		
	足三陰	足少陰 腎經 —— （水） —— 膀胱經 —— 足太陽	足三陽	
		足厥陰—— 肝經 —— （木） —— 膽經 —— 足少陽		

　　經絡系統包括經脈和絡脈兩部分，其分佈情況各有不同。總的講，經脈為縱行的主幹，分佈在比較深層的部位，絡脈則是橫斜的分支，附屬於經脈且分佈比較表淺。經脈除分佈於體表的一定部位外，還深入體腔內部，與臟腑有屬絡關係，但絡脈則與之有別。雖說經與絡有如上一些不同，但它們彼此又不是孤立的，在循行分佈以及生理、病理方面又互相聯繫，是不可分割的整體。

❖（一）十二經脈的分佈概況

　　十二經脈在經絡系統中是主要組成部分，起主導作用，瞭解十二經脈的分佈循行情況至關重要。由於十二經脈在內隸屬於臟腑，在外絡於肢節，因此有內行部分與外行部分之分；又因為經脈是「行血氣」的通路，故其循行有一定的方向，就是所說的「脈行之逆順」，後來稱為「流注」。各經脈之間還通過分支，相互聯繫，就是所說的「內外之應，皆有表裡」。故此，擬從外行、內行、流注、表裡四個方面進行介紹。

1、外行部分

　　十二經脈，「外絡於肢節」。「肢」，即四肢之意；「節」，指骨節，又指俞穴而言。《靈樞・師傳》篇說：「身形支節者，藏府之蓋也」。其意是說經絡在體表的部位，能反映臟腑的功能活動。《靈樞・九針十二原》說：「節之交，三百六十五會」；「所言節者，神氣之所遊行出入也，非肉筋皮骨也」。《靈樞・小針解》解釋說：「節之交，三百六十五會者，絡脈之滲灌諸節者也」。意思是細小的絡脈分佈到各穴位，而不同於一般的皮肉筋骨，且具有特殊的功能，它能滲灌氣血，反映病痛，並能接受針灸的刺激以補虛瀉實、防治疾病。故《素問・調經論》說：「夫十二經脈者，皆絡三百六十五節，節有病必被經脈，經脈之病，皆有虛實」。如上所述，我們可以把「節」理解為俞穴，這樣「外絡於肢節」，就可以說是經絡聯繫到體表的、有所屬穴位的一些通路，或稱為「有穴通路」。這是經絡的主要路線。

（1）四肢部

四肢的內側為陰，外端為陽。各分佈著三陰、三陽。上肢內側面前緣至大指橈側端為手太陰，內側面中間至中指橈側端為手厥陰，內側面後緣至小指橈側端為手少陰，合稱手三陰；次指橈側端至上肢外側面前緣為手陽明，無名指尺側端至上肢外側面中間為手少陽，小指尺側端至上肢外側面後緣為手太陽，合稱手三陽；下肢外側面前緣至次趾外側端為足陽明，外側面中間至第四趾外側端為足少陽，外側面後緣至小趾外側端為足太陽，合稱足三陽；大趾內側端至下肢內側面中間轉至前緣為足太陰，大趾外側端至下肢內側面前緣又轉至中間為足厥陰，小趾下經足心至下肢內側面後緣為足少陰，合稱足三陰。

總之，十二經脈在四肢的分佈規律是：太陰在前，厥陰在中，少陰在後；陽明在前，少陽在中，太陽在後。只有足厥陰和足太陰在下肢內側內踝上八寸處有一交叉，即八寸以下厥陰在前，太陰在中，此屬特殊情況（**如表3**）。

表3　十二經脈四肢分佈示意

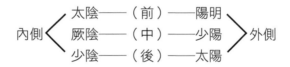

（2）頭和軀幹部

十二經脈在軀幹與頭的分佈也有一定規律。即手三陰經均聯繫胸，手太陰上胸外側（第三側線上）；手厥陰分佈於乳旁，手少陰分佈於腋下。足三陰經則聯繫胸腹，足太陰分佈於胸腹第三側線；足厥陰分佈於陰部和脅部；足少陰分佈於胸腹第一側線。手三陽經均聯繫肩背部，手陽明分佈於肩前；手少陽分佈於肩上；手太陽分佈於肩胛；而這三經又都分佈於頸部。足三陽經則分別聯繫軀幹的前、側、後，足陽明分佈於胸腹第二側線（按：人身之陰陽，背為陽，腹為陰，足陽明經分佈於胸

腹部是特殊情況），居身之前，足少陽分佈於脅肋部，居身之側；足太陽分佈於背腰第一、二側線至骶，居身之後；且這三經又分佈於頸前，項側和項後的部位。此外，手足三陽經都聯繫頭面，其中手足陽明分佈於面部；手足少陽分佈於側頭部；手太陽分佈於頰部；足太陽分佈於後頭、頭部和前額部。

總之，十二經脈在軀幹與頭部的大致分佈規律是：手三陰聯繫胸；足三陰則聯繫腹及胸；手三陽均聯繫肩背；足三陽分別聯繫於身前、身側及身後；而手足三陽還都聯繫頭，故有「頭為諸陽之會」的說法。其中以陽經分佈最廣。

2、內行部分

十二經脈，「內屬於腑臟」，即指其內行部分。經脈深入體腔後，分別與臟腑發生屬絡關係。臟為陰，腑為陽。手三陰經聯繫胸部，在內屬於肺、心包、心；足三陰經聯繫腹部，其內屬於脾、肝、腎，這就是說「陰脈營其臟」。陽經各屬於腑：足三陽在內附於胃、膽、膀胱；手三陽在其內屬於大腸、三焦、小腸，這就是說「陽脈營其腑」。由此可見，陰經屬於臟，陽經屬於腑。兩者之間又相互聯絡，構成屬於臟者絡於腑、屬於腑者絡於臟的相合關係（**見表4**）。就經脈與臟腑的聯繫而言，除上述「屬」、「絡」之外，還有其他途徑。為此，應結合其循行所過以及經別、絡脈等記載全面瞭解。

表4　十二經脈屬絡臟腑表

陰經		屬	絡	陽經		屬	絡
手三陰	太陰	肺	大腸	手三陽	陽明	大腸	肺
	厥陰	心包	三焦		少陽	三焦	心包
	少陰	心	小腸		太陽	小腸	心
足三陰	太陰	脾	胃	足三陽	陽明	胃	脾
	厥陰	肝	膽		少陽	膽	肝
	少陰	腎	膀胱		太陽	膀胱	腎

3、流注與交接

十二經脈的走向有上行、下行之分，即所謂之「脈行之逆順」。有此逆順，十二經脈之間就可以連貫起來，構成「如環之無端」的氣血流注關係。經脈是主運行氣血的，營氣行於脈中，衛氣則散佈於脈外。營氣的運行主要是靠十二經脈，奇經八脈中的任脈和督脈也參與營氣的運行。這種流注關係的特點是逐經傳遞的，其具體內容如下（**見表5**）。

從流注關係可以說明經脈的走向，還可以說明經脈之間的一些分支溝通了兩經之間的連接。其相互銜接情況可以概括為陰經與陽經多在四肢部銜接；陽經與陽經在頭面部相接；陰經與陰經在胸部交接。

表5　十二經脈流注交接表

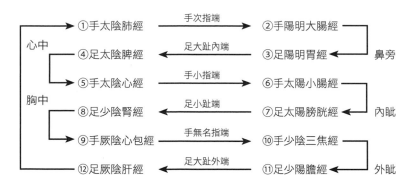

4、表裡關係

十二經脈之間及其與臟腑之間的關係，除「內屬於腑臟，外絡於肢節」，內外相應，並與有關臟腑「屬」、「絡」，而且相互銜接外，還通過經別、絡脈相互溝通。正是由於陰經屬於臟，陽經屬於腑，而臟腑相配合分為表裡，所以陰經與陽經也有表裡之分。但是它們之間又不可截然分開，而有其相一致的一面。為說明這種關係，著重提出「表裡相合」。經別與絡脈不僅溝通了表裡兩經，並增強了他們的聯繫。古人還結合五行學說來表述這種相合的關係。經脈、臟腑與五行的配合如下（**見表6**）。

表6　經脈臟腑五行配合表

陰經 （裡）	手太陰 肺	足少陰 腎	足厥陰 肝	手少陰 火	足太陰 脾	手厥陰 心包
五行	金	水	木	火	土	相火
陽經 （表）	手陽明 大腸	足太陽 膀胱	足少陽 膽	手太陽 小腸	足陽明 胃	手少陽 三焦

奇經八脈的分佈概況

　　奇經八脈是與十二經脈不同而「別道奇行」的經脈，共有八條，即任脈、督脈、衝脈、帶脈、陰蹻脈、陽蹻脈、陰維脈、陽維脈。

　　「奇」，有「異」的意思，說明了奇經八脈不同於十二正經。《難經·二十七難》說：「凡此八脈者，皆不拘於經，故曰奇經八脈」。奇經八脈和正經的主要區別是：奇經八脈不直接隸屬於臟腑，而十二經脈與臟腑有屬絡關係；奇經八脈除任督二脈有本經所屬俞穴，其餘六經均無本經俞穴，而十二經脈均有本經所屬的俞穴；「奇」，又有「不偶」之義，表明奇經八脈陰陽表裡無配偶關係，而十二經脈則有陰陽表裡配合。

　　奇經八脈的分佈部位與十二經脈縱橫交叉，其中督脈行於人體後正中線；任脈行於前正中線，各有本經所屬俞穴；衝脈行於腹部第一側線，交會於足少陰經；帶脈橫行腰部狀如束帶，交會於足少陽經；陽蹻脈行於下肢外側及肩、頭部，交會於足太陽等經；陰蹻脈行於下肢內側及眼，交會於足少陰；陽維脈行於下肢外側、肩和頭項，交會於足太陽等經；陰維脈行於下肢內側、腹第三側線和頸部，交會於足少陰等經。

　　其他如絡脈（十五條）、經別（十二條）、經筋（十二條）、皮部（十二部位）均有自己的循行部位和作用功能，不過對氣功鍛煉而言，意義不是很大了。

三、經絡學說的發生與發展

經絡學說基本概念的形成可以溯源遠古。大量文物證明，同其他傑出的中華古文明瑰寶一樣，經絡學說也非一人一時之作，而是古代醫家千百年臨床實踐的結果以及古代氣功家進入「氣功狀態」時對自身「內景」無數次「返觀」的總結。古醫家的針、砭、灸使我們的先人認識了「俞穴」的特異性和經絡感傳現象的存在，而古氣功家則通過「返觀」洞察了經絡「線」結構的分佈規律。前者「點」，後者「線」，點─線結構的發現如日、月交映，成了照耀經絡學說發展的燈塔。然而，經絡學說雖經三千年的陶冶，無數先輩的實踐驗證，但直至今日仍然沒有弄清經絡的本質。溫故而知新，溯古求源瞭解經絡學說形成的一些環節對促進經絡學說的進一步發展是會有好處的。

❖ （一）從「脈」到「經」

從出土的資料和有關文獻記載來看，經絡學說早在三千多年前已初具雛形。但當時不稱為經絡，而是稱作「脈」。按「脈」的本義是指血管，《說文解字》解釋作「血理分衺」（斜）行體者。原寫作「脈」，又作「衇」；馬王堆漢墓帛書又演變為「温」。從字形的構造說明，古人將水流的現象比擬血流，「辰」就是「派」的意思。《管子・水地》篇說；「水者地之血氣，如筋脈之通流者也」。這裡不僅提到「血」，而且提到「氣」，還提到「筋脈」。認為「筋脈」流通「血氣」，也是把地面上的水流比喻為人體內的血氣。《論語・季氏》在講到人的一生時說：少年時「血氣未盛」；壯年時「血氣方剛」老年時「血氣概衰」。這表明當時已把「血氣」變化看成是生命的主要特徵。《呂氏春秋・達鬱》篇也有類似的記載：「凡人三百六十節、九竅、五臟、六府。肌膚欲其比也，血脈欲其通也，筋骨欲其固也，心志欲其和也」。

其中提到「肌膚」，意指皮肉，「血」與「脈」相聯繫，「筋」與「骨」相聯繫。此即醫書中所說的皮、肉、筋、脈、骨「五體」。不僅把「血脈」視為人體的重要組成部分，而且指出血脈必須流通。

上述內容，說明古人所提到的「脈」、「筋脈」、「血脈」等名詞雖然不同，但其運行的「血氣」這一點似無異議。為此，《靈樞・經脈》篇說：「穀（飲食）入於胃，脈道以通，血氣乃行」。其意是說飲食進入胃腸，化生血氣，通過脈道而運行周身。由此可以看出，春秋戰國時期，迄至《黃庭內經》問世以前，古人對人體的生理現象已十分關注，並作了必要的初步總結。其論及「脈」最早的專著是長沙馬王堆漢墓出土的漢代的《陰陽十一脈灸經》、《足臂十一脈灸經》兩篇帛書。從所載全身各脈的循行路線、區域，與體內臟腑的聯繫，脈與脈之間的關係，病候等方面的內容來看，均比較粗陋，且僅十一條（缺「手厥陰心包經」）。但它體現了經絡學說在樸素經驗的基礎上不斷概括的跡象，反映了經絡學說形成以前的面貌。

「經」與「絡」名詞的出現較「脈」為晚，它是對「脈」所作的進一步分析。「經」原意是「縱絲」，就是直行主線的意思；「絡」則是「網路」的意思。《靈樞・脈度》篇說：「經脈為裡，支而橫者為絡，絡之別者為孫」。所說就是將「脈」按大小、深淺的差異分別稱作「經脈」、「絡脈」及「孫脈」（孫絡）。經、絡的名稱，在《史記・扁鵲倉公列傳》裡就有「中經維絡」一語。其意是病邪侵犯（中）到經、維、絡，也可以理解為病邪侵犯經脈、維脈、絡脈（奇經八脈中有陰維脈與陽維脈，經筋中有維筋）。最早將「經絡」二字連在一起的，如《漢書・藝文志》說：「醫經者，原人血脈、經絡、骨髓、陰陽、表裡，以起百病之本」。其中「血脈」與「經絡」並提，原意可能是將「血脈」作為總的名稱，而「經」和「絡」是指經脈的類別，經脈與絡脈簡稱為經絡。其實以「經」取代「脈」還有一層深意，表明人們對經絡實質認識上的一次昇華。現存最古老的經絡學經典著作之一馬王堆漢墓出土之《陰陽十一脈灸經》和《足臂十一脈灸經》把經絡通通稱

為「脈」，顯然，上述《脈灸經》成書的時代，深信經絡就是血管無疑。這是一種誤解，成書稍後的《靈樞·經水》寫道：「夫八尺之士，皮肉在此，外可度量切循而得之；其死可解剖而視之⋯⋯」。也還是把經絡當作從體表可以摸得著，解剖後可以看得見的血管了。當然，此時已開始有人稱脈為經及絡了，說明雖然大多數仍認為經絡實質是血管，但開始有人認為用貫穿人體的縱結構（經）和網路結構（絡）來表達經絡實質似乎更合理些。漢以後，持「經絡實質血管論」者減少了，到清初《醫宗金鑑》則完全講「經絡」而不提「脈」了。從現代解剖學看，十二經的確不是血管，雖然與血管有一定關係，但大多數研究者認為經絡和血管組織結構不同。因此，古人經過千百年的實踐從誤認經絡是血管到並非血管，可以說是一種進步。

　　既然經絡與血管在最初相混了，自然即產生另一重要問題，它與切脈是什麼關係？切脈現在已瞭解是切手腕動脈管的活動情況。切脈是否有切經絡的意義呢？確乎如此，最初有切經絡的意義。經絡本身的作用是「內屬於腑臟，外絡於肢節」。通過針刺經絡不但可治內臟的病，切經絡也可瞭解內臟的活動情況，這種想法自然會產生的。最初從經絡開始，候寸口，「十二經皆有動脈獨取寸口以決五藏六府死生吉凶之法何也」？曰「寸口者，脈之大要會，手太陰之脈動也」（見《難經·一難》）。呂廣注：「十二經皆會手太陰寸口」，說明寸口是十二經動脈的總會合處。「是動則病」一術語，即指這種活動與疾病有關。呂廣注還說：「十二經，十五絡二十七氣皆候於寸口」（見《難經集注》）。

　　顯然，切脈是為了通過十二經的活動來瞭解內臟疾病的情況。可以說，當時認為是候經絡。也就是說，當時認為經絡即血管。

　　但是到了晉代，西元282年左右，皇甫謐《甲乙經》成書時代，這種概念改變了。《甲乙經》卷四的《經脈第一》上、中、後三篇，與《靈樞·經脈》篇對比，大不相同。《靈樞·經脈》描述的是以十二經線路的所經部位為主，再說什麼異常有什麼病。《甲乙經經脈》描述的是以寸口的脈象為主，根據脈象，可知哪一經有病，哪一臟有病，全

身狀況如何，局部症狀如何。雖然還有經的概念，但是經的地位較之《內經》時代，已不那麼突出了。實際是以瞭解動脈管的活動，也即間接瞭解心臟的活動，用以判斷疾病的情況。此後一直演變為近代的切脈。現代許多人在切脈時根本不考慮什麼經絡。這就是說，切脈導源於經絡。而在發展中逐漸脫離了經絡。這個變化從另一個方面說明經絡並非血管。

❖（二）從「經」到「穴」還是從「穴」到「經」？

　　經絡學說的另一個發展環節是究竟人們對經絡的認識是從「經絡」開始還是從「俞穴」開始？現代許多研究家認為，經絡的發現首先是從穴位發現開始，即通過按摩、砭、針、灸逐漸發現壓迫、揉摸針刺、熱灸「阿是穴」（即哪裡痛往哪治）可以除病，然後認識定位的「孔穴」的治療作用，在探尋「孔穴」的過程中認識「經絡」，這就是經絡起源的「先點後線說」。這種學說的有力支持是：（1）符合現代人認識客觀世界的邏輯方法，即，先簡後繁或先淺後深；（2）有實驗根據，在按、砭、灸、針的作用下，不少人（約千分之一、二）確有經絡感傳現象發生，這一點，在近幾十年的研究中已經得到證實。但是這種「先點後線」說，也有其弱點：（1）從方法論的角度來看，先點後線學說的認識方法是採取用外力（如機械、針、灸）作用於研究對象（例如人體體表），變革研究對象的自然狀態，從而認識研究對象的規律（如脈絡感傳）。這種認識方法對於研究無生命或簡單生命現象是成功的，但對於研究人體生命這樣複雜體系，所得到的結果，如前所說往往會產生誤差。很難想像，像經絡系統這樣迄今還難以用現代科學方法加以證實的複雜的生命規律，用這種簡單的知識積累的邏輯過程就能搞清楚。（2）從實踐的角度看，經絡發現之「先點後線說」強調，外環境（物質、能量）對人體生命的作用，甚至錯誤地認為外界的作用是產生經絡感傳的唯一方式，從而忽視了人體生命內在的心—身相互作用下敏化了人的感官，從而覺察氣的運行的可能。

其實，許多古代高明研究家已報告了這種可能，李時珍在《奇經八脈考》中指出：「內景隧道，惟返觀者能照察之」。也就是說，經絡運行規律的認識是氣功訓練有素者借助於敏化的超級感覺能力而認識的。奇經八脈的發現，本身就是氣功專家的一大貢獻，第一部有關奇經八脈的著作「八脈療經」傳為北宋氣功名家張紫陽所著。《慧命經》說：「醫家不知有此」，為什麼呢？李時珍曾作過考證，認為這是因為「蓋正經猶夫溝渠，奇經猶夫湖澤，正經之脈隆盛，則溢於奇經」。就是說，必需在特定條件下（正經隆盛），真氣於正經凝滿之後才能溢出流往奇經。這對於氣功訓練有素的氣功專家來說是可以通過真氣的調集，使感覺系統的敏化來達到的，但對於不懂氣功的一般醫家來說則難以做到。此外，由於這種觀察的結果是在不干擾研究對象（經絡運行）的情況下所取得的，因此比較可靠。

當然，同「先點後線」說不同，通過訓練有素的氣功家的內景返觀，必然更重視經絡的走向和運行規律。因此人們的認識層次必然是先經絡後俞穴。這種「先線後點」說有大量的古今實踐為證，今天許多氣功愛好者也都有親身體會，況且，許多現存的歷史文獻也證明這一點。在馬王堆漢墓帛書出土之前，最早的經絡學說之經典著作當數《黃帝內經》。這些經典著作，對經絡走向都有較精確的說法，同時俞穴的名稱也時有出現。雖然，有關俞穴的記載少而簡，但俞穴的記述已相當明確，可以說，此時經絡學說已臻完善。及至馬王堆帛書《陰陽十一脈灸經》、《足臂十一脈灸經》的出現，人們通過對比和鑑別，認為，從所載全身各脈循行路線、區域、與體內臟腑的聯繫，脈與脈之間的關係，病候等方面內容看，均較粗陋、古樸，且僅十一條。因此有人認為可能是東周遺物，也就是說其寫作年代應早於黃帝內經的成書年代。與黃帝內經等較晚經典不同，（1）兩經書均記載十一經脈的運行路線，但不記穴位，這說明，此時對俞穴的作用雖不能說不瞭解，但起碼可以說不像較晚的黃帝內經瞭解得那麼深刻；（2）兩經書所載經脈之走向雖大體相同，但有的卻走向相反。例如，手太陽小腸經，《足臂十一脈

灸經》指出其循行方位為：「出小指，循骨一兼，出骨下兼臑外兼，出臑下兼，出肩外兼，出項□□□[目]外眥」。而《陰陽十一脈灸經》則載：「起於耳後，下肩，出臑外兼，出□□□□，乘手背」。又例如：足太陽經，《足臂十一脈灸經》載其循行方位為：「起於外踝屢中，上貫骨尊出腳枝至內目眥」而《內經》則說：「起於目內眥，上額，交巔下夾脊至足……」。《內經》與兩經書之間的這些不同，證明了經絡發現的「先線後點」說。同時還證明，經絡的發現可能源於氣功實踐的體驗的積累：（1）誠如前節所述，就我們所知氣功訓練有素者的內景功夫只能認識自我的經絡走向，但極難瞭解穴位的內涵。兩經書所載的恰恰說明這一點；（2）仔細剖析兩經與《內經》，在經絡走向上雖然不同，但起迄部位均在軀體「中心」的頭、胸、腹三部，即氣功文獻所載三丹田的部位。這種輻射狀的經脈走向正是練功者進入氣功態的描述。當練功者達一定水平後，真氣充盈於經脈，繼而形成「聚則成形，散則成風」的在一定程度受意念控制的「炁」。從氣功的實踐角度看，真氣的「聚」與「散」是可逆的；真氣的「聚」與「散」可在傾刻之間甚至一呼一吸之間即可完成，「聚」則真氣由四肢末梢涓涓而入，「散」則真氣往四肢末梢徐徐而去。對於氣功訓練有素的人來說真氣隨呼吸而在人體產生全身性潮汐般響應並非罕事。這就是所謂「一吸則天地之氣歸我（向心型走向），一呼則我之氣還天地（離心型走向）」的氣功態的描述。因此，對於氣功家來說關心的是經絡的通道，而不是經氣在經絡的運行方向；（3）與此相關，兩經書對經脈之間的聯繫關心得不多。這是因為氣功訓練有素者關心的是真氣的聚、散、往、返，而不是經氣「無端如環」的運行。經氣運行規律的發現恐怕更多地要歸功於古代針灸家；（4）值得注意的是《陰陽脈灸經》是與《導引圖》以及另一篇文獻《卻穀食氣》篇同書於一整幅帛上。因此，可以認為，古人將經絡的研究與導引實踐的探討是歸於一類的。

可以這樣認為，經絡學說中「線」結構的早期發現應大部份歸功於古導引家，而經絡學說中「點」結構的早期發現則更多是針灸家的貢

獻。點、線結構發現的初期也許這兩方面曾經獨立發展過相當長的歲月。隨著人們實踐的積累，對人體巨系統點、線結構的認識逐漸深化。最後將這方面的成就熔為一爐而昇華為博大精深的中華經絡學寶庫。

❖ （三）經絡學說的歷代發展

如上所述，自上古至春秋，經絡之點線結構及其彼此間的密切相關規律、經絡之溝通內外環境的功能以及防病療疾的作用、運行氣血、協調陰陽之機制均已初步被揭示，此後歷代均有建樹，成就今日的經絡學。

經絡學說的內容，最早的而且論述最為詳盡的是《內經》，其中如《靈樞》的《經脈》、《經別》、《經筋》、《脈度》等篇，以及《素問》的《骨空論》、《經絡論》、《皮部論》等篇，都是主要文獻。此後，《難經》對經絡學說有所闡發，特別是關於奇經八脈和原氣的論述補充了《內經》的不足。

《內經》、《難經》以後，《傷寒論》運用六經辨證，對後世影響很廣。其後，關於經絡穴位的專書有《明堂孔穴》其內容可見現存的《針灸甲乙經》。《甲乙經》係晉代皇甫謐編集《內》、《難》和《明堂孔穴》等針灸經絡文獻而成的著作。經絡穴位圖，古代稱「明堂孔穴圖」，又稱「明堂圖」，晉代《抱朴子》就曾引用過《明堂流注偃側圖》。後來又稱「明堂三人圖」。唐代甄權曾進行修訂，孫思邈著《千金要方》加以引用，說「舊明堂圖，年代久遠，傳寫錯誤，不足指南，今一依甄撰為定云耳。……其十二經脈，五色作之；奇經八脈，以綠色為之」。隋之王燾撰《外台秘要》又改繪成「十二人圖」（將督脈併入足太陽，任脈併入足少陰）。但這些圖均未流傳下來。

唐代，王冰注《素問》，其中有關引文，保留了不少古代文獻。隋、唐時，場上善撰注的《太素》正文和注釋，均有重要價值。

宋代，王惟一編著《銅人俞穴針灸圖經》，對經脈原文作了注釋。王執中的《針灸資生經》對經穴又有所增補。

　　金代何若愚撰《流注指微論》三卷（已佚），後改寫成《流注指微針賦》一篇。閻明文為之注釋而成《子午流注針經》。開始運用經絡俞穴氣血流注開闔與干支時刻相配來取穴施針，對子午流注針法作出了貢獻，並對後世有一定影響。

　　子午流注的內容，一是以十二經脈與一日十二時辰相配來開穴的「納子法」；一是以十二經的井、滎、俞、經、合各穴與日時相配來開穴的「納甲法」；一是以十二經脈的井、滎、俞、經、合各穴按五行母子相生與時刻相配來開穴的「養子時刻注穴法」。

　　對於子午流注針法，後來醫家有不同看法。如明代馬玄台《貝經》注說：「李東垣《此事難知集》、《針灸聚英》及歷朝太醫院刊勒諸經穴名於石碑者，亦以各經分配各時，蓋相仍於後世醫籍而來究經典耳。考《靈》‧《素》始知非軒歧本旨也」。雖然對子午流注歷來有不同見解，但這種在「天人相應」的理論指導下，結合人體氣血周流灌注情況，以時間為條件的獨特針法的創立，對經絡學說的應用卻是一個發展。

　　元代‧滑伯仁在忽泰必烈《金蘭循經取穴圖解》的基礎上編著成《十四經發揮》，竇漢卿著《針經指南》首次提出「流注八穴」開靈龜八法的先河。明‧徐鳳撰《針灸大全》將八穴選用作遠取穴，另配近取穴，一遠一近稱主客相配，可能因為八穴在遠取法中適應症很廣，才演變為按時定穴，即以時為主而不以症為主。

　　另外，又有「飛騰八法」，也是以八脈交會八穴為基礎的一種按時開穴法，其與靈龜八法略有不同的是，不論日干支和時干支，均以天干為主。「飛騰八法」一詞，首見於元代醫家王國瑞的《扁鵲神應玉龍經》。徐鳳曾寫道：「愚謂奇經八脈之法各不相同，前靈龜八法，有陽九、陰六、十變、開闔之理……後飛騰八法，亦明師所授，故不敢棄」。後人慣用以靈龜八法者為多。

　　明李時珍就《奇經八脈》文獻進行考證，作《奇經八脈考》。按奇經八脈雖早在《難經》提及，然第一部有關專著《八脈經》卻是宋大導引家張紫陽所作，素為導引界所重。沈子祿編輯《經絡分野》，後徐

師曾為之刪定，又補輯《經絡樞要》，總成《經絡全書》；馬元台《內經注證發微》也對《靈樞‧經脈》進行注釋；其後，又有張景岳《類經》；楊繼洲《針灸大成》所載經絡穴位資料更為豐富；繼之，張三錫著有《經絡考》；翟良著有《經絡彙編》；韋勒甫著有《經絡箋注》等。

　　清代，除了見於注釋《內經》和針灸書中的經絡內容外，專著較少。陳惠疇編的《經脈圖考》一書，在其逝後四十餘年才刊行。

❖ （四）經絡學說之現代研究

　　由於種種原因，最近二、三百年來經絡學說之研究相對沉寂。主要原因之一是經絡學說在近代醫學中難以找到自己存在的證明，由於方法學的原因現代科學與經絡學說之間隔著一道深深的鴻溝。然而，經絡學說畢竟經三千年錘煉，又有在她指導下的臨床實踐成千上萬的成功例證，特別是40年代末50年代初經絡感傳現象的重新發現，把經絡的現代研究又推向一個新的階段。

　　新階段經絡研究緊緊圍繞一個命題進行，即經絡是否客觀存在？如果是客觀存在，那麼它是什麼？前者目的是要得到對經絡現象的客觀存在的證明，後者則要論證經絡本質的物質性。

1、經絡感傳的研究

　　經絡現象是多種多樣的，但二、三十年來，人們主要的注意力集中在經絡感傳現象。

　　當患者接受針灸等治療時，常會出現一種異常的感覺，表現為酸、麻、脹、蟻走或流水感，並沿著經絡而行，感覺多為線條狀，其粗細約如粗棉線，隨著部位的不同而有寬窄、深淺的差異。

　　這種循經感傳現象，在古書中並無明確的說明。因此大家都不知古代經絡圖是根據什麼現象記錄和畫出來的。直到50年代開始，人們才又重新發現經絡感傳現象，逐漸對此進行了大規模的觀測。首先，日本長濱善夫和丸山昌朗，在一例感傳顯著者身上，系統地對十二經和奇經八

脈進行了循經感傳的觀察，寫了《經絡之研究》一書。國內也先後有關於經絡現象的報導，但沒有引起足夠的重視。直到1972年，309醫院、中國科學院生物物理所、北京大學生物系、保定地區醫院等單位進行協作，在8名感傳顯著者身上全面、細緻地觀測了十二經脈和奇經八脈，結果報導後，才引起國內普遍的重視。自此，循經感傳現象的觀察，在全國範圍內蓬勃地發展起來。

中國全國二十幾個省、市、自治區，曾用統一的方法和標準，做了17萬例的調查。對於感傳顯著者，即有六條以上貫通全經的，其出現率約為千分之4～13之間（1972年309醫院等四個單位在北京保定地區任選1000名年齡在15～60歲之間，1/3是病人，2/3是健康人，結果感傳顯著者有13人，計13‰。1977～1978年安徽中醫學院等四省協作組在安徽蒙城縣普查了11853人，基本是年齡為14～63歲之間的健康人，結果感傳顯著者有50人，計4‰。）據1972年至1978年的不完全統計，全國約30個單位普查了64228人。感傳出現率最低的是河南的5.6‰，最高是黑龍江為36.3‰。感傳出現的總人數是12934。其標準是在刺激井穴後，有二條以上的感傳超過腕、踝關節或一條以上的感傳超過肘、膝關節者，即定為感傳陽性。如果有六條經以上感傳能通達經線的全程，即定為顯著型（原稱經絡敏感人）。上述的六萬多人普查中，共發現循經感傳顯著者210人，為總數的0.3‰。這些有組織有計劃的發現大批循經感傳顯著者，為經絡現象的研究帶來極大的方便。1980年上海中醫研究所王卜雄等採用入靜誘發感傳的方法在青少年及兒童中，誘發經絡感傳，成功率達80%以上。此項研究的意義在於使人們進一步認識經絡現象客觀存在並非個別現象而是具有普遍意義的。

2、經絡本質的探討

如果說，近數十年對經絡現象的存在的調查和研究比較成功的話，那麼，相形之下對經絡實質的研究成果就不那麼顯著。前面，我們已經談過、二、三千年前，我們的祖先曾誤將經絡當作血管，這一點是早就

已經得到糾正了的。晚近的研究也證明經絡與血管路線在人體某些部位走向一致，也有一定相關性，但是畢竟不相符處居多。有人曾根據淋巴管的解剖位置，提出經絡即淋巴，看來證據一樣地不足。60年代有人聲稱已經觀察到經絡的「實體」，最後證明，這種「實體」根本不存在。

經絡本質神經體液論是近數十年探討的焦點之一。最早提出這個看法的是日本的大久保適齋（十九世紀末），他所著的《針治新書》中提出了針術是基於對植物神經，特別是交感神經作用的看法，但是他並無實驗證據。

1949年日本人長濱善夫發表一例經絡感傳顯著者的報告後，才真正引起學者們的注意，研究者相繼而起。

自1950年起，日本中谷義雄利用9V直流電刺激皮膚，發現人有易於通電的良導點。點與點之間可構成一線，稱良導絡。他認為良導點相當於穴位，良導絡相當於經絡。他測出了全部十二經和奇經八脈，並發現利用交感神經興奮劑時，皮膚電阻小；用交感神經抑制劑時，皮膚電阻大。中谷因此認為，經穴和經絡主要是由交感神經興奮性提高產生的，他的這種看法雖然有一些生理根據，但還缺乏形態的研究基礎。

蘇聯學者波特許別金從另一方面研究皮膚電的活動，即研究其本身具有的電勢，其工作與中谷相似，不同只是測量皮膚某些活動點的原有電位。1949年起他作了不少有關皮膚活動與內臟相關的研究，認為沒有特異相關性，蘇聯學者是不考慮經絡路線的。

由於解剖學上尚未找到經絡的相應組織結構，於是有人提出經絡與神經節段相關的說法。也有人認為經絡現象發生在中樞神經內部，主張神經節段說者主要根據是膻中屬胸4居上，主呼吸系統疾病，中脘屬胸8居中主治胃部疾病，關元屬胸12居下主治泌尿、生殖系統疾病……。但大量經絡現象證明這種說法不能自圓其說，例如刺激「肝俞」、會發生肝經感傳向下走；但「三焦俞」在「肝俞」之下，其感傳卻上走至臂；「大腸俞」更在下，其感傳也向上，這些現象都難以用神經節段來解釋。主張中樞論者的主要根據是幻肢感，他們在截肢患者身上用針刺激發感傳後，截

肢者仍然感到走到已被截去的肢體。如截去一腿感傳仍可達到已被截去腿的腳上去，而腿已不存在了。因此他們認為，沒有腿，仍感到腿上的神經活動，意味著此過程是在大腦皮層中產生的。但中樞論者對許多經絡現象也難以說明，例如經絡感傳速度何以比神經傳導慢10倍以上。

孟昭威根據經絡傳感速度的類型提出經絡系統可能是人體的第三平衡系統的假說。孟氏根據各系統傳感速度的不同，排列如**表7**。

維持人體整體平衡不可能是一種簡單的裝置，而是多種複雜裝置聯合的綜合作用。**表7**四個系統有層次的聯合作用，要比過去各自詳細考察每個單獨系統更合乎實際，這四個系統的分工作用如**表8**。

表7　人體四種平衡系統及速度

平衡系統		速度
第一平衡系統	軀體神經	100公尺／秒（傳導）
第二平衡系統	植物神經	1公尺／秒（傳導）
第三平衡系統	經絡	0.1公尺／秒（感傳）
第四平衡系統	內分泌	以分計（作用）

表8　四種平衡系統的作用

平衡系統		作用
第一平衡系統	軀體神經	快速安式平衡
第二平衡系統	植物神經	內臟活動平衡
第三平衡系統	經絡	體表內臟間平衡
第四平衡系統	內分泌	全體慢平衡

因此，孟氏在第三平衡系統論的基礎上，又提出了整體區域全息的論點。即這四個不同區域都可通過經絡產生調整全身的平衡資訊，也就是說，經絡本身的作用是整體區域全息的作用。

孟氏的第三「平衡系統」論，使人們對經絡在維持人體內環境的穩態平衡中與其他平衡系統之間的協同作用有了新的認識。它使人們從更廣闊的人體內環境背景去認識經絡。此說可惜仍沒有能回答：經絡的實

質是什麼。所謂第一平衡系統的「軀體神經」是解剖學上找得到的，第二，第四平衡系統也早就發現其相應的組織結構，而作為第三平衡系統的實質究竟是什麼？上述研究仍然沒有給出明確的答案。

四、經絡系統的量子化通道

❖（一）歷史回顧

在中國經典的人體生命理論中，經絡占極重要的地位。它的作用是：「內屬臟腑，外絡肢節」（《內經，靈樞》），是人體內環境各個系統（五臟六腑）之間，內環境與體表各部位（肢節、皮膚）之間，內環境與外環境之間交聯的資訊通道；是氣、血運行使身體各子系統之間代謝水平梯度維持著正常動態分佈的通道。

經絡概念的形成可以溯源遠古，非一人一時之作，而是古代醫家千百年臨床實踐以及古導引家進入「氣功狀態」時對自身內景無數次「返觀」的總結。古醫家的針、砭、灸使找們的先人認識了「俞穴」的特異性和經絡感傳現象的存在，古導引家則通過「返觀」洞察了經絡「線」結構的分佈規律。前者「點」，後者「線」，點、線結構的發現，如同日、月交輝，成為照耀經絡學說發展的燈塔。此後的千百年，研究家們經歷了從「脈」到「經」的漫長認識過程，終於弄清了經絡不同於血脈（管）而具有自身的特殊規律。這是經絡學說發展的又一次飛躍。由於理論的成熟、實踐的豐富，春秋以降至明末清初的兩千年間，人才輩出，成果累累，經絡研究長盛不衰。

❖（二）研究現狀

由於種種原因，近二三百年經絡研究相對沉寂。主因之一是現代醫學與經絡學說之間在方法學方面隔著一道深深的鴻溝。作為主流，西方

醫學成就的光芒一時間遮掩了中國傳統醫學的輝煌。然而，經絡學說畢竟經歷了三千年的錘煉，且有成千上萬的成功臨床例證的支持、因此，近50年來，經絡研究重新活躍。新階段經絡研究緊緊圍繞一個命題進行，即：經絡是否客觀存在？如果是，那麼它是如何構成的？前者的研究目的是要取得經絡現象客觀存在的證明，而後者，則要尋找經絡的物質依據。經絡現象的研究集中在經絡感傳現象的探索，經過數十年的努力，研究家們對17萬人進行的系統調查和分析表明，感傳顯著率在萬分之四至萬分之十三之間，循行線路基本按經典著作所描述的路線進行。結論是令人鼓舞的。相形之下，經絡本質的探討則差強人意。儘管半個世紀以來，已經取得一些進展，但遠沒有達到水落石出的程度。

誠如前述，二、三千年前，我們的祖先曾誤將經絡當作血管，這一點早就已經得到糾正了的。晚近的實驗和研究也證明經絡和血管在人體某些部位走向一致，有一定相關性，但畢竟不相符處居多。有人曾根據淋巴管的解剖位置，提出經絡即淋巴的看法，看來證據一樣地不足。二十世紀六十年代中有人聲稱已經觀察到經絡的「組織實體」，最後證明這種「實體」純屬子虛。還有人認為穴位和經絡現象主要是由交感神經興奮性提高所產生的，這種認識有一些實驗依據，但尚缺乏形態學的研究基礎；有人認為經絡現象發生在中樞神經內部，主要根據是經絡感傳的幻肢感，但此說對大多數經絡現象難以說明。例如，經絡傳感速度何以比神經傳導慢10倍以上。主張經絡神經說的研究還有一些，對經絡本質的認識，均有一定的意義，但大量的經絡現象證明這種假說難以自圓。除經絡—神經說之外，經絡—體液說也為相當的實驗事實所支援。遺憾的是其他的經絡現象的研究則與此假說相悖。孟昭威從整體全息的角度提出經絡是人體四大平衡系統的「第三平衡系統」，使人們從更廣泛的人體內環境背景去認識經絡的本質，極有價值。但此假說中所謂的第一、二、四平衡系統（分別相應於軀體神經、植物神經、內泌分系統）均已發現其相應的組織結構，而作為假說的核心：「第三平衡系統」的經絡實質是什麼，卻仍然沒有答案。

❖ （三）新的假說

1973～1975年間，我們在「經絡磁場療法」大量臨床實踐的基礎上，觀察了經絡的磁效應和磁的經絡效應，初步認識到經絡是「維持人體各層次（器官、組織、細胞……）代謝水平梯度分佈並使之處於穩態的點、線結構」。1978年以後，通過對氣功狀態下內景返現的啟發以及此後對人體組織間充斥各類微小管的發現，我們進一步認為經絡的「點線結構」是不連續的、量子化的通道。

經絡量子化通遭假說的建立基於以下事實：

（1）無論古今，均證實經絡線性傳感現象的客觀存在。

（2）與經絡線性傳感相應的組織經傳統的解剖學方法多方查找，卻均未發現。

（3）1978年以來，採用先進的研究方法逐漸揭示人體細胞間充滿各式各樣的微小管狀物。雖然，對「微小管」的性狀及超微結構和功能尚待研究，但從目前得到的實驗結果看，已經十分有意義。這些「微小管」形態各異，直徑大致在100～200Å之間，長度約為200Å，類似液晶，極易分解，只在新鮮樣品發現，通常處於雜亂無章的取向狀態（**如圖20**）。

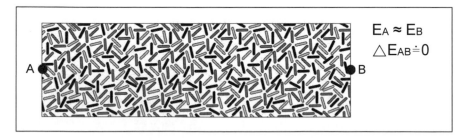

$$E_A \approx E_B$$
$$\triangle E_{AB} \doteq 0$$

圖20　常態下組織間微小管的無序排列

質點難以位移，但在「外力」（例如壓、擠或其他物理因素）作用下，卻能取向有序化（**如圖21**）。

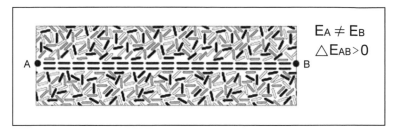

圖21　外力下微小管形成有序取向示意

　　「微小管」的這種有序化所形成的不連續的「管線結構」，完全有可能成為某種特異的資訊—能量流的極好「通道」，更妙的是，已經發現的微小管狀物中具有多層的同心圓結構（**如圖22**）。這意味著，同一微小管狀物有可能作為幾種不同頻率特徵的資訊—能量傳遞諧振腔，而彼此互不干擾。也就是說，如果幾條經絡平行甚至相交，這些經絡的資訊—能量流（假定它們的特徵頻率彼此不同）也都能「各行其道」。微小管的這些特點是構成經絡量子化通道的極重要的物質基礎。

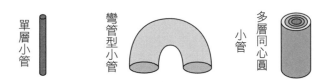

圖22　部分微小管類型結構示意

　　（4）經絡和穴位具有獨特的生物電磁特性。例如，穴位較周圍肌膚有較低的阻抗和較高的電位；當對穴位施以某種物理化學刺激時產生某種特定誘發電反應；而周圍肌膚無此反應或反應甚弱；在高頻場作用下，全身諸穴位發出較周圍皮膚更強的電暈，並在沿經方向發現流動光暈……。此外，有人用量子干涉計拍攝人體體表時，發現穴位也是磁場的聚焦點。

（5）經絡感傳具有特定的資訊內涵。正常情況下氣血通調，全身經絡、穴位間表現為阻抗、電位以及其他生物電—磁特性處於和諧狀態。而由於七情或六淫的緣故，氣血在某些臟腑受阻，代謝活動呈抑制或亢進狀態，於是，經絡與體表溝通的某些活動點（穴位）表現為阻抗增減或電位升降。而對適當的經穴施以刺激（機械、聲、光、電、熱、磁、化學藥物）促進（補）或抑制（瀉）穴位感受器組織的興奮狀態，以使經穴代謝水平重新達到和諧。許多實驗表明，這種反應是以一定速度、特定的頻率和波形傳遞給同名經相鄰穴位乃至「氣至病所」，促進機體重新和諧。值得注意的是，這種感傳僅僅是在「同名經的相鄰穴位」進行，而不會越經而行。那怕兩條經絡相鄰、平行甚至交叉也如此。例如，手太陰肺經和陽明大腸經，從各自的井穴至肩一段，許多處相鄰、且平行，但針刺經絡敏感人的「中府」，絕不會傳「錯」了，走到大腸經「肩髃」或「肩髎」；而針刺「商陽」只能沿「二間」、「三間」傳「合穀」，而不會傳到肺經的「列缺」。這說明了各不同名經間「經氣」資訊的特異性。氣功外氣的感知也說明了這一點，例如：氣功訓練有素者對發自心、肝、脾、肺、腎之經氣感受均不相同。AGA熱譜圖也曾證明：氣功訓練有素者內氣沿經運行時，可以不接觸而引發旁人內氣的同步運行，但也只能感應旁人的同名經絡。

❖ （四）模型原理

綜言之，經絡的量子化通道是由充斥組織間（或細胞間）的類液晶微小管狀物構成，這些「微小管」不能流動，但可以作小的位移（例如取向）。在所傳遞的資訊（擾動）過後，恢復為「零」（原有狀態）。假定同名經相鄰兩穴位A和B，當兩穴位代謝水平相同，如以E代表該穴位所處機體之代謝內容及代謝水平所維繫的勢能，則意味著$E_A=E_B$。此時，穴位間組織的「微小管」處於完全無序狀態（**參見圖20**）。但若A、B兩穴位代謝不一而形成梯度時，也即$E_A \neq E_B$，則「水往低處流」，微小管沿阻抗最小方向取向而形成不連續的通道，起波導管

（Waveguide）類似的作用。由於微小管有一定的長度和直徑，因此通道就有自己特定的截止頻率（cut-off frequency）。也就是說，這種量子化通道只對具有某種特徵資訊參數（頻率、波形等）的資訊產生共振全息傳遞，而對於那些參數不合適的資訊則不能暢通（**參見圖21**）。

經絡量子化通道的形成，很像一塊沒有磁性的純鐵棒，在磁場作用下而具磁性的過程那樣。在沒有外在磁場影響下，每個鐵原子都有磁偶極，但方向均雜亂無章，故而不顯磁性（**如圖23**）。

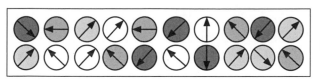

外磁場不存在

圖23　純鐵棒中鐵原子磁偶極的通常狀態

但是，在外磁場作用下所有鐵原子的磁偶極都因取向有序而形成了傳遞磁性的通道（**如圖24**）。

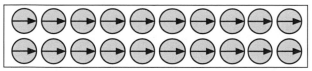

S　N 外磁場作用下

圖24　純鐵棒中鐵原子磁偶極在外磁場作用下的取向

一旦把外磁場撤了，鐵原子磁偶級又恢復混亂，於是又不顯磁性了。這裡磁偶級很像人體組織（鐵原子）的微小管，「磁偶極」的有序化也很像「微小管」的取向；外界磁場的作用也很像代謝水平梯度差。

❖ （五）難點釋疑

　　經絡量子化通道假說，除了不悖經典理論和臨床實踐以及迄今為止用現代科學方法進行的實驗結果之外，還能解釋迄今其他經絡假說所難以說明的問題。例如：

　　（1）為何解剖學至今沒有發現相應於經絡走向的管線組織結構？根據經絡量子化通道假說，經絡的存在，取決於組織間微小管的取向程度，而這一點又決定於人——整體代謝梯度分佈的形成，一旦生命結束，屍體能量狀態各點歸於完全相同，這種代謝梯度自然歸結為零。於是，組織間的微小管重新變得無序，如同失去外界磁場作用的純鐵棒裡鐵原子磁偶極那樣排列混亂。因此，用解剖學方法對屍體進行解剖時，不可能找到經絡的「管線結構」。同樣道理，用結構化學的分析方法也無法找到鐵捧的磁場「通道」；

　　（2）經驗豐富的針灸家和訓練有素的氣功家都知道：無論冬春，經絡的走向大體相同，但其深淺卻隨季節、晝夜、個體的健康狀況、氣機的盛衰而變。對同一個人、相同健康狀況而言，夏天，經氣潛行，也就是說：經絡靠近體表，因此，針灸俞穴的最佳「得氣」位置較淺；冬天，經氣潛行，針刺同一俞穴的最佳「得氣」位置應較深，其他情況也然。為什麼會這樣呢？如果從解剖學的角度看，體內的「管線結構」居然能在肌肉、組織如此密集的地方作明顯的「浮沉」是不可思議的。但是，如果從「經絡量子化通道」假說的角度就容易理解了：在冬天，由於生理變化的綜合原因，皮膚表層能量散發較夏天為劇，故對同一機體斷面而言，代謝水平較高處的解剖位置應較夏季深潛，而興奮的自然是距體表較深的微小管群，並極容易形成新的量子化通道而無須作「有形管線」的位移（**如圖25**）。

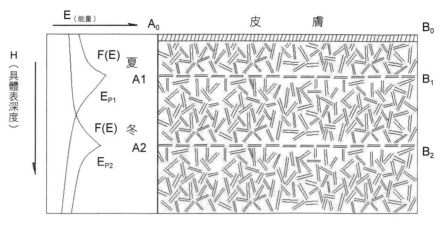

圖25　經絡量子化通道冬夏潛浮原理示意

（3）經絡感傳在兩經甚至三經多經交叉時，「經氣」的傳播只限於「同名經相鄰穴位」而不會發生「錯經」或「越經」運行的實驗事實，常令經絡研究者百思不解。但是採納「經絡量子化通道」假說則極易得到圓滿詮釋。以足太陰脾經的「三陰交」穴為例：足太陰脾、足厥陰肝經、足少陰腎經三經在此處交會（**如圖26**）。

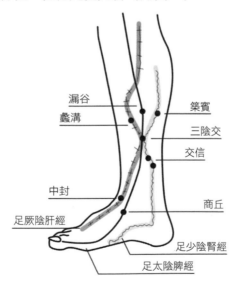

圖26　足三陰經交會示意圖

若以「經絡量子化通道」假說解釋經氣傳感全過程，則其等效模型可得到簡要表達。足三陰經在「三陰交」穴位附近交叉、穿越時，經氣通過三條陰經上、中、下游穴位，不同陰經的「經氣」運行是按以下步驟進行：

（1）在「三陰交」穴位上游。肝經、脾經、腎經上游穴位分別為「中封」、「商丘」，「交信」。不同經的「經氣」按照各自的資訊頻率特徵通過直徑不同的相應「諧振空腔」的微小管或多層的複合微小管相應層管腔所形成的通道傳播。導管的內壁完成反射、傳播過程而互不干擾。

（2）進入「三陰交」穴位時，三條陰經的「經氣」按各自資訊特徵在複合，多層微小管內各相應層次，類似波導管內壁完成反射，傳播過程而互不干擾。

（3）進入「三陰交」穴位下游。同樣道理，三條陰經的信號按各自的資訊特徵的管道或管道層次往三條足陰經各自的下游穴位蠡溝、漏穀、築賓方向傳播。之所以不會傳錯經，是國為對於不同「經氣」而言，不匹配的資訊特徵微小管就像一堵牆，會使該經的「經氣」很快衰減。相反，對於資訊特徵相匹配的微小管，則幾乎會無損耗地通行。（如圖27）

舉例而言，「三陰交」穴上游的足少陰腎經穴位「交信」的經氣只能經三陰交傳惑至同經下游穴位「築賓」，。因為適合足太陰脾經和是厥陰肝經經氣運行的量子化通道對足少陰腎經的「經氣」而言，因為參數不匹配而成了資訊的衰減器（affenuator），也就是說阻抗（Z）很大。

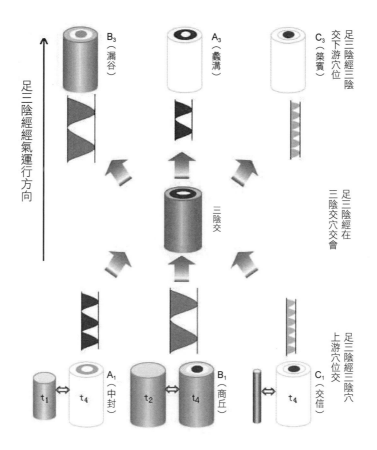

足三陰經三陰交下游穴位

足三陰經經氣運行方向

足三陰經在三陰交穴交會

足三陰經三陰穴上游穴位交

圖27　足三陰交附近交叉、穿越的量子化通道等效工作原理

　　換言之，相鄰穴位間的經氣傳播，不只是簡單地取決於二者之間的能量差△E（如圖25中A、B兩點間的能量差），而且也取決於二者之間的阻抗Z。若以D代表A、B兩點間的能量梯度分佈，則D與△E，Z之間有以下關係：

$$D_{AB} = C \frac{|E_A - E_B|}{Z_{AB}}$$

式中，C為常數項。由於各點間的能量水平，取決於各自的代謝水平，因此D_{AB}也稱為兩點間的「代謝水平梯度」。由於無論同經或異經，$\triangle E$值相差甚微，因此D_{AB}，實際取決於Z_{AB}。如上所述，對於同名經鄰穴而言，由於Z_{AB}值很小，故爾D_{AB}就大，本經經氣傳播就容易，而對於不同經相鄰各穴之間而言阻抗Z極大，儘管它們彼此間的$\triangle E$會有些差別，但與前述同經傳播時相比，D值要小得很多。故爾，不同經的「經氣」，很難「錯經」或「越經」而行。

❖（六）討論

（1）經絡量子化通道模型可以較全面地詮釋經絡現象，其中包括其他假說難以說明的實驗事實。

（2）經絡量子化通道模型原則上還能解釋陽經—陰經或陰經—陽經間銜接時資訊—能量流的頻率特性轉換、能量貯存及轉移以保證「經氣」無端如環運行過程的機理。關於此點，以後將專文詳述，這裡不贅。

（3）新假說目前還只能是定性模型，因為某些量化參數的測定、核實、計算尚待時日。其中之一，是構成新模型重要物質基礎的微小管，發現至今已20年，但所提供的各種類別微小管的參數仍不夠清楚；所採用的測定方法尚嫌粗疏。因此，妨礙了對「經氣」實質的定量研究。

（4）經絡本質的研究不可能脫離「經氣」實質的研究而單獨進行。只研究「通道」（經絡）而忽視對通道內「運行物」（經氣）的探索，雖然不能說是徒勞，但起碼是事倍功半的。

五、經絡系統與導引學

如前所述，經絡的發現，經絡學說的完善，導引實踐有莫大功績。如果說針灸臨床對經絡的「點」結構──穴位的深刻認識起關鍵作用，那麼導引實踐的貢獻則在「線」結構──經絡的明細結構方面。前面還提及，經絡的功能在於運行氣血、協調陰陽、抗禦病邪等方面。但最關鍵的內容則在於運行氣血，因為「人之血、氣、精、神者所以奉生而於性命者也。」（《靈樞·本臟》），但這維繫生命的「血、氣、精、神」的四要素中，血氣乃是起主導地位作用的，因為「神為氣化、神藏血」，精神來源於氣血。而氣血的形成按古人的說法均為後天水穀精微之所化。但對於氣和血兩要素來說，氣為血帥、血載氣行，氣又成為氣血對立統一體核心內容。所謂導引學就其根本內涵來說是一門「研究元氣運行規律及其自我控制技術的學問」。因此，經絡和導引的密切聯繫是顯而易見的。

❖ （一）奇經八脈與導引

導引與經絡關係極為密切，其中，奇經八脈尤甚。北宋張紫陽寫「八脈經」專論練功與奇經八脈的關係。八脈中又以任、督、衝三脈與導引關係最深。所謂督脈乃「督陽脈之海」的意思。十二陽經均歸屬督脈管轄。而十二經中的六陰經則歸屬任脈。衝脈居二者之中，為十二經脈之海。三脈中又以督脈與導引關係更密切。李時珍在《奇經八脈考》中說：「督脈起於會陰，循背而行於身後，為陽脈之總督，故曰陽脈之海。任脈起於會陰，循腹而行於身之前，為陰脈之承任，故曰陰脈之海。」真氣由尾閭過夾脊沖玉枕，下玄關進入任脈由膻中而下氣海，這就是常說的小周天了。傳統的養生功中所謂三關九竅均分佈於此三脈中。所謂三關已如前述，即督脈上的尾閭、夾脊、玉枕三竅。督脈

上的第四竅位於兩眼之間，此即人稱「玄關一竅」的上丹田。然後至鼻柱、經「素髎」、「水溝」至「兌端」、入「齦交」與任脈交會。任脈也有兩個至關重要的「竅」，即通常所謂中丹田（位於兩乳之間中心處）和臍下寸半處直入一寸的下丹田。需要說明的是導引之「竅」與經絡的「穴位」並不相同，例如，中丹田，雖與膻中穴在體表的位置相同，但內景返觀查證，後者深入肌膚，直徑達15毫米以上，前者僅為有限的一點。下丹田體表投影位置雖與氣海相近（注意！僅僅相近），但卻深入體內，由內景返觀查證表明：直徑約33毫米，呈梨形，而不是經絡穴位的有限一點。當然，不同的功法，會有不同的練功效果，內景返觀也不一定那麼準確，但對「穴」和「竅」區別的探討卻有利於練功愛好者的深造。三關九竅的其餘三竅位於衝脈。丹家認為通過小周天階段經過「七返九還」之後此三竅才會形成。三竅分別位於玉枕—玄關（即上丹田）聯線中心點與衝脈會處。丹家稱之為「蓋」（意即喻為丹爐之蓋），第二竅位於膻中—夾脊的聯線與衝脈交會處、通常稱為「釜」（意即煉丹之土釜）又叫「鼎」或「黃庭宮」。第三竅位於下丹田—尾閭中間聯線與衝脈交會處、導引術語「爐」又叫「偃月爐」（比喻丹法的升火處）。一為「蓋」、一為「釜」，一為「爐」，三個合起來像一付完整治練的設備。當然，這只是傳統丹功對奇經八脈在練功實踐中的一種說法，究竟其功效、作用如何，尚待有志者驗證。

　　順便要提出來的是關於小周天的循行路線問題。《性命圭旨·普照圖》說：「人身有任督二脈，為陰陽之總，任脈起於中極之下，循腹裡上關元至咽喉，屬陰經之海。督脈起於下極之俞，穿脊裡循額至鼻，屬陽脈之海。鹿運尾閭益能通其督脈也，龜納鼻息益能通其任脈也，人能通此二脈則百脈皆通而無疾矣」。這裡有兩層意思：一是通任督脈對養生的重要意義，二是經脈的走向，無論任、督均由會陰上行。對於督脈走向由下而上，古導引典籍都如此描述，大家均無懷疑。但對任脈也從下往上行之說則有疑問，有人甚至認為書上是不是寫錯了。查古今文獻，凡經絡典籍，無一例外，任脈均為上行。如李時珍《奇經

八脈考》：「任脈為陰脈之海，其脈起於中極之下，少腹之內，會陰之分，上行而外出……上頤。循承漿，與督脈會」，是上行。《素問・骨空論》：「任脈者，起於中極之下，以上毛際，循腹裡，上關元，至咽喉，上頤，循面入目，」也是上行。《靈樞五音五味》：「衝脈、任脈皆起於胞中，上循脊裡，為經絡之海；其浮外者，循腹上行，會於咽喉，別而絡唇口」，上行。《難經・二十八難》：「任脈者，起於中極之下，以上毛際，循腹裡，上關元，至咽喉」，與《素問》大同小異，均係上行。然而在談到任督二脈對導引的重要意義時，則無例外，任脈均為下行，例如《針灸大成》：「要知任督二脈一功，元將四門外閉，兩目內視……引督脈過尾閭而上升泥丸，追動性元，引任脈降重樓，而下通氣海，二脈上下，旋轉如圓，前降後升，絡擇不絕」。這裡說的是周天功，很明確：「前降後升」，任脈下行無疑，其他丹經類書如《金丹大成集》、《蓼陽殿問答》都描述了周天功的相同情景即：「任降督升」。那麼究竟孰是孰非呢？其實兩者都對。關鍵在於通過任督脈「氣」的性質。丹書認為，人生處於十月懷胎而未離母胎之際，任督脈是通的，先天元氣源於母胎，一旦哇哇墜地，這先天之氣即無來源，人體生命全靠後天精氣涵養，因此任、督脈就會保護性自動切斷，以維護這有限的先天之氣於「虛室」之中。此時經絡裡所運行的乃是「經氣」，且主要為營氣。這經氣在體內各經絡的運行受外環境（時、空）的影響，形成了自己的「無端如環」的生物鐘運行節律。對於這種「經氣」來說，任督兩脈始終是通暢的，因此也就無所謂通「任、督」了。而「小周天」功通任督的目的，指的是隨著年齡的增長，由於種種原因而後天元精不足。為了補充這虧損的元精於是採取了打開封閉任、督通道，讓先天元氣重新成為溫煦已經減損的先天元神，使之重新充盈。這種做法很像十月懷胎時人體生命的生理狀態，所以有人把它稱做「返先天」。先天氣運行途徑是由督脈上行經泥丸、過鼻端由任脈入中丹田，而返回下丹田。如果有內視能力的人不妨體會一下，「經氣」和「真氣」在經脈中通過的內景：前者輕逸，悄而無息，後者重凝在所經之處

（尤其過玉枕入泥丸之際），如電閃、如雷鳴（特別是初通之時）轟轟烈烈兩者完全可以區別開。因此，我們說經絡典籍所說「任脈上行」和導引文獻所載「任脈下行」都是正確的。因為，兩種氣的內涵和生理作用是不一樣的。

導引與經絡密切聯繫之認識並非始於北宋，遠在戰國，人們即已十分瞭解，現存最早導引功法專著《行氣玉銘》，45字即把一部周天功功法披露無餘，到了北宋，又從理論和實踐把周天功推向一個新的階段（參見筆者《中華氣功學》第二篇）。宋元以降周天功人才輩出，成為導引一大派系。此派所有著作對丹派功法同經絡關係的描述大體相同。然有一號稱邋遢道人者著《炁功大周天八脈八穴論》，與前此論述極不相同，今撮其要供同人參考。八脈八穴最早為元‧竇漢卿著《針經指南》提及，原指靈龜八法中十二正經與八脈相交會的八個穴位。然此書所指八脈中除任、督、衝、帶四脈與傳統奇經八脈同名外，其餘四脈均不相同，名曰網脈、丹脈、天脈、理脈。每脈相應一穴，各脈循行路線除任、督、衝三脈與經典同外，帶脈分四部：每部有三道環體帶脈，與常規不同。其他四脈更奇：網脈如網，謂打通任督後將全身各經絡上下縱橫一一打通，是謂修網脈；丹脈分內丹脈、外丹脈，是謂網脈成後，全身網路均通，但中元仍有阻塞，於是調動元氣將其打通，是謂大周天完成。完成之後瞑目靜守可發出丹氣與人治病是謂外丹氣修成。此後修天、理脈又各有奧妙，不贅述。所謂八穴其位置也奇：「任穴」在心；「督穴」在腦；「衝穴」在會陰；「帶穴」在肚臍；「網穴」在生殖器；「丹穴」在目；（男左女右）……等等。可謂別具一格。

❖ （二）氣功與經絡感傳

經絡與氣功的密切關係還可以通過氣功誘發經絡感傳的實驗來加以證明。中醫研究院鄭信團、張宇等對171例患者進行氣功外氣激發共515人次，除3人次毫無反應外均發生經絡感傳，其中正經感傳者占64.7%，循經感傳約占1%，不少人發生「動象」，包括手足扯動、顫抖，甚至

大動，有些還在情志方面發生變化。這些實驗都是在排除心理因素作用的情況下進行。這一事實說明外氣對經絡確有作用。

西苑醫院趙光大夫在對患者治病時也發現經絡感傳現象，多數病人表現為泛經感傳現象，少數為專經循經感傳。由氣功師運氣於掌並以掌對準病人頭部（百會）、勁部（大椎）或背（心俞），以接受外氣的患者手心「勞宮」溫度作為經絡感傳的客觀指標。結果表明，氣功師發氣治療前後，患者勞宮穴溫度發生明顯變化，據16例42人次測定結果表明，經過10分鐘的治療，患者勞宮穴溫度由33.6±0.77℃升高到34.3±0.5℃（P<0.01）。

氣功家在發放外氣時，有時經絡沿線體表溫度提高，因此利用這一效應有可能獲得某些氣功家的「氣」在經絡運行的軌跡。1981年，上海林雅谷等曾利用AGA熱譜圖儀拍攝氣功家闞阿水發放外氣時手臂熱象變化的動態軌跡。意外的是在一旁伸出手臂的另一位不懂氣功作對照實驗的青年的手臂熱象也出現與闞老同樣的變化，這是又一種的經絡感傳——超距同步感傳。

氣功外氣激發經絡感傳的機理還有待研討。但有兩點則可肯定，第一，氣功外氣可以使經絡打通，起到激發研究對象經氣的作用。第二，超距熱象同步傳感說明經絡之氣包含著一定的資訊內容。

❖ （三）氣功與針灸臨床

經絡對氣功臨床的重要意義已如前述。經絡學說不僅對氣功的臨床治療有指導意義，而且對氣功的診斷有重要價值，這裡不贅述。反過來，氣功對傳統的針灸臨床也有加強療效的重要價值。因此許多古代針灸家都強調針灸醫師對氣功的修養。目的之一是通過氣功鍛煉可以對經絡內景進行返觀，加強對經絡的感性認識，所以《針灸指南》要求學習針灸者，必先自願練習靜坐功夫，只有這樣，「人身內經脈之流行氣化開闔始有確實根據，然後循經取穴，心目洞明，否則無法可以證實」。也就是說氣功應是針灸醫生的必修課。目的之二是加強針灸療效。成書

於兩千多年前的《靈樞經》鄭重地把意念對針灸的重要性放在首篇《九針十二原》。文中說：「迎之、隨之，以意和之，針道畢矣」，就是說。如果一位針灸家能夠掌握「以意和之」的要領為就掌握了全部針灸原理了。又說「……針以得氣，密意守氣勿失也」。提出了意和氣的關係。許多古今有成就的針灸家都提到了下針時必須凝神密意，才能取得卓效。16世紀針灸鉅著《針灸大成・針邪瀉要卷九》說：「神不定勿刺，神已定可施」，神不定則意念不能集中，意念不能集中則下針時醫者「外氣」不能隨意導入患者經絡，必然影響效果。《針灸大成》還指出正確的進針應該是：「持針之際，目無邪視，心無外想，手如握虎，勢若擒龍。」如果醫者一邊進針，一進談笑，不注重意念的調整，效果必定很差，《針灸問答》批評這種醫生，說：「今醫置針於穴，不加意或談笑或飲酒……果能癒病乎？」批評得很尖銳。其實許多高級針灸補瀉手法都與意念有關。例如著名的「燒山火」和「透天涼」，前者，為補法，一針下去如野火燒山全身發熱；後者為瀉法，一針下去則使患者透身冰涼。只因操作較難和忽略「意守」，致使此種高級手法不易掌握。廣東林其昌採用外氣超距意守法，取得了良好「透天涼」和「燒山火」的成績。做法是針刺穴位人部或地部後，持針手離開針把，保持針刺前的「定神」、「目無邪視，心無外想」。目注視針與穴，並以意導氣使氣自印堂發出，這樣患者就產生明顯熱感或涼感，繼而產生循經感傳，有的甚至還傳至他經，乃至病部。此法易於學習，凡有練功經驗，並證實已能發放外氣者均可操縱。

綜上所述，氣功與經絡關係密切，如能在理論研究及臨床實踐中加以結合，則於氣功技術開發與針灸技術的提高均大有裨益。

整體觀
——精神鍛鍊之燈塔

一、人天合一整體觀

　　人的生命運動整體觀，首先體現在「天、人合一」。人是自然界的一部份，人的生命活動是在宇宙萬物生生化化的背景下進行的，古人認為：世界萬物均起源於「道」：「有物混成，先天地生。寂兮寥兮，獨立不改，周行而不殆，可以為天下母。吾不知其名，強字之曰：道」。「道」是一種原始物質，在天地萬物形成之前就已經存在。混混沌沌，不生不滅，不知道該怎麼稱呼這種物質，勉勉強強把它定名叫做「道」。萬物由道而產生：「道生一，一生二，二生三，三生萬物。萬物負陰而抱陽，沖氣以為和。」道是最基本，最精微的物質，為天地萬物之根源，是不能再分割的統一體——元氣。「其大無外，其小無內」，充塞天地。陰、陽二氣來源於元氣，同時又是宇宙萬物生成的基礎：「二生三」，三是世界萬物的最基本的物質——元素。由元素而構成世界的萬物：花、草、樹、木（植物）；飛禽走獸（動物）；山、川、風、雨（無生命物）。所有世界萬物都「負陰抱陽、沖氣以為和」，即都有陰陽兩方面屬性，且都有「氣」居中加以調和而使它們處於相對的穩定狀態。由於「氣」的調和，使陰、陽協調，故花、草得以成為花草：花開、花落，草榮、草枯自有它的規律；禽獸得以成為禽獸：生、長、壯、老、已各階段都有自己的變化和內容。山（包括礦

物）、川（水）以及空氣流動形成的「風」，水份蒸發由雲而變化還復形成的「雨」（水）都有自己的生和滅的週期，表面上看，山、水這些物質似乎是永恆的，實際上它們也有自己的變化，只是生存的週期，比生命物長一些罷了。

　　人的形成是：「天地合氣，命之曰人」（《內經・靈樞》），「人之生也，天出其精，地出其形，合此以為人」（《管子・內業》）。這裡所謂「精」，指的氣中精華，故《管子》說：「精也者，氣之精也。」也就是說人也同世界萬物一樣是氣或氣的精華所生成。既然人與萬物同源，人的生命運動和宇宙萬物自然就有著內在聯繫。而維繫人與萬物間聯繫的正是無所不在的『氣』。通過氣，人可作用於萬物，通過氣，萬物也能作用於人。人體生命活動的規律只是宇宙萬物總規律的一部份，大宇宙的變化必定要影響小宇宙（人體生命）的變化。因此，人的生命運動和所處的地球的自然環境相關。自然界任何巨大的變化（淫）都對人體生命產生影響，因此，古人說：「智者之養生也，必順四時而適寒暑，和喜怒而安居處，節陰陽而調剛柔，如是，則邪僻不生，長生久視。」這裡的「順四時」和「適寒暑」，就是要求人體的生命活動應該順應宇宙變化規律。由於人與「天地相參」，「與日月相應」，故要求醫家「上知天文、下知地理、中知人事」。因為自然環境、氣候的變化正是時病發生的外在原因。對導引養生家也有同樣的要求，《黃帝內經》說：「上古之人，其知道者法於陰陽，和於術數，飲食有節，起居有常，不妄勞作，故能形與神俱，而盡終其天年，度百歲乃去。」對於懂得「道」的人來說，首先要「法於陰陽、和於術數」也就是要瞭解自然的變化規律，並根據這些規律制訂養生策略。又說：「夫上古聖人之教下也，皆謂之虛邪賊風，避之有時，恬淡虛無，真氣從之，精神內守，病安從來。」前一句說的是要發揮「天」對「人」的良好效應，後一句說的是要避免「天」對「人」的不良影響。通觀《黃帝內經》，幾乎沒有一處不是把「人」同「天」之間和諧、協調作為養生的第一要素的《素問・上古天真論》說：「中古之時，有至人者，淳

德全道，和於陰陽，調於四時，……」又說「其次有聖人者，處天地之和，從八風之理，……」。這裡的「淳德全道」、「和於陰陽」、「調於四時」、「處天地之和」、「從八風之理」，都是前面所說的「順四時而適寒暑」之意。因此，「天人一體」成為人體生命整體觀重要內容之一是十分自然的。

既然，萬物同源於「氣」，因此萬物也就有了共同的物質基礎，同性質的氣就可以感召相同或相近的物質。這就是天人整體觀的第二個重要內容：「天人相類」的理論基礎。古人認為：人和宇宙的其他事物既然都是「一氣所化」的自然界的組成部份，因此人應該是與宏觀宇宙相類似的小宇宙：「天」（宇宙、自然界）有什麼稟性，人這個小宇宙也應有類似的稟性。所以《淮南子》說：「天地宇宙，一人之身也；六合之內，一人之制也」（《本經訓》）。這種把「人」與「天」進行類比的研究方法，在科學技術不甚發達的古代往往會帶來許多天才的猜想和有用的研究線索。例如，古人從人體的呼吸類似風箱操作時的一推一拉，於是聯想到宇宙也在一「呼」一「吸」之中，也就是所謂的「天地一橐籥（風箱）。」近人提出宇宙大爆炸理論，認為宇宙起源於50億年前一巨星的爆炸，所有的星球，都是那次大爆炸後的產物。根據是：對不少星星發出的光進行光譜分析中，出現譜線「紅移現象」。這一現象說明，這些星同地球的相對距離越來越遠。因此，猜測，當初「宇宙大爆炸」後，所有的爆炸殘片（星星）朝著四面八方飛快地逸散，因此，所有的星星之間的距離也越來越遠。這個過程也就是所謂的「宇宙膨脹」。好比一枚小小的炮仗，爆炸之後迅速形成不斷膨脹的煙團。這一宇宙形成新理論為許多天文學家所接受。

但是，根據天人相應的理論，宇宙也應該處於一種類似人的一呼一吸的狀態，而不應該是一味的「膨脹」過程，也就是既有「膨脹」的過程也有「收縮」的過程。古人的這種「類比」，果真得到了證實。最新的天文研究發現：雖然不少星光的光譜具有「紅移」的現象，但也確實發現另一些星星的光譜中有譜線「紫移」的規律。也就是說，這些星

光的光譜比正常譜線往波長更短的方向移動，這意味，這些星星，正在向地球靠攏。看來，我們的先人根據「天人相應」的理論得出「宇宙呼吸」的原理，在某些方面比「宇宙大爆炸」理論還略勝一籌。

根據「天人相應」的原理，古代科學家不僅以人類「天」而提出天文學的理論猜測，同時，也根據「天」的規律而用以預言人體生命的規律。磁石之所以能「召」鐵，是因為磁（慈）石像慈母，而鐵像子女，故古代的磁字是「慈」的演變，因為她們「氣」的性質相同，因此可以互相「感召」。同樣，人和人之間的「氣」相同，彼此也能感召。這一點，在古代導引書籍中是累見不鮮的。所謂「氣功超距診斷」、「超距治療」也被許多古今臨床事實所證實。但直到1978年為止，這一事實才被現代實驗所證實。這項實驗實屬意外的收穫。當時，為了研究氣功師闞阿水發放「外氣」時，氣在體內運行時所引起的溫度變化規律，林雅谷等採用了瑞典的AGA熱譜圖儀。實驗證明，氣功家闞阿水在「運氣」時，一股熱流自臂而下直抵掌心。根據實驗常規，除了「實驗」對象之外，還應有一位不懂導引者作「對照」。意外的是，當闞阿水內氣運行時，AGA熱譜圖儀顯示：一股熱流居然也出在這位作「對照」的不會導引的小青年相同部位身上。這意味著，人與人之間相同的生理部位「氣」感召的客觀存在，為導引外氣的「超距」治療和診斷，提供了有力的實驗依據。

值得注意的是，「同性相感」、「同氣相召」天才猜想是兩千多年前根據天人相應的原理提出的，而在兩千多年後的今天，卻在導引科學實驗中得到證實。它說明「天人同一」、「天人相類」整體觀在今後的科學研究中潛在的方法學價值。當然，古人的有些類比並不恰當，甚至個別的類比，封建迷信色彩極為濃厚。不過，作為探索導引學中全然未知的科學領域時的線索，天人整體觀應是方法學上予以重視的一環。

二、人與社會整體觀

　　導引經典理論認為，人不僅是自然界的人，而且是社會的人。人的生命運動是在社會環境的背景下進行的。人與同類之間的聯繫，導致了人類行為準則的建立。道、儒、法三家都在研究人的行為準則。道家著重於人和自然關係的研究，因而主張「道法自然」，恬淡虛無、順其自然。儒法二家，對於人與社會的相關性則更重視。中醫理論認為：致病的原因有二，一為外環境的異常即所謂「六淫」：**風、寒、暑、熱、躁、濕**；一為內環境的變動，即所謂「七情」：**喜、怒、憂、思、悲、恐、驚**。對付外環境（主要指自然環境）對人的干擾是道家所長，而對付內環境的干擾則以儒、法二家討論較多，因為七情的根源，主要由人與社會之間不夠協調引起的。所以《管子》說：「凡人之生也，必以正平；所以失之，必以喜怒憂患。」意思是說：為人處世，應該平和公正，否則，必然會為喜、怒、哀、樂所困擾。為了對付七情於人體生命的干擾，儒家主張自我修養：「以禮制心」。認為「人生而有欲，欲不得則不能無求，求而無度量分界則不能不爭，爭則亂，亂則窮」。「故制禮義以分之，以養人欲，給人之求。」法家則勸人從善以符合社會發展規律，他們認為「道」是「不見其形、不聞其聲、而序其成」的客觀規律，「道」並不是什麼遠離人間的神秘之物：「彼道不遠，民得以產；彼道不離，民因以知」。在他們看來，人的生長過程、人的知識積累都是「道」在發揮作用。在古人心目中，「道」不僅是「希、夷、微」的混沌元始物質，而且也是規律的體現。這些規律只有善良的人才能認識它，留住它：「凡道無所，善心安處。」只有靜下心來才能有所領悟：「靜心氣理，道乃可止」、「彼道之情，惡音與聲，修身靜音，道乃可得。」（《管子》）。

　　在古人看來，「道」是宇宙萬物的總規律，而「德」則是「道」在人體生命過程的體現。故修身要旨就是修「德」以求「道」，從對人

體生命規律（德）的認識入手進而領悟宇宙的總規律（道）。而要認識人體生命的規律則行為必需端正：「形不正，德不來。中不靜，心不治。正形、攝德，天地仁義則淫然而至」（《管子》）。行為不端正，「德」就難以領會。身體不安靜，心緒就難以控制。端正行為，修持德行，像天地那樣的大仁大義（「德」）就會自然而然地到來。這裡，古人提出抗「七情」干擾的辦法：就是要「正行」、「善心」、「心靜」，「不以物亂官，不以官亂心」，使行為符合社會的道德標準。由此而觀之，古人在修養身心時，無例外都十分注意自己的行為與社會的協調，所不同的是：儒門強調以禮教約束個人的行為（「以禮制慾」），而法家則認為良好的行為符合客觀規律（「道」）而應自覺遵守，成為社會道德的準則。

三、心身協調整體觀

中華導引學方法論之整體觀表現為多層次。人與天（自然）是一個層次，人與社會是另一個層次。在這兩個層次中，人是作為大系統（自然、社會）中的子系統存在。而在心與身關係的研究中，人則作為大系統，而心、身是作為一「人」的子系統出現。因此，對導引學而言，人體的心和身整體觀研究意義，遠在前述兩個層次之上。

中華導引學經典理論認為：「心」和「身」是構成人體生命的兩大要素，缺一不可，人體生命的最佳狀態應該是：「心全於中，形全於外」（《管子》），心和身都應該全面健康。所謂的「形全」就是在「心」的主導作用下內而五臟六腑，外而四肢百骸，通過經脈十二、絡脈十五，把整體聯繫起來，使「五臟堅固、血脈和調、肌肉鮮利、皮膚緻密、營衛之行不失其常，呼吸微徐，氣以度行，六腑化穀，津液布揚」（《靈樞》）。雖然，五臟六腑，功能各異，但特別強調心的主導作用，因為「心者，君主之官也，神明出焉」，「凡此十二官者，不得

相失也。故主明則下安，以此養生則壽，貽世不殆，以為天下則大昌。主不明則十二官危，使道閉塞而不通，形乃大傷，以此養生則殃，以為天下者，其宗大危，戒之戒之！」形體的協調、主次明確，既有「十二官」互相的密切配合又有「心」的主導作用，這正是整體觀在「形全」的典型體現。

「心全」的內涵也極豐富，這裡的「心」同作為「十二官」之一的「心」有共通之處，也有不同的地方。十二官的心，指的是「神明出焉」的臟器及臟象的心，而前者的心是指的「神」或「神明」本身。古人認為「神」又可分為兩個方面：「元神」和「識神」，「心全」的內涵就是如何使「元神」同「識神」之間充分協調，發揮其最高效益，從而達到益聰增智的目的。在人體生命的大系統中，雖然心（神）、身（形）是構成人體生命的兩大要素，然而神和形在人體生命中所處地位並不相同：「夫形者，生之舍也；氣者，生之充也；神者，生之制也。一失位，則三者傷矣！」形是人體生命停留的房舍，氣是充實生命的源泉，而神則是生命的主宰。雖然三者一體，相輔相成，「一失位而三者傷」，但三者起主宰作用的卻是「神」，故《內經》把人體生命的生、長、壯、老、死的過程歸結為神氣的發生、發展和衰亡。「神氣皆在」則人體生命在，一旦「神氣皆去」，則雖「形骸獨居」，而作為人體生命則已經完結。因而《內經》一再強調：「失神者死，得神者生！」當然，正如前面所說，「形全」並非不重要，它是生命停留的房舍，如果一個人的身體很差，就像一所岌岌可危、年久失修的樓房，「生命」能在這樣的「房舍」住得安穩嗎？同樣，作為生命主宰之「神」因維養不當而失位，空有一身健壯的體魄，就像一座華麗的大廈失去了主人，「人去樓空」，這座大廈又有何價值？「晉代衣冠成古丘」，「吳宮花草」也很快就要深「埋幽徑」。

因此，雖然「神」是生命的主宰，導引鍛煉的最終目的是通過意識的運用而使人體生命運動達到優化。但是，無論何宗何派導引鍛煉的下手功夫，都是袪病延年。也就是先修好生命的「房舍」，使它變得更適

宜於生命「居留」，然後才談得上如何充分發揮「神」對生命的主宰作用，從而達到人體生命全面優化的目標。這正是導引修持中究竟是先修「命」功還是先修「性」功的客觀依據之一。

四、性命修持整體觀

無論是莽莽崑崙的原始森林，還是車水馬龍的路邊小草；無論是天上的飛禽、水中的魚鱉還是原野的走獸；無論是偉岸的巨象還是肉眼看不見的細菌，凡是活著的生物都可以稱之為生命。然而「性命」二字卻只有萬物之靈的人才配享用。因為人的價值不僅僅能像其他的生物那樣只有生、壯、老、死以及繁殖後代的內容，而且還具有獨一無二的高超的智慧。如果說人所具有而其他生物皆有的本能為「命」，那麼人所獨有而其他生物全無的智慧就稱之為「性」。因此，研究人體生命科學的學問古代稱之為「性命之學」。雖然「性」和「命」的意義有別，但又難以分割，就像磁鐵的南極和北極一樣，總是形影不離，不論你如何切割這塊磁鐵，南極和北極始終存在。很難想像只有智慧而沒有肉體的人體生命，也很難想像沒有意識活動只有肉體的人體生命。雖然千百年來宗教家設想製造「脫掉臭皮囊」的超級智慧之「永恆生命」，但他們的打算並沒有成功。同樣，沒有智慧、沒有意識活動的人體生命只能稱之為「行屍」、「走肉」。所以，古人說：「性無命而不立，命無性而不存。」又說：「賢人的學，存心以養性，修身以立命」、「盡性而至命」（《性命圭旨》）因此，就本質而言，「性命之學」實質上也就是研究心—身關係的科學。同時從「存心以養性」，「修身以立命」可以看出，「修性」和「修命」的方法，在古代已有了明確的區分。到了近代，更有「性功」和「命功」之分。

何謂「命功」？簡言之，是以改善人體生命物質基礎為目的的修持法。

何謂「性功」？簡言之，是以開發智慧（例如自我康復能力）為目的的修持方法。

氣功的修持目的既然是：袪病延年和開聰益智，理所當然，應該「性命雙修」。事實上，所有的高級功法沒有一種不是以性命雙修為基礎的。問題出在初學者的下手功夫，究竟是先修「性功」呢還是先修「命功」，或者一開始就「上練神慧、下練元精」地兼修？按理說，可以根據習練者的身體素質和接受能力（所謂「慧根」）而定。身體素質好（不僅僅是健壯）、接受能力較強的初習者可以從修性功或性、命兼修入手。而對於體弱多病者則宜於從命功修起。然而由於宗教的原因和社會潮流的影響，多難以因材施教。

由於宗教信仰的原因，佛家功法大多偏重性功，「禪家顯以神為性，以修性為宗，以離宮修訂立教。故詳言性，而略言命」（《性命圭旨》）。相反，道家功法對命功研究較深刻，「玄門顯以氣為命，以修命為宗，以水府求玄立教。故詳言命，而略言性。」道、佛二家修持氣功的目的是為了實現其宗教信仰。偏「性」或偏「命」自無可非議，但作為以服務社會、提高人民心身健康水平為宗旨的氣功科學研究應該根據人體生命運動的規律，制訂出科學地練習導引的方案。

值得注意的是，目前社會上的氣功熱中出現的一種危險，一些初學者置自身條件於不顧，看到某些氣功師具有超距查病、治病的功能就不顧一切地追求，結果不僅收不到益智延年的效果，反而使身體和精神受到了很大的催殘。我們曾見過幾位片面追求掌握查病技術的氣功愛好者，經過一番短期的「速成」訓練，果然個個都變得對病氣非常「敏感」，無論何人，只要走過他的身邊，他們都會感到一股病氣襲來，使他們難以忍受。為了「躲」病氣，他們發展到見人就逃，健康水平下降且不待言，而且精神變得恍恍惚惚，有的不得不住進精神病院。

這裡，我們並非反對掌握超距查病、治病的氣功的訓練，我們所反對的是在沒有足夠命功基礎時，對性功的片面追求。前面已經指出，性和命是合二而一的東西，就像一塊磚頭的兩個面，所示（**如圖28**）：

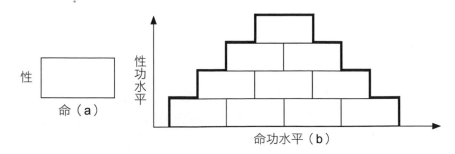

圖28　正常人「性命之磚」排列示意：穩定

　　沒有「性」的純粹的「命」之磚是不存在的，相反亦然。一個人的「性命之磚」是有限的，假定是10塊，那麼此人的命功的水平和性功水平的正常表現可以**圖28之b**表示。

　　「命」作為生命的基礎，以寬度表示，「性」作為該基礎上功能水平的發揮，以高度表示。高4層，寬4層，性功和命的水平處於一種非常穩固的「金字塔」狀態。而對片面追求性功效果的前述練功者來說，他們不是如何通過刻苦的鍛煉來增加性命之磚的數目而是拆了「命」的基礎來拔高「性」的高度，（**如圖29**）所示：

　　同樣是十塊磚頭，片面追求功能者也許性功的水平可「提高」了2.5倍，然而，其命功基礎卻只有正常者的四分之一。雖然，表面上看「功能」提高了，但是整個性命基礎卻風雨飄搖、岌岌可危。

　　雖然，這幅圖尚不能完全表達性、命整體觀的豐富內涵，但卻一定程度上反映性、命兼修原理，同時也指出，想要提高「功能」的辦法是有的，那就是：進行科學的鍛煉，不斷增添新的「性命之磚」。

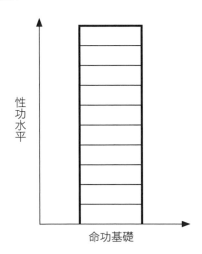

圖29　非正常人「性命之磚」排列示意：不穩定

下篇

史辨篇

回歸老子的《老子》

一、老子其人

「老子者，楚苦縣厲鄉曲仁里人也。姓李氏，名耳，字伯陽，謚曰聃。周守藏室之史也。」這是偉大的史學家司馬遷留給我們關於老子其人的介紹，極為明確卻又非常含糊。

首先，既然老子姓李，為什麼不稱之為「李子」呢？其二，有周八百年，老子是西元前十二世紀的人呢？還是西元前四世紀的人？

問題還不在此。緊接著，太史公以猶疑的筆觸描繪了三名待考存疑的「老子」候選人。分別是孔夫子問道的「老聃」；與孔夫子同時代的道家人物老萊子；孔夫子死後「百二十九年」見秦獻公的周太史李儋。治學嚴謹的司馬遷用比較肯定的筆觸描述了孔子問道的故事，而用存疑的「或曰」兩個字留給了後兩位傳聞中的「老子」候選人。圍繞著太史公提供的線索，兩千年來老子身世的考證和爭論不絕如縷，至今仍然如火如荼。

司馬遷提供的三個老子「候選者」將老子的生活年限範圍縮小至兩個年段：孔子所見者以及老萊子，兩者均為西元前六世紀的人，而第三位候選人「李儋」則生活在西元前四世紀。老聃和老萊子均為「楚人」，且孔子均「嚴事」過，也就是請教過。老萊子也是道家人物，「著道書十五種」，但這些著作寫的是什麼，司馬遷沒有告訴我們，也許太史公也沒有見過。人們從歷史中只知道他是個「孝子」，「斑

衣娛雙親」的故事為儒家所宣傳。但是他是三位候選人中唯一姓「老」的人，因而有不少人認為他就是「老子」。太史公也聽說了，因此就將其列為二號可能老子。但是在「仲尼弟子列傳」一文中，司馬遷又堅決否定老萊子是「老子」。他說，「孔子之所嚴事，于周則老子；于衛蘧伯玉；于齊晏平仲；于楚，老萊子……」。也就是說他認為「老子」和「老萊子」為二而非一，然而《史記》問世後兩千年來，不少名人在言及《道德經》時，依然寫道「老氏著道德經五千言」，老氏即「姓老的」。因為司馬公沒有辦法說明老子因何不稱「李子」？當然後世有人解釋道：老子年長成名故曰「老」。「子」相當於今天的先生，老子就是「老先生」之意，無他。然而孔子辭世時年過七旬，孟子更是八十有四，為何沒有人稱他們為「老子」呢？

　　三個老子「候選人」筆墨花的最多的是第三位。既有史料為據，又有傳承有序的族譜為證。這位周太史李儋雖然也有「見周之衰，乃遂去」的經歷，然而並沒有去當「隱君子」，而是跑去見了「秦獻公」，並且製造了一通神秘詭異的讖語：「始秦與周合，合五百歲而離，離七十歲而霸王者出焉。」史書沒有告訴我們秦獻公聽了李儋這番高論後的「反應」，但可以料想一定是心花怒放，高興不已了。因為這個馬屁拍的實在是太舒服、太及時了。

　　「秦與周合」的故事發生在西元前八世紀，時周宣王伐戎，命秦獻公的祖先秦仲為將。結果不僅伐而不勝，還丟了性命。秦仲之子莊公接著受命伐戎，勝。宣王封其為西垂大夫。這是秦與周合，發跡之始。距李儋去周見秦獻公時已接近五百年。此時周已衰敗，不堪一擊，崛起的強秦早有覬覦滅周之意，作為周太史的李儋，不會不知道這一態勢。於是，創造所謂天意「勸進」秦獻公「離」周，並預言不遠的將來（離七十歲），這天下就非秦（嬴）家莫屬了。秦獻公本有此心，只是礙於「天意」而有所忌憚，而今這位周天子的太史連這點「心病」都幫著徹底清除了，還有什麼顧慮呢？果不其然，強秦成了周朝的終結者。數十年後，又鯨吞了六國，實現了一統天下的王霸之業。

秦滅六國，無可厚非，然而作為周朝的一名大官，跑到秦國唆使獻公吞併自己的東家，其人格不能不令人生疑：李儋真是那位著道德五千言的「隱君子」嗎？

其實，司馬遷也在懷疑，說：「或曰儋即老子，或曰非也。世莫知其然否。」有人說李儋就是老子，也有人說他不是，誰知道呢。

令人注意的是司馬遷在《史記》中，起碼四次提到了李儋的這則詭異的讖言。除了在《老子韓非列傳》以外，分別在《周本紀》、《秦本紀》、《封禪書》重複這個故事，然而敘述的文字卻有相當的不同，在那裡赤裸裸藉端幸進的內容被淡化了。看來司馬公也有難言之隱啊。

藉端幸進的歷史事件屢見不鮮，其中一種像三國時期的「張松獻地圖」。以出使為名，卻將東家賣了；一種像明初的姚廣孝「勸進」燕王朱棣當皇帝的故事。姚廣孝是個和尚，他見朱棣時說：我要讓您「戴上白帽」。意思很明白，「王」上戴上「白」帽，不就成了「皇」了嗎？朱棣正中下懷。於是姚廣孝成了朱棣篡位的「護國大軍師」。看來李儋的行為更含蓄一些。司馬公當年的「難言之隱」我們今天只能猜測了。一則李儋是同行（都是太史），二則李儋之七代孫（李解）是司馬遷父子的同僚，同朝為官，級別也相當。事情說清楚了，用點「曲筆」也無傷大雅。

不過司馬遷還是非常明確地告訴我們：一、李儋不是「隱君子」，是位私通秦國的周太史；二、李儋的業績是向秦獻公發表了秦應併周的「天意」；三、司馬遷沒有掌握李儋有任何與「道德經」相關的資訊；四、李儋不可能同孔子見面，只有一種情況例外，那就是李儋見秦獻公時（西元前374年）起碼得「200餘歲」；五、李儋可能不是道家。

同時，司馬遷還告訴我們：老萊子有可能是老子。一、眾所周知老萊子姓「老」，人們尊稱他為老子是合情合理的。二、老子是楚人，老萊子「亦楚人也」，是道家，著書十五篇（有說十六篇），言道家之用。三、與孔子同時，孔子曾「嚴事」於他；同時，近年的研究表明，老萊子墓地在湖北荊門市，雖今墓已不存，但清代重修石碑仍在。無獨

有偶，當今存世最早的道德經竹簡就在同處荊門老萊子墓不遠處的郭店楚墓被發現。竹簡共三冊，十六篇之數；四、老萊子是地道的隱君子。當然與司馬公記述的「老子」不符處也有一些：一、一生沒有當過官；二、《史記》說孔子見老子是在周，且沒有說會面的時間；而孔子見老萊子的地點在楚，約在當時楚國都城附近，時間是約西元前486年，時孔子年約六十四歲；三、老子的《道德經》說的是道家之體，而老萊子則「言道家之用」。事實上，直到今天仍然有學者認為老子即老萊子。

關於老子其人，還有一些其他說法。《道藏》說他生於殷武丁九年二月十五日，為周柱下史；也有人據2003年咸陽西周墓出土之周宣王四十二年鼎銘文有礩薄仁義禮的內容，認為墓主人單逨即「老子」之一，為「道篇」作者，並猜測「德篇」為周文王先祖古公亶父所作。雖然所作之推論不無道理，然證據仍嫌不足，因此也都屬於「世莫知其然否」之列。

目前，主流研究家仍只認同司馬遷的判斷：老子即老聃，約生於西元前580年（周簡王六年），約卒於西元前500年（周敬王二十年）。除此之外，老子生平早在司馬遷寫《史記》（西元前一世紀）就已經難以稽考了。雖然如此，我們仍然相信，隨著考古新發現的層出，老子生平研究的深入，一位更貼近真實的老子在不遠的將來，會走進世人的視野。

二、《老子》其書

膾炙人口的《道德經》，先秦諸書均稱其為《老子》。以作者名其專著是春秋戰國時的習慣。比如《管子》就是管仲的作品；《列子》就是列禦寇的作品；《莊子》就是莊周的作品；《韓非子》即韓非的作品……。

誠如前述，老子生平早在西元前一世紀司馬遷撰《史記》時已經不十分清楚。同樣，《老子》這本書始版於何時，也不十分清楚。我們只知最早的流行版應是東漢河上公注的《老子章句》。全文分八十一章，

當是河上公的傑作。因為前此諸本均只道篇、德篇之分。先於河上公的嚴遵著的《老子指歸》雖將《老子》分為七卷，但仍遵循德篇在先，道篇在後的順序。

關於河上公其人，葛洪《神仙傳》說他是漢文帝（西元前180年～西元前157年）時人，修黃老，結庵於河濱。因不知其名，故號其為「河上公」。也有人說河上公即「河上丈人」。但是，《史記》八十《樂毅列傳》說樂毅同宗後人樂瑕、樂臣本師為「河上丈人」，樂瑕為其三傳弟子，樂臣為四傳弟子。也就是說這位「河上丈人」應為戰國時人。今人考證表明，河上公為東漢中後期時人，與「河上丈人」生活時代相差約三百年。

魏晉之間，王弼在河上公本基礎上進一步整理，並以其才華橫溢之筆觸做精闢詮釋，且將老子所著命名為《道德真經》，成為流通最廣的通用本。雖然王弼注本處處閃耀著智慧的光芒，然而，英年早逝的王弼（西元226～249年）畢竟在修身證道方面欠些根基，對《道德經》的理解，難達「修之於身，其德乃真」的境界。因而歷代修煉家更喜歡參考河上公之《老子章句》。《老子想爾注》大概出現於河上公注老子之後，而先於王弼。此書目前只見敦煌殘本，已難窺全豹。注者以神仙道教釋《老子》，道教人士或更願青睞。有人說此注為五斗米道領袖張淩所著，也有人認為是其孫張魯所作，還有人說是三國的「江東八駿」之一的劉表所寫。劉表是王弼的曾外祖父，好黃老之學。

隨著近年考古的新發現，許多新的古版本遂漸浮出水面。人們對道德經的原貌研究興趣日隆。

1973年，長沙馬王堆三號墓出土兩種《老子》帛書。甲種本為全長3.17米的半幅帛書寫而成，全文為一整體，不分章，共69行：另一種為整帛書寫，31行，共5647字。據考證，甲種本書寫時間應在秦或秦以前，其字體介於篆隸之間，且不避「邦」字諱；乙本為隸書，避「邦」諱而不避「盈」、「恆」字。因此，其抄寫年代當早於文景時期，可能於高祖呂后之際。

　　帛書《老子》的出現，使我們弄清了《老子》的本來面目：一、西元前200年的《老子》與東漢的河上公本、魏晉的王弼本前後雖相差400餘年，但內容基本相同。河上公本5355字，王弼本則有5683字。說明帛書時代《老子》一書已定型；二、帛書《老子》雖為現存最古版本，但並非最佳版本。脫字、漏字、衍字、訛字、錯字甚多，難以卒讀。後經賢者校訂，耳目一新，然而仍難撼動河上公注本及王弼注本的流通本地位；三、儘管如此，帛書本使我們得窺秦至漢初時期道德經原貌：「德」篇在前，「道」篇在後，且無章句之分。四、帛書文字更接近於唐太史傅奕據北齊武平五年開項羽妾塚所得抄本整理之版本。按項羽妾墓入殮當於楚漢相爭之際，約早於帛書數十年，兩種書簡同出於楚地，或有同源之疑。遺憾的是，傅奕本是據王弼本及河上公本分章句整理的，因此，項羽妾塚竹簡德道篇排列順序原貌已難以考證。

　　今人所能親見的《老子》最早抄本當屬郭店楚墓竹簡本。1993年出土於湖北荊門市。墓主人為「東宮之師」，也就是楚王太子的老師。簡分三冊，兩千餘字，以今流通本對照，僅及八十一章中的三十二章。同時出土的尚有儒家書十四種。郭店簡本雖然是現存最古抄本，但只能說是節寫本，因其文字不過《老子》全書的五分之二，且關鍵文字似經過刻意修改。由於該墓曾經數次被盜，不排除竹簡有失散的可能，因而就版本的價值而論，難以與馬王堆漢墓相匹。

　　作為養生之道的第一要書，瞭解作者生平，考證原著來歷當然很重要。但是選擇一個好版本，畢生精讀並加以實踐可能更重要。

　　通過上述的探討，我們大體知道：先秦時，《老子》一書言「道德上、下篇，五千言」的規模已經人盡皆知。德篇在前而道篇在後的順序一直延續至東漢初年。嚴遵著《老子指歸》凡七卷，但仍然沿用此順序，就說明了這一點。嚴遵為西漢末成帝和王莽新政時人，河上公注《老子》時始將德、道篇移位，並分為八十一章，成為今日流行本。王弼上承河上公繼續演繹《老子》並將其定名為《道德真經》是今《道德經》定名之肇始，兩版本流行至今綿延不絕。相較而言，王本因其精闢

訓詁而成為公認的流通版。然而，《道德經》不是一般的理論書，老子說：「修之於身，其德乃真。」王弼是位奇才，然而英年早逝，年僅24歲即離世而去。因此未必能領會道德經的「修身之真」。故爾，王注的先天缺陷很難彌補；反之，河上公是位修煉有素的養生家，老子修真之要隨手拈來，心領神會，毫不費力。

我們關注河上公注《老子章句》，並無輕慢其他注本之意。恰恰相反，正是王本、傅本、想爾注本及晚近諸賢注本的精彩演繹，才使我們得窺《老子》全貌，只是本書涉及領域偏重於養生之道，故爾更關注河上公注本。

三、《老子》要義

東方三經——《易經》、《黃帝內經》、《道德經》——是中華文明整體觀的集中表達。中華文明之所以如此輝煌，正是在這種完全不同於西方文明分割論的思維沃土中誕生的。無論是東方整體觀還是西方分割論都是人類認識宇宙的出發點，並無此薄彼厚之分，何取何捨，這要看所研究對象的複雜程度而言。一般地說，複雜程度越高的研究對象，整體觀的思維方式或許更容易覺悟，較簡單的研究對象，採取分割論的思維方式或許更方便理解。在老子眼裡，這兩種思維方式的優越性都十分清楚。所以他說二者皆曰「玄」，都很奧妙，並主張兩者的結合：「玄之又玄」，珠聯璧合。指出這是解開「眾妙之門」的鎖匙。

「道」是老子整體觀的第一要點。在他看來，道——宇宙、天地的根本規律，也就是說非物質的；但它同時又是物質的：「有物混成，先天地生，寂兮廖兮」，「道之為物，唯恍唯惚」，「杳兮冥兮」。這種物質難以捉摸但又確實存在：「其中有象」，「其中有物」，「其中有精，其精甚真，其中有信」。這種物質：「視之不見，名曰夷；聽之不聞，名曰希；搏之不得，名曰微。」它是永恆的，不受制於時間、

空間。而且「其上不皦，其下不昧」。皦，光明；昧，黑暗。也就是說：它既無「陰」，又無「陽」。凡是物質均有陰陽，而「道」無陰無陽，也就是說沒有物質的屬性，但卻可能化生萬物：「道生一，一生二，二生三，三生萬物。」因此，道的本源是「混沌」，既是物又是非物。更重要的是：「道法自然」。這種確「有」確「無」，似「有」似「無」，非「有」非「無」充滿著「其小無內，其大無外」的混沌，按照自然的「規律」運行。

「道法自然」雖為老子所發明，但卻也是中華古代先哲們的共識。例如，孔子曾說「道無鬼神，獨來獨往」。表現出與《老子》所見的異曲同工之妙。

「人天合一」是《老子》整體觀的第二要點。老子說：「人法地，地法天，天法道。」說的是宇宙層次及其彼此間的相互依存關係。宇宙本指無限之時間與無限空間的總和，宇宙萬物均為道所生所成，但是又可將其分為相對獨立的體系。如果將「天」視為大宇宙，那麼「地」的時空無法與之相比，時不過50億年；空不過數萬立方公里直徑的球體。然而對人而言，這個系統依然是足夠龐大而複雜，姑且名之為「中」宇宙或曰「地」。人體生命個體「時」不過百餘年，「空」不過百公斤，然而作為萬物之「靈」，複雜程度不遜於天、地。故可視之為「小」宇宙。小宇宙的生存、發展、衰老必定受「中」宇宙的制約（「法」），當然更受「大」宇宙的制約。因此作為人或人的集合體（社會、國家）必定要「唯道是從」，順道者昌，逆道者亡。《道德經》正是沿著這條主幹線而展開。有人說《道德經》是「治國」的書，也有人認為它是「修身」的書，其實都沒錯。要領是共通的，即如何「法」道：「人」如何「法」道；「家」如何「法」道；「國」如何「法」道。時代不同了，所「法」的內容會有不同，但是「道」之理卻是雋永的。這就是一卷道德經所敘述的全部。

德，是老子整體觀的第三要點。一個人體生命；一個家庭；一個國家或乃至整個世界，如何衡量其是否「法」於道呢？答曰：德。德是衡

量某時、某刻、某人、某家、某國是否「法」於道的標準。「德」字原本同於「得」。《說文解字》說：「德者，得也」。但是自從老子演繹《道德經》後，「德」字的意義發生深刻的變化。莊子指出：「得者，其外也；德者，其內也」。故爾，「德」是人們深刻（而不是浮淺）認識、理解和身體力行「道」的程度，而不僅僅是皮毛之所「得」。

「道」與「德」是兩個不同而又相互依存的概念。道乃宇宙之本源，德是人對「道」的理解及身體力行的程度。「道生之，德畜之，物行之，而勢成之。是以萬物尊道而貴德。」打個比方：春天，萬物生發之期。這是「道」為萬物生長創造的天時和地利。如果能夠克期而種，克期而收，順道而行，必定獲得豐收。這就是「德畜」的過程。王弼說：「何因而形？物也」。天下無物而不形。收成在望之物是有形的，而促進豐收之「德」卻是看不見的。五穀豐登了，入倉了，這樣的場面才叫做「勢」成。

這裡，需要說明的是，我們僅將「德」定義為人對「道」的理解和行為符合程度。其實萬物均有其「德」，老子已經明確了這一點。不過，我們更關注的作為萬物之靈──人類如何修道以致德。

一般以為：致德與「為學」相近。老子卻指出了其間的天差地別：「為學日益，為道日損。損之又損，以至無為，無為而無不為。」一般的學習，日有所益。學一點，知識就長一點。而致德──也即「為道」則大不相同：「為道日損」。「損」的是什麼呢？道是宇宙一切的本源，我們原本對「道」知之甚少，通過研究、實踐而有所悟。悟一點則未知之道對我們而言就少了一點，這就叫做「損」。「損之又損」，一損再損，未知之「道」對我們來說就越來越少了。這樣，我們所思所為就更接近於「無為」。所謂「無為」並非「無所作為」，而是少了許多不合「道」理的胡亂之為。當「無為」程度不斷提高，達到了完全符合道的「程度」，我們的思維和行為完全符合宇宙的本源規律，因此，無論做何事都能成功，這就是「無不為」了。而這種覺悟過程就叫做修德。而修者如能達到這樣的水平就叫做

孔德、大德或者玄德。所以老子說：「孔德之容，唯道是從。」孔，
即大。

因此，道乃德之本，德為道之用。

老子之學常為後世儒家所非議的是對仁、義、禮的碌薄。老子說：
「失道而後德，失德而後仁，失仁而後義，失義而後禮。」令他們尤其
憤憤的是老子還說：「夫禮者，忠信之薄，而亂之首也。」老子不認為
仁、義、禮是人生的最高境界，這是事實，但是因此而攻擊老子「反對
仁義禮」則有失偏頗。問題出在對文中「失」的訓詁。「失」字固然可
訓詁為「失去了」，但也可以訓詁為「食」字。當訓詁為「失去了」的
意思時，上文從字面上就可直譯為今文：「失去了道，而後才有德；失
去了德，而後才有仁；失去了仁，而後才有義；失去了義，而後才有
禮。」據此，後儒對老子的指控似乎有些道理。但是，如果仔細一琢
磨，這一段譯文於文於理都不通。眾所周知，一部《老子》從頭到尾
都闡明一個意思：道和德是密不可分的。失去了道怎麼可能有德？老子
不可能隨便自搧耳光。此外，「失去了仁而後才有義」，這符合邏輯
嗎？同樣，「義」和「禮」之間難道也有如此「因為」和「而後」的關
係嗎？

如果將「失」訓詁為「食」就完全不同了。「食」可解釋為「吃透
了」或者「弄明白了」。《老子》在另一章寫道：「我欲獨異於人，而
貴食母」。（六十七章）。我的嗜好和別人不一樣，喜歡（貴）把事物
的本源（母）搞清楚（食）。如果以「食」代「失」，則三十八章的今
文之譯就大不相同：「明白了什麼是道，才能懂得什麼是德；明白了什
麼是德，才能明白什麼是仁；明白了什麼是仁，才能明白什麼是義；明
白了什麼是義，才能明白什麼是禮。」這文通理順的表達才是老子的一
貫風範。

此外，老子也不是那種藐視仁義禮的人，有文為證，在六十七章，
老子說：「吾恆有三寶，一曰慈，二曰儉，三曰不敢為天下先。」慈，
是大仁；儉，主收斂節儉，為大義；「不敢為天下先」，則是先人後

己、謙讓至誠的「禮」的終極。老子所倡導的是真仁、真義和誠摯之禮，反對的是那種不明道德的假仁、假義和虛偽之禮。

四、《老子》鉤沉

❖ （一）什麼是道？

當初，老子窮畢生精力，以五千言作博大精深、言簡意賅的詮釋，應是最有權威的答案了。然而，在老子之後2500餘年的歷史長河裡，又有三千餘家學者不斷地就此闡微發幽，彙聚而成世所罕匹的數以千萬字的書海文山。而且，直到今日，時人闡發之興不僅絲毫未減反而日見濃郁，形成「曲高和眾」的特別人文景觀。這也就意味著，除了老子本人之外，道的「定義」尚有3000多個「修訂」本，且數目還在不斷增加。

那麼，究竟什麼是道呢？能不能用現代的語言文字加以表述呢？答曰：「難。」如果一定要「討個說法」，那麼，只能勉強地說：老子的「道」，指的是構成宇宙萬物最根本的規律和最基本的實體的統一體。之所以說「勉強」，是因為語言和文字，在漫長的歲月裡不斷地處於形成、發展、淘汰、變化、引伸的過程中。而老子所要闡明的「道」，則是永恆的客觀存在。以變化的資訊符號去規範永恆，偏差是顯而易見的。

既然，如此之勉強，又何必費這麼大的勁去「討個說法」呢？這就是老子的「老子」開宗明義第一章所要闡明的問題之一。

❖ （二）「可道」與「恆道」

老子的《老子》，分《道篇》與《德篇》。漢以前，《德篇》為上篇，《道篇》為下篇。漢時，次序顛倒，改為目前模樣。東漢末年，為方便閱讀，將其分為八十一章，成為今日較流行之通用本。第一章共61字，為全書總脈。

「道，可道，非恆道。」這是老子告訴讀者如何悟道的首句，其重要意義自非同一般。這裡可能有兩層意思，其一：道，是可以用語言文字表達的（『可道』）。不過，所表達的只是「世俗之道」而不是老子心目中的「永恆之道」（『非恆道』）。其二：道，雖然可以用語言文字表達，但是，所能表達的程度（『可道』），同「永恆之道」的真實存在總是有偏離的（『非恆道』）。故爾，老子不得不於篇首鄭重說明，提醒讀者把握理解分寸。

這兩層意思是有差別的。前者強調世俗對「道」的理解與老子心目中的「永恆之道」是不相同的。而後者，則強調現有的語言文字在表達永恆之道時的侷限性。雖然，老子的告誡兩層意思都有，但是，如果聯繫下文，就會明顯地覺察，老子更擔心的是後者。「名」不符「實」或者說「詞」不達「意」所造成的對「永恆之道」的誤解，將是巨大的。縱觀後世注老釋老的千姿百態，就會理解老子當初的憂慮，實在有先見之明。

❖（三）「無名」或「有名」

「名，可名，非恆名。」這是老子對事物的語言文字表達（名）同客觀存在之間差距的進一步提示。人們根據主觀認識程度而對世界萬物加以命名，這是無可厚非的（可名）。需要提醒的是，人們對客觀世界的認識由無知而有知，由知之甚少而知之漸多，但是，永遠沒有認識完全的一天。因此，事物的表達（名）同客觀存在之間，會越來越接近，越來越貼切，但不可能做到絕對、完全的相符（非恆名）。

地上本無路，人走多了，荒野就出現了路。當人們發現有更便捷的通道時，新路逐漸形成，老路逐漸荒廢，堙沒。新名與舊名更迭的規律不就是這樣的嗎。但是，對於正處於認識啟蒙階段，尚未取得公識，且深奧難懂的複雜事物，恐怕就沒有那麼輕鬆了。「名」不符「實」所帶來的誤解，有時候是非常巨大的。

但是，老子並不因之否定萬物的從「無名」到「有名」過程的積極意義。認為，當人們不認識其存在時，當然不會為其命名，故曰：「無

名，萬物之始。」只有當人們結束了對該事物的無知狀態之後，才會出現對該事物的命名。認識一個，就命名一個，於是一個個曾經是「無名」的未知事物相繼湧入人類視野之內，不斷加入「有名」的行列。可見，萬物之「有名」，是人類智慧進步的表現。故爾，老子把對事物的「命名」，看作是認知萬物的催生過程。所以說：「有名，萬物之母。」

隨著人們對已經「有名」的事物認識的積累，就會出現對所做出的命名和定義加以修正、改進、更名乃至刪除。也即所謂的「長之、育之、療之、毒之」（王弼注語）的過程。「名」亦因之越來越符「實」。因此，老子是以積極的態度加入了使萬物「有名」的大軍中的。儘管他為自己新發現的命名深感為難，但是還是勉強地將其定名為「道」（「吾不知其名，強字之曰：『道』」）。事實證明，自從「老子之道」被形之文字後，2500年來被越來越多智者所認同、所發揮、所深化，「道」的輪廓越來越清晰，充分體現「有名」的意義與價值。

已知的世界很精彩，未知的世界更精彩。這是老子通過對「可道」之道與「恆道」之道；「無名」萬物與「有名」萬物的分析想要告訴後來者的。只要方法正確，有志者定能不斷跨越「可道」與「恆道」間的鴻溝；縮小未知世界的領域，擴展已知世界的範圍，深刻認識宇宙萬物的根本規律——道。

❖（四）「無欲」和「有欲」

老子修道的方法的確很特別，但是，並不難理解：「恆有欲也；以觀其徼；恆無欲也，以觀其妙。」這就是老子的有欲觀和無欲觀。需要說明的是，這裡的「有欲」，並非常人七情六欲之「欲」。為避免誤會，老子特別作了說明：「吾欲獨異于常人，而貴食母。」（道德經第二十章）。我的「欲」同別人完全不一樣，特別看重（貴）對萬事萬物之本源（母）窮追、深究（食）。因此，所謂「有欲」觀法就是對事物發生、發展、消亡過程進行鍥而不捨、持之以恆的窮追深究、觀察分

析，從中發現規律性的形軌（徵）。反之，則為「無欲」觀法。與前者不同的是，本法需要研究者屏除所有雜念，拋開後天識神的一切干擾，包括由「有欲觀法」所取得的認識，直接面對大自然，從中把握浩瀚宇宙的脈搏，感悟其內在神韻。

理解雖然容易，實現卻相當艱難。因此，兩欲觀法共同的要求是：「恆」（恆無欲和恆有欲），均必須持之以恆。因為，前者的成就是依靠經驗的充分積累而得以完善。沒有平時的不懈的努力——博覽群書，觀察研究，反覆分析與歸納是無法達到目的的。而後者的結果則全憑靈感的潛默溝通方能得以昇華。這除了需要雄厚的「有欲」觀法積累的知識基礎外，尚須進行艱苦卓絕的身心鍛煉。「排除雜念」且要持之以「恆」，談何容易。「拋開識神干擾」且要持之以恆，則更是難上加難，但必須做到。否則，難以排除種種先入為主的雜念，不能保證使自己處於「跳出三界外，不在五行中」的「無欲」狀態，最終，也就難以保證對客觀世界真正「客觀」觀察的質量。

「有欲」觀對事物的認識由「形」（徵）而及於「神」（妙）；「無欲」觀則由「神」而及於「形」。兩欲觀法互相配合，由「徵」及「妙」，又由「妙」及「徵」，**互為體用、反覆驗證，直至完美獲取宇宙真實的神形全貌**。故爾，老子強調，「有欲觀法」和「無欲觀法」並無此厚彼薄之分，曰：「此兩者，同出而異名。」兩欲觀法均為揭開宇宙奧妙之必不可少的方法，而且都源於人類的智慧（神），故曰：「同出」。所不同的是，有欲觀法擅長發揮「識神」的作用；無欲觀法則擅長激勵「元神」的潛力，二者均為「神」不可分割的部分。用於認識宇宙，殊途而同歸，並無高低的區別，所以說是「異名」。

老子認為這兩種觀法具有極高的發幽解昧能力，故曰：「同謂之玄」。事實上《老子》八十一章，無處不閃爍著「有欲」和「無欲」觀法相輔相成的光彩：時而見「有欲」觀鋒芒畢露之灼見，但卻隱隱涵括「無欲」觀靈感的真悟；時而感「無欲」觀精妙絕倫的展現，卻又深深反映「有欲」觀研究的精彩。你中有我，我中有你，混然一體。這兩種

研究方法，各自已經十分超群（玄），兩種方法出神入化，天衣無縫地配合，更是妙不可言（玄之又玄）。因此，是認識宇宙，解開一切奧妙的鑰匙（眾妙之門）。

附：《道德經》第一章（綜合馬王堆帛書版和王弼版）

> 道，可道，非恆道；名，可名，非恆名。
>
> 無名，萬物之始；有名，萬物之母。
>
> 故恆無欲也，以觀其妙；恆有欲也，以觀其徼。
>
> 此兩者，同出而異名，同謂之玄，玄之又玄，眾妙之門。

五、老子修身

老子說：「修之於身，其德乃真」。強調了修身實踐對悟道的不可替代的意義。廣義地說，一部道德真經均為老子「修之於身」之所得。人法地，地法天，天法道，道法自然的宇宙律也是修身感悟之所得。狹義地說，老子的健康、長壽、智慧均得益自身的修煉。雖然《道德經》不僅僅是闡明養生之道的總結，但字裡行間處處流淌著養生寶典的芬芳，為導引學的發展奠定了堅實的理論和實踐基礎。

老子的修真之教大約有以下幾個方面：

一曰抱樸：「營魄抱一，能無離乎？摶氣致柔，能嬰兒乎？滌除玄鑑，能無疵乎？愛民治邦，能無為乎？天門開闔，能為雌乎？明白四達，能無知乎？」（《道德經》第十章）。樸，純真未鑿之謂。「抱樸」，即保持人體生命系統與自然的和諧狀態。這種狀態是有標準的：（1）神、形合一而不分離；（2）運行真氣使之如嬰兒般柔和；（3）洗淨玄妙的心鏡使之纖塵不染；（4）如果你擔任治理邦國的責任時，要做到無為而治；（5）如果你已經達到天門開闔自如的修為狀態時，

仍能做到勤勉用功如初，不驕不躁（能為雌）；（6）如果你已經智慧
超群，卻還能保持虛懷若谷的學習態度（能無知）。「樸，散之成器」
（《道德經》第二十八章）。樸，散裂了就成為器具。以今天的認識，
「樸」相當於「系統」。一旦系統被分散、被切割，其整體性就不復存
在。作為人體生命，「樸」散，意味著生命的結束，存在的只是一具屍
體。因此，「抱樸」實為修身的第一要務。

　　二曰三寶。老子說：「吾恆有三寶：一曰慈；二曰儉；三曰不敢為
天下先。」「慈」為大「仁」；「儉」為大「義」；「不敢為天下先」
為終極之禮。「三寶」為老子處理人與人之間關係的原則。修煉者並非
能獨立於社會之外的孤家寡人，不知如何與社會和諧相處，自我修煉也
終難持恆。

　　三曰三無。「為無為，事無事，味無味」（《道德經》第六十三
章）。「為無為」，非無所作為，而是法大道而為，不是背棄大道的胡
亂作為；「事無事」，有事則煩勞，煩勞則凋敝。我們要學會無為而
事，也就是按客觀規律去做事，反對的是無事生非。雖然，老子的「事
無事」是專為「取天下」者，也就是對社會負有一定責任者而言，但對
於一般修煉者來說，何嘗不是一種自律呢。「味無味」即指以恬淡為
味，因為「道之出口，淡兮！其無味。」（《道德經》三十五章）又
說：「五色令人目盲，五音令人耳聾，五味令人口爽。」（《道德經》
十二章），不僅是「味」，過於濃重的「色」、「音」也都極度傷人，
能不為養生者之戒乎。

　　四曰虛靜。老子說：「致虛極，守靜篤，萬物並作，吾以觀其復」
（《道德經》第十六章）。虛極與靜篤，是悟道必須的狀態。如何方能
「致」？如何才是「守」？修道者各有其法，但目的就是達到「虛」和
「靜」。一部導引學史就是記錄致虛和守靜學問的歷史。「虛」是目
的，排除後天雜念曰虛。雜念排除務必徹底，所以叫做「極」。「靜」
是措施，要達到「虛極」的程度，不僅要「靜」，而且要靜到極致，所
以叫做「篤」。只有進入這種狀態，才有可能從「萬物並作」的大自然

中觀察到星辰盈昃、花開花落、草枯草榮，萬物返還歸根的常律並進而感悟到與天合一，「沒身不殆」的道理。《道德經》第一章說：「恆無欲以觀其妙」。虛靜方能無欲，「觀復」和「觀妙」是一個意思。

　　五曰早服。老子說：「治人事天，莫若嗇。夫唯嗇，是謂早服，早服謂之重積德，重積德則無不克，無不克則不知其極。」（《道德經》第五十九章）說的是管理國家（治人事天）者應該像農夫（嗇）那樣：順應天候，善種、善藏、儉用。王弼注《道德經》時說，農夫種田「全其自然，不急其荒病，除其所以荒病」，說的極好。救治災荒是標，而消除造成災荒的原因才是根本，而要真正做到消除災荒的根源就要「全其自然」，按大自然的規律也即「道」辦事。韓非子就此做深入的分析說，農夫（嗇）之所以善於耕作是因為「從於道而服於理也」。

　　「服道」，要及早。對天道的認識需靠積累，不是一蹴而就的。這個過程就叫做「積德」，也就是「對天道規律的認識逐漸積累所得」。積德需要時間，因此越早越好。

　　老子接著指出「早服」的深刻意義：「可以有國；有國之母，可以長久。是謂深根固柢，長生久視之道」。應該說明的是，老子在五十九章宣講的對象是「治人事天」的為人君者或者更可能是君王之接班人。因此，在勸說宣講對象早日服道時特別強調：按「道」行事可以無國而有國；而有國者，因為國家有了正確的指導思想（有國之母——道），故爾「可以長久」。老子進一步強調「道」的普遍意義：於國家則「根深固柢」，於人生則可「長生久視」。因此，「早服」無論是對「治人事天」的為人君者還是追尋「長生久視」之道的百姓而言，都是很重要的。

07
chapter

戰國《行氣玉銘》心悟

　　這是一方青玉，上刻「行氣」45字銘文。郭沫若先生曾根據其文字特徵與洛陽韓村發現之羌鼎金文一致而斷為西元前380年之遺物。這是一方極為奇特的玉器：（1）迄今為止所發現的帶有行氣銘文的玉器，僅此一枚；（2）不知此玉的用途，雖有種種猜測，均未被確認。（3）除「行氣」二字以外，其餘43字訓讀各家差別極大。（4）1976年前幾乎無人親見該玉的真容，研究只在拓片上進行，頗為神秘。

　　現在可以斷定，「行氣玉銘」是迄今確證最早，且體例最完善的導引方法文物。該玉呈十二面柱體，頂平中空，無底。1984年學友劉榮華見過此玉，因而請他畫了一張草圖並寫了一篇短文作介紹（參閱林中鵬《中華氣功學》，1988，北京體育出版社）。八十年代末，作者從天津博物館贈予的寶貴宣紙拓片原件，得以親眼看到玉銘每一字的細節。對拓片整理後，曾作文發表於《真氣昇華心悟》（1994年建工出版社出版）。根據拓片圖案，當時估算玉柱高3.0cm，頂為直徑1.7cm平面，底內圓直徑1.45cm，柱體外切圓直徑2.05cm。今據天津博物館提供的資料核實，該玉柱高5.4cm，直徑3.4cm，玉柱下最後一個字上方有一小孔直徑3mm。

一、神秘來歷

　　此玉柱，來歷頗不平凡。據傳，此玉原為合肥李木公所藏。李木公為著名收藏家，平生贈予各地方博物館文物甚多。李木公疑即李鴻章

之侄李經義之子李國松；另一說贈者為李鴻章的另一侄孫李萌軒。至於如何輾轉至天津博物館，過程已不清楚。只知作為天津博物館藏珍則是1976年的事。也就是說，此玉的源頭並不十分清楚，實在是文物界的一大遺憾。

此玉最早出現於學術界視野的是1937年，拓片刊登於是年出版的羅振玉之《三代古金文存》，羅先生稱之為「玉珌」，意為古劍首之飾品，斷定其年代為東周末。上世紀四十年代聞一多先生於其所著《神話與詩》中提及此玉柱，並對玉柱所刻文字作了解讀，稱其為「玉珌銘」。這或許是迄今我們所知解讀這塊玉上銘文的第一篇文章。五十年代，郭沫若先生對這塊玉柱也發生了興趣，並根據拓片對銘文做了進一步的解讀，後來發表於《古代文字的辯證發展》（1972年）。郭先生認定這個玉柱是佩帶用的，而不是刀劍的飾品，因而定其名為「行氣玉佩銘」。根據是玉柱下方那個直徑為3mm的孔洞。認為那是玉佩穿繩之處。其實，這個結論下得有些倉促。事實上郭先生直至離世，都沒親眼見過這個玉柱，只是見過拓片。據郭先生說，他見過的拓片，孔洞不是很圓，似有繩穿的痕跡。親見過玉柱的人一定會發現玉柱這個孔洞，打磨得極為光滑，可能是拓片模糊不能精確反映實物，致有此誤。有人還指出，如果是佩件，則此孔應開在頂上而不是開在下部，因為孔開於下部，佩帶時玉柱所有文字都是顛倒的，不符合佩玉的規矩。此外尚有人對戰國玉珌和漢時玉珌諸多樣本參照，沒有一種珌是像玉柱那樣形制的。因而另一位國學大師陳邦懷先生將玉柱取名為「行氣玉銘」。我們認為陳先生的取名更符合事實。根據銘文的篆文結構、行文風格，其製作年代大體與孟子、莊子同時代，因而郭先生的考證是令人信服的，玉銘當為戰國遺物。

二、各家解讀

「行氣玉銘」共有45字，其中重字9處，「則」之用字頻度為11處，其他字共22字。幾位大師對銘文的解讀出入較大，現分列於下：

郭沫若「行氣玉佩銘」銘文訓詁為「行氣，深則蓄，蓄則伸，伸則下，下則定，定則固，固則萌，萌則長，長則退，退則天，天幾春在上，地幾春在下，順則生，逆則死。」郭先生的解釋是：「吸氣深入則多其量，使它往下伸，使它伸到定而固，然後呼出，如草木之萌發，往上長，與深入時之徑路相反而退進，退則絕頂。這樣天機就朝上動，地機就朝下動，順此行之則生，逆此行之則死。」

陳邦懷的訓詁是：「行氣，吞則蓄，蓄則伸，伸則下，下則定，定則固，固則萌，萌則長，長則復，復則天，天其本在上，地其本在下，巡則生，逆則死。」

聞先生的解讀略有不同，這裡不贅。三位先賢儘管對銘文中吞、蓄、伸、下、定、固、萌、長、復、天的理解不盡相同，但均一致認為「行氣」類似「導引」或今日之氣功，據以修煉可以達到益壽延年的目的。我們認為，無論從什麼角度去看，銘文所記錄的是一部較為完備的功法：有標題「行氣」；有具體操作程序及其歸轉過程（吞、蓄、下、伸、定、固、萌、長、復、天）；有原理及分析（天其本在上，地其本在下。順則生，逆則死）。「行氣」二字不可能有別的歧意。最近，有人認為此玉柱為上古男根崇拜物，銘文為介紹陰陽交合的要領。此說牽強，首先，形制不對：一、如果為男根崇拜則玉柱應更長，以符合比例，有大量已出圖此類文物為證；其二，玉且（音為祖），古時男根之象，為圓柱形，而該玉柱為十二面棱柱，從未發現過玉且呈棱柱形；三，頂部當為圓拱象形，而不應是一平面；其四，如果是男根崇拜，那麼玉柱的小孔應開於頂部而不是柱的底部，男根崇拜者是不會崇拜畸

形男根的。而最主要的是銘文標題「行氣」在戰國是約定俗成的專有名詞，目前尚未見有其他解釋。因此，只有瞭解「行氣」的內涵，方能對聞、郭、陳三位大師所訓之銘文擇善而從。

三、行氣題解

行氣一詞，首見於《黃帝內經》中：「余受九針于夫子，而私覽于諸方，或有導引行氣、蹻摩、灸、熨、飲藥之一者，可獨守耶，將盡行乎？」（《靈樞·痛傳》）。這是黃帝與岐伯的一則對話。問的是中醫六藝的適用範圍。注意到「六藝」的表述，文中**導引行氣、蹻摩、灸、熨、飲藥**而在書中另一處則將六藝表述為「**針、灸、砭石、導引、按蹻、毒藥**」（《素問·異法方宜論》）。六藝只有導引而無行氣。這說明，古時導引與行氣既可一分為二，也可合二為一。《內經》雖成書較晚，但其主要文獻來源應不晚於戰國，應當與「玉銘」時代相近。事實上「導引」一詞也可解讀為「導氣令和，引體令柔」之意。「引」者主要為肢體的運動術式，而「導」者則和「行氣」相近。因而「導引」和「導引行氣」二詞經常混用。

當然，隨著時代的變遷，「導引」和「行氣」時而混用，時而又有所區別。例如：張家山漢墓竹簡《引書》共載導引術式110式大體以「引」為主，僅個別術式含有「行氣」的內容。而在《諸病源候論》（西元610年）中所載213種導引術式中，單純肢體運動的導引術僅為58首，而純為「行氣」無肢體運動的導引術竟多達36種，其餘百餘種則為「導引行氣」互見模式，很難分清是「導引」還是「行氣」。比如「蛤蟆行氣」和「龜行氣」從術式的命名看似乎應屬於「行氣」，然而卻有蛤蟆、龜的仿生動作。真正的純肢體運動的導引術，僅占總術式的27%。

北宋以降，由於內丹學說的興起，導引和行氣的分合又有了新的趨勢，凡屬純粹的調心、調息而無肢體運動的導引術式，均單獨列入

「行氣」範疇，並且有了獨立的條目和修煉原則。成書於北宋，由政府頒佈的醫書《聖濟總錄》，記載了這樣的變化。書中指出：「夫行氣，欲于山林中幽靜處，近東流之泉，向陽之地沐浴蘭湯，以丹書玉房為丹田方一寸（玉房在臍下三寸是），精念玉房，內視丹田，納氣致之于丹田」（《聖濟總錄神仙服氣》）。這裡所介紹的「行氣」，顯然，很像現在的靜功，其選擇練功環境的要求也沒有什麼兩樣。書中「行氣」的名字不止一個，《聖濟總錄》介紹說：「行氣，一名煉氣，其法正臥，徐漱醴泉咽之（醴泉者華池也。）」除指出行氣的其他名稱外，還介紹了靜功中臥式修煉法，和「攪玉龍，吞金津」的要領；同時介紹了「行氣」的規則和原理：「凡行氣之初也，先安身和體，若氣未調，身不安者，止，和乃行之。」如何才能做到身安體和呢？《聖濟總錄》中說：「氣至則形安，形安則鼻息調和，鼻息調和則清氣來至，清氣來至則自覺形熱；形熱則汗頻出，且勿便起，安徐養氣，務欲其久。」修煉之時一定要安定情緒，所以又指出：「諸行氣，無令意中有忿怒愁憂，忿怒愁憂則氣亂，氣亂則逆。惟精思則正氣來至，正氣來至則口中甘香，口中甘香則津液自生，而鼻息微長，鼻息微長則五臟安，五臟安則氣各順理，如法為之，長生久視也。」顯然，《聖濟總錄》中的「行氣」的要領、理論、原則和今日的靜功幾乎沒有什麼兩樣。此外該書的其他章節也介紹了純肢體運動的導引要領，可明顯的看出與行氣的區別。同時對導引鍛煉的養生價值做了不同於行氣的評價：「論曰：人之五臟六腑百骸九竅，皆一氣之所通。氣流則形和，氣逆則形病。導引之法，所以行氣血，利關節，辟除外邪，使不能入也。傳曰：戶樞不蠹，流水不腐。人之形體，其亦由是。故修真之士，導引為先。」（《聖濟總錄神仙導引》）。這裡「導引」的作用僅僅是作為「修真之士」做好身體條件的準備而已。而唱主角的「修真」主要方式則是「行氣」。

北宋以後，「導引」和「行氣」之間的差別越來越大。「導引」作為醫學的術式在民間普及，而「行氣」則作為「修真之士」所追求。

特別是張紫陽的「悟真派」和王重陽的「全真派」倡導內丹之後，「行氣」逐漸為「金丹修煉」所取代，明以後就罕有人提起。

之所以花如此筆墨去回顧「行氣」及與之密切相關的「導引」之間的合分演變歷史，是希望客觀地、歷史地解讀戰國時的「行氣玉銘」銘文，能夠準確地從遠古先賢的智慧中汲取豐富營養。戰國時的「行氣」已經不同於北宋時的「行氣」，北宋距今又將近千年，行氣的概念與後世內丹的概念又有極大的差別。因此，對銘文的解讀，當慎之又慎。

四、銘文釋義

三位先賢已對銘文作了訓詁和講解，然三家之間彼此訓文出入較大，讀後常感無所適從。相信對玉銘文字的解讀會有更好的見解。拙以為不妨換一個角度，從修煉的可操作性去考慮銘文，可能會有些啟發。九十年代，有人曾從內丹修煉的角度探討銘文，頗有所得。但是，考慮到內丹學形成較晚，而且內丹學派林立，彼此間術語不完全相通，用以表達銘文則未必能盡意。

玉銘上「行氣」二字，金文「氣」字下為「火」字，故以「行炁」解較好。因為從銘文所表達的意思看，這是一則以「後天」修煉返「先天」的功法。所謂「後天」是指通過對自然空氣的吐納調整，而達到體內「真氣」的發動遷移。此「真氣」難以言表，只能簡單地說是資訊——能量流，與空氣的呼吸是兩回事。

銘文大體採用陳邦懷先生的譯解，但略作調整。「吞則蓄，蓄則伸，伸則下，下則定，定則固，固則明，明則長，長則復，復則天。」文中的每一句都是修煉的一個階段，故玉銘行氣法分為九個階段。「吞」和「深」都有「呼吸」的意思，但「吞」字與吸氣關係更密切相關；「深」有「深深吸氣」的誤解，且深呼吸是修煉之忌，所以不採納此解。「吞」字的解讀也不理想。狼吞虎嚥，吞，給人

以大口吸氣的感覺。似應訓為「納」更合適些，吞字，金文原文為「宀」下一「天」字。查所有金文，未見此字。陳將其訓為「吞」，勉強，似應訓為「內」。金文「內」為「宀」下一「人」字，可通。「內」通「納」，「納氣」遠比「吞氣」貼切多了。「蓄」，金文原文「蓄」字下方為「辶」有反覆養蓄的意思。意守與呼吸同步，吐守納不守，以養意守之質量。其意守處在胸口，絳宮處，起初並無動靜，這是「蓄養」的過程，天分較好者數天就有感覺，隨著修煉的深入，意守之點就擺脫對呼吸之氣的依賴獨自逐漸往下移動，因為吐納之氣是無法向下延伸的。意守點向下延伸的速度因人而異，可快可慢，視修煉者對識神意守的聚焦能力而定。蓄者，「蓄意」也。所以說「伸」、說「下」。到了玉房之處（即臍下三寸處）。則不再往下延伸，此時進入極安靜的狀態。靜則能定，所以說「定」。在此階段，全神貫注，不能有須臾離開。這裡的全神貫注並非死守一點，而是「似守非守」，「知而不守」，所以這個階段叫做「固」，意為「固守」。如果練功要領掌握正確，假以時日，丹田處就會感覺絲絲溫暖，這是真氣萌動的跡象，也就是「後天返先天」的初步跡象，故稱之為「萌」。經過相當時間的觀照，丹田處的溫暖程度越來越明顯，甚至會到「雙腎如煎湯」的程度。所以，這一階段稱為「長」。能量足夠時，這股能量流會經下丹田而下尾閭沿督脈而上。郭先生將這階段稱之為「退」，退是照原路返回，這是一種誤解。第一階段的空氣吸入早已原路呼出，現在的「能量流」是已經生成的「真氣」，和「後天」呼吸的空氣不是一回事。而且此時的「真氣」也並非「原路折返」，而是另闢蹊徑，「緣督以為經」。所以陳先生訓為「復」較好。「復」和「退」意思相近，後者的「原路折返」，恐非原意。「復」的階段，有人極快，即沿督上行的能量流氣勢洶湧，「一撞過三關」即刻便通過尾閭、夾脊、玉枕三處直達巔頂，這就是「天」了。當然，也有數日甚至數十天都仍在此三關處徘徊的。三關所以難通是因為由下至上的循行，尾閭、夾脊、玉枕的生理位置均為皮包骨

的地方，資訊能量流較難通過，故稱為「關」。作為修煉者至此，是一個完整的回合。

「天幾春在上，地幾春在下」，這恐怕是銘文最難訓釋的部分了。其中「幾春」不知是何意，這是郭先生的訓法。陳先生的訓詁較容易理解：「天其本在上，地其本在下」，很通順。但是從修煉的角度，仍然很難理解。若將「幾」演繹為「機」，這樣「天機本在上，地機本在下」的譯法甚是符合修煉原理。何處是「天機」？上丹田也；何處是「地機」？下丹田也。通觀玉銘所載修煉過程，先從下丹田的發動，「煉精化氣」形成資訊能量流，上沖巔頂，涵養上丹田，得以「還精補腦」，而使人體生命能長生久視。故而地之機要在下丹田，天之機要在上丹田。因此，最後兩句「順則生，逆則死」，郭先生譯得比較通順，容易理解，且符合古意。例如《黃帝內經》就常有這樣的寫法。陳譯於此處採用的是「巡」字。巡字較符合金文本意，似乎較郭譯涵義更深些，有「往返反覆」之意。另外，巡又可訓為「循」字，這樣又有了「循環多次重複」的意義。而「順」字往往給人以「一次性」的感覺。作為修煉來說，玉銘所要表達的絕不是「一次性」過程，而是反覆多次的修持。所以修煉家們才有「七返九還」之說。這裡的七和九也是泛指「多次」的意思，並非只練七遍或九遍。一片綠茵茵的草坪，當你走過一次的時候，留下的痕跡不多。如果反覆多次的踏過同片草地的同一軌跡，就有可能在草坪上留下路的模樣了。既然「天機」在巔頂，而且又需「真氣」的涵養，但真氣的發動卻必需在「地機」進行。因此，這條「道路」必定要保持通暢。因此，玉銘所表達的絕不是「一次性」的行為，故爾，陳先生的譯文更能反映修煉的真實境界。

五、實修價值

修改後的譯文，全文如下：

《行炁》
納則蓄，蓄則伸，伸則下，下則定，定則固，固則明，明則長，
長則復，復則天，天機本在上，地機本在下，循則生，逆則死。

這是一則可操作性極強的行氣修煉法，共分三步、九個階段，縷分
條析，極為清楚。第一步：納則蓄。以吐納之氣帶動「識神」學會「意
守」。吐納節奏的把握是第一步的主導。第二步：蓄則下，下則伸，伸
則定，定則固共四個階段，目的是提高識神之「意守」能力，減輕雜念
的干擾。意守為主導。第三步：固則萌，萌則長，長則復，復則天共四
個階段。真氣發動、成長。真氣為主導，「意」隨真氣行。

簡言之，「行氣」目的是，真氣涵養上丹田。故曰「天機在上」；
而真氣發動則在下丹田。故曰「地機在下」；然而真氣發動需要「真
意」配合。而「真意」形成的訓練卻需在中丹田進行。三丹田各司其
職，次序不可顛倒。

以上謹從實修的角度去考察諸先賢所釋《行氣玉銘》全文，所慮未
必有當。需要聲明的是，一、這不是對《行氣玉銘》功法的「破解」，
只是對解讀銘文的探討，切勿按圖索驥。修煉需在有經驗的老師指導下
進行。二、絕無點評《行氣玉銘》功法的高、低、優、劣之意。三、由
《行氣玉銘》所演繹之修煉方法細節，將在適當時機發表，這裡不贅。

《行氣玉銘》之發現，標誌著至晚於戰國，行氣修持就已經十分成
熟。且與導引術式有明顯的區別。遺憾的是此玉至今仍然是孤品，因而

難以評估「行氣」是當時社會的普遍傳播還是個別行為，甚至也無法確認行氣與導引的傳承關係和演變脈絡，我們在遺憾中期待考古學界的更多發現。

《黃帝內經》半部真

一、內經其書

　　《黃帝內經》是託名黃帝的著作之一。司馬遷所著《史記》不曾收錄，故一般認為係此後的作品。近代有人指出其中個別章節有東漢晚期的痕跡，疑該書為東漢作品，這兩種猜測均不無道理，但並不充分。因為《史記》未曾言及的醫書未必不存在。有文物為證：馬王堆漢墓出土的大量醫學著作，如《脈法》、《五十二病方》、《陰陽脈死候》、《足臂十一脈灸經》、《陰陽脈灸經》和導引學有關文獻《卻穀食氣》、《導引圖》、《養生方》，以及張家山274號漢墓出土的《引書》、《脈經》等，《史記》都沒有記載，而兩處漢墓下葬時間都早於《史記》發表時間七八十年。相反，上述出土醫書與《黃帝內經》密切相關，有些內容甚至十分相似。如《素問‧上古天真論》同張家山漢墓《引書》的第三部分；《素問‧四氣調神大論》與馬王堆漢墓之《養生方》、張家山漢墓《引書》之第一部分之要義不僅相通，有些地方連表達方式都十分相似。可見以《史記》是否錄入作為《黃帝內經》成書年限的唯一評判標準是不妥當的。

　　當然，《史記》的不錄起碼可以證明西漢初年《黃帝內經》並未形成今日所見的鴻篇巨制。否則以司馬遷的卓絕才識和對中國原創醫學的深刻理解，不會對《黃帝內經》視而不見的。《史記》未錄《內經》可能還有另一個原因：以《內經》為依託的岐黃學派尚未成熟，而自戰

國以降直至有漢一代，醫學界的主流是扁鵲學派，影響極大。司馬遷說：「至今天下言脈者，由扁鵲也。」張家山漢墓所出土之醫書有《脈書》、《脈法》而無岐黃之作也就順理成章了。

　　《黃帝內經》作為醫學書籍始載於《漢書‧藝文志》。其中醫經類圖書216卷，經方類圖書274卷。自西漢至六朝，經過五次文化浩劫，只有內經十八卷倖免於難，其他已不見蹤影。其實就是這僅存的十八卷也並非舊時原貌。經過東漢乃至隋唐眾多醫家的努力修補，才有今日比較完整的模樣。因此，書中自戰國、兩漢至六朝之修補遺痕歷歷在目也是可以理解的。但就全文而言，當以戰國末年文獻為主。或許已經絕跡的《扁鵲內外經》二十一卷、《白氏醫經》三十八卷等的部分精華也有可能在歷次修撰《內經》時融入其中。因此，作為先秦碩果僅存的醫學經典《黃帝內經》的價值是不容置疑的。

　　《黃帝內經》成書於西漢中期以後，而盛行於隋唐。漢末著名文學家王充在《論衡》中寫到：「今方技之書在竹帛，無主名所從生出，見者忽然，不憚服也。如題曰某甲某子之方，若言『已驗』，『嘗試』，人爭刻寫，以為珍秘。」醫家屬「方技」，王充說的是醫書傳播的「名人效應」。古代流傳下來的竹簡或帛書，如果上面沒有標明是某名人之作或者「驗過」，那就沒有人去理會。如果一旦標上是名人所作就會爭相傳播。王充把《內經》等一批著作冠之以「黃帝」的時代心理，刻畫得入木三分。事實表明，內經的命運比其他古醫書要好的多，這或許是原因之一。

　　雖然如此，《黃帝內經》在此後的一千八百年的傳播中仍是命運多舛。自從南北朝全元起第一次注《內經》後，隋唐之際，楊上善將《素問》重新編寫成三十卷，定名為《黃帝內經太素》。然而不久就已經殘缺，直至十九世紀末在日本重新發現才補齊全書。而原本之《內經素問》經唐太僕王冰重新整編時，發現全書九卷卻已缺第七卷。後雖精勤博訪，歷時十二載而得舊藏之卷據以補足。然某些內容卻因「懼所傳非人」而不著。王冰所秘的究竟是那些，至今不清楚。五代之後，北宋

一統。重新整理古籍時，發現《內經》僅存《素問》，而《靈樞》則殘缺。經過多方努力，才從高麗國請回補足，時元佑八年（西元1096年）。此後，版本相對才較為穩定。雖然，光緒年間曾有武陵顧姓者獻《靈素補遺篇》，但並不影響版本的完整性。

我們無意在本文對《黃帝內經》的形成及發展史作全面而嚴謹的考證。只希望通過這些簡單的回顧，能更客觀的從中認識《內經》對中華醫學文明發展未來的真正意義。上述回顧表明：

（1）《黃帝內經》並非黃帝所作，但全書主體應為戰國後期之作。確為碩果僅存的先秦醫學文獻集合，反映了古代中華醫學的輝煌成就。不應因發現書中殘留東漢及其之後的整理痕跡而貶低其歷史地位；

（2）沒有必要將《內經》置於「聖經」至高無上的歷史地位。因為戰國以降的數百年時間裡，是中華醫學文明輝煌的歷史時期。作為此時醫學主流的扁鵲學派根本沒有在本書得到反映。司馬遷說：「扁鵲言醫，為方者宗，守數精明，後世循序，弗能易也。」也就是說司馬遷認為當時醫學的宗師是扁鵲，而不是岐黃。漢初《淮南子》也指出：「昔者馮夷得道，以潛大川；鉗且得道，以處崑崙。扁鵲以治病，造父以禦馬；羿以之射，倕以之斵。所為者各異，而所道者一也。」馮夷、鉗且、造父、羿、倕等均為當時各行各業登峰造極而「得道」的領軍人物。扁鵲被認為是「治病」行業的最高代表。劉安的評價，同樣未提及「岐黃」。

揚雄是西漢末年極負盛名的學問家，他在《法言》一書中評價《黃帝終始》這本書時說：「或問《黃帝終始》，曰：託也。昔者姒氏治水土，而巫步多禹。扁鵲，盧人也，而醫多盧。夫欲售偽者，必假真。禹乎！盧乎！終始乎！」有人問起《黃帝終始》這本書，揚雄非常乾脆地告訴他說，這是「託」。大禹姓姒，傳說其於舜時治水居功至偉，因此，後世巫師作法時要「踏罡步斗」，行走的步伐也都託名是「禹步」。而扁鵲是「盧」這個地方的人，因此，在外行醫者也大都自稱是「盧人」，希望借老鄉之名以自重。《終始》這本書也是想借黃帝之威

名以傳世。這說明揚雄所處的西漢末年仍然知道扁鵲醫道之高明，因此業醫者大都以「扁鵲」為託，而不見有以「岐黃」為託者。「欲售偽者，必假真」。賣假貨的都要借助於「真名牌」。可見此時扁鵲仍然是公認的「真名牌」，而「岐黃」還不是。

反觀內經的編集者，明顯的迴避了這一點，甚至有顧左右而言他之嫌。誠如前述，《史記》還明確地指出扁鵲是脈學之創始人。我們相信《內經》編輯者不會沒有看到這一史料。但是《內經》說脈學的創始人是一位神話人物「僦貸季」。書中的岐伯不敢說自己色脈所學的出處，只是含糊地稱是「先師之所傳也」。據班固《漢書》記載，戰國至兩漢，醫學流派除岐黃、扁鵲之外尚有「白氏醫經」等大家，文獻極為豐富，而內經均隻字未提。

（3）近半個世紀以來，隨著先秦文獻的大量出土，許多醫學史料得以重見天日。對照之下我們發現內經編輯者對古代醫學成就的收錄，選擇標準帶有某種明顯的傾向性。以馬王堆漢墓出土的十五種醫學文獻為例，素問的某些章節不僅內容與之相同，而且有的地方連文字結構及表達方式都絲毫不差。這說明內經素材和出土文獻之間極有可能是同一源頭。如果我們的猜測不錯，那麼，可明顯看出，漢墓某些出土文獻，內經編者不僅看過，而且是有意刪節，甚至棄置的。《養生方》是馬王堆漢墓醫書的重要組成，共有竹簡二百餘枚。分《十問》、《合陰陽》、《雜禁方》、《天下至道談》四部分，多為性醫學養生內容。以《天下至道談》為例，其中「七損八益」專講健康的性生活防早衰的意義和價值。《素問‧陰陽應象大論》中，黃帝與岐伯論及由於「陰陽更勝之衰」而引起的疾病。黃帝問道：如何能做到陰陽的協調呢？歧伯回答說：「能知七損八益，則二者可調。不知用此則早衰之節也。」言至此則戛然而止。「七損」是什麼？「八益」是什麼？基本未做交待。「早衰之節」也表達的極為含糊。反觀《天下至道談》，卻極為明確地指出「不能用『八益』而去『七損』，則行年四十而陰氣自半也，五十而起居衰，六十而耳目不聰明七十下枯上脫，陰氣不用，涙泣流出。」

敘述得非常清楚。（參見本書第十二章「養生文明的寶庫——馬王堆漢墓牘簡帛畫」）。《內經》編輯者顯然出於某種考慮而把這些必不可少的內容有意刪節。

二、素靈求真

　　《漢書・藝文志》記載，醫經共有七家，其中《黃帝內經》十八卷，《黃帝外經》三十七卷……。因此，千餘年來，不少研究家，都相信《外經》的存在，當然也有不少人認為，「內」「外」不過一說，別無深意，但是《莊子成序》卻不這麼看，指出：「『內』以待『外』之名。內則談於「理本」，外則言其「事蹟」。事雖彰顯，非理不通；理雖幽微，非事莫顯」。據此，我們斷定「內經」論的應是醫之「理」，那麼如果外經存在的話，必定談的是醫之「事」。因此惲鐵樵在《群經見智錄》中推測：「《內經》當是患病原理之書，《外經》當為論治病方法之書」，很有道理。然而，我們對照北宋以後的《黃帝內經》版本時，卻發現完全與此相悖。宋版《內經》由兩部分組成，上半部《素問》和下半部的《靈樞》。《素問》的確表述的是人體生命與宏觀宇宙之間的基本關係，毫無疑問，探討的是醫之「體」。但是《靈樞》所探討也的確是不折不扣的醫之「用」。清初張隱庵在注《黃帝內經》時，也注意到了這一點。他說《素問》所討論的是「世人病所由生也」，而《靈樞》所敘述的是「世人病所由治也」。前者講的醫之「理」，後者講的是醫之「治」。換句話說，《素問》屬《內經》範疇，而《靈樞》屬《外經》。因此宋以後，《黃帝內經》版本的合理性不得不令人生疑。溯古追源，疑竇更多：第一，1096年，高保衡、林億得自高麗國的是《黃帝針經》，將其定名為「靈樞」是林億的猜測，並無史料依據，《黃帝針經》的回歸是宋哲宗時期文化界的著名事件，許多當時的文化精英，都曾就此發表見解，史料豐富詳實。林億是如何考

證《針經》即《靈樞》的，不得而知，但起碼不夠慎重。第二，《內經》自成書後，至林億重注《內經》的千年之中，曾有過三注的經歷，分別是：首注者為西元六世紀之南北朝時的全元起；二注為七世紀隋末唐初之楊上善；三注為西元762年之中唐時期的太僕令王冰。令人吃驚的是，這三個版本沒有一個版本是包含《靈樞經》的，楊上善的注本為《黃帝內經太素》三十卷，現今仍在流通。有人說，楊注本是將《素問》和《靈樞》打散重組的，是否有道理另當別論，但是不曾注《靈樞》卻是事實。最值得注意的是，《黃帝內經》包含《靈樞》的說法肇始於王冰序：「班固《漢書‧藝文志》曰：《黃帝內經》十八卷，《素問》即其中之九卷也，兼《靈樞》九卷，乃其數焉。」後人經常引以為據，認為王冰時代《靈樞》是存在的，其實根據同樣不足：王冰的《內經》注本全稱是《重廣補注黃帝內經素問》，也就是說明確不包含《靈樞》。全書中除了上述王冰所作序外，沒有一句話談及該書與《靈樞》有關。換句話說。王冰的注本純粹是《素問》的注本。如果當時《靈樞》存在，何以王冰只注了半部的《黃帝內經》呢，可見王冰也未必見過《靈樞》的模樣。更重要的是，王冰注本的書名是「重廣補注」，那麼，作為最早注《內經》的全元起的原注本應該名為《黃帝內經素問》注。的確，王冰注本中曾多次提及全元起的注解，但沒有一處是注《靈樞》的。也就是說，全元起也沒有注過《靈樞》。第三，從《漢書‧藝文志》所言及的《黃帝內經》如果譯成今文，大致為《黃帝理論醫學》，《外經》當可譯為《黃帝治療醫學》，而《黃帝內經素問》或可譯為《黃帝醫理經典原始問答》。同樣的道理，楊上善的「太素」也可譯為《黃帝最原始醫理經典》。不管如何譯，從南北朝時梁的全元起，初唐楊上善，到中唐王冰所注，均為醫理，書名與書的內容完全一致。另外，三位先賢都未曾說過自己的工作是在注《黃帝內經》，《靈樞》究竟是什麼樣一本書，三位可能都不曾見過。雖然，中唐的王冰在《黃帝內經素問》序中提到過《靈樞》九卷的名字，但僅僅一帶而過，事實上，沒有任何史料證明王冰注過《黃帝內經》，而僅僅「重廣

補注」過《黃帝內經素問》。因此，北宋的林億是《內經》成書千年之後的第一位首注者。誠如前述，林億將《黃帝鍼經》併入《黃帝內經》並認為這就是已經遺失千年的《靈樞》，立論是欠妥的。除了根據不足之外，尚有使《素問》和《鍼經》兩者均蒙受傷害之嫌，這是最令人遺憾的。

眾所周知，西周之前，文獻的文字記錄極不方便，因此重要的知識均為口耳相傳，很少能形之以文。春秋以降，特別是戰國之後，書寫的工具，如筆、墨的發明和完善；文字載體，如竹簡、木牘、帛的規範與普及，這些知識才大量形之文字，方便流傳。因此，才會發生大量的中華古文獻同時出現於戰國。雖然傳抄的年代會有不同，但不能以傳抄的年代簡單定位其創作時期，或者確定其作品間的從屬關係。保存至今的如《內經素問》、《鍼經》以及我們今天能有幸看到的西漢墓的大量出土文物，都是極可寶貴的歷史資訊。我們能夠考證出這些文獻之間的內在聯繫，固然很有意義，但即便一時做不到，也不必勉強拼湊，以免降低這些文獻的學術價值。

《素問》和《鍼經》均為先人留給我們的偉大醫學文獻。《黃帝內經素問》以中華遠古醫學經典問答的方式出現，經過無數先賢的潤色，至今熠熠生輝；而《黃帝鍼經》則是中華民族貢獻於人類的經絡針灸學最優秀的成就記錄之一，其重要意義和價值不在《黃帝內經素問》之下。所不同的是《素問》所表達的是中華醫學文明的人天合一整體觀之核心；而《鍼經》主要展現的是中華醫學「六藝」之一的針灸經絡研究成果，各有各自的輝煌，但是如果硬將兩者勉強合併於《黃帝內經》，則不僅沒有珠聯璧合之「更強」的感覺，反而削弱彼此的重要價值：其一，既然《素問》是醫學理論之集大成者，應該通用於「六藝」，現如今只在「一藝」中得到「驗證」。《素問》所述醫之「理」適用的普遍意義就大打折扣。其二，既然《靈樞》是古代醫學治療實踐成就的「樞紐」，但是除了針灸之外的醫學，其他各「藝」均得不到反映，難道都不「靈」嗎？

宋版《靈樞》除了針灸之外，雖有零星醫方記載，但都談不上精彩。作為《針經》這是再正常不過的，即便是藥方一方不載，也不失作為一部專科巨著的風采。但是，如若作為與《素問》配套之作，那就完全說不過去。如前所述，戰國遺文中無論是「醫藥」還是「導引」都有極輝煌的文獻記錄。馬王堆漢墓出土之《五十二病方》和張家山漢墓之《引書》均為戰國遺文或傳抄本。前者全書用藥達二百四十七味，藥方三百多條，劑型已有湯、散、丸、膏、熨、熏、浴等方劑，在方劑上的成就完全可與《黃帝內經素問》相媲美；後者共載有導引術式一百一十之數，作為專著，不愧為天下導引第一書，作為《黃帝內經素問》「導氣全真」（王冰注序）雋永的哲學價值的強有力指證是當之無愧的，何以全都不入《靈樞》呢？

我們無意就《黃帝內經》作全面考證，因為這不是本篇短文所能完全做得到的；我們也就沒有貶低全元起、楊上善、王冰、林億、高保衡等先賢注《黃帝內經》所付出的辛勞。相反，我們認為沒有他們的努力，這部原始的醫學經典很難保留到今天。

誠如前述，戰國時期是中華文獻學承前啟後、極為繁榮的時期。承前，將口口相傳之資訊轉換為文字，其數量之多，令人吃驚，幾乎所有西漢古墓都有可能是一座文獻寶庫。原因很簡單，秦始皇焚書坑儒，惡名昭著，但是秦皇焚的只是儒學之書，不焚醫、卜、農、桑之著作。因此，才有文獻如此繁榮的奇怪現象出現。然而，有漢一代的所有戰國遺文，特別是方技類書卻在二百年後全部喪失，得而復失，就更令人不解了。《漢書・藝文志》所列二百一十六卷方技書最後所留下的唯一一部是《黃帝內經》。而如前分析，這部書是否真傳，尚且存疑。可以說，短短的二百年之間，有漢一代醫學類書的幾乎全軍覆沒，有人歸咎於戰亂並列舉了在此期間五次文化劫難。這一點不假，但最大的文化摧殘，恐怕是來自於漢武刮起的「罷黜百家，獨尊儒術」的陰風。秦皇焚書是「明火執仗」，燒掉的只是儒家典籍，不涉及醫、卜、農、桑。然而，漢武所刮之風，刮掉的是整個醫學的根。因為，古往今來，所有的醫學

發明均來源於道家，沒有一種是「儒術」的貢獻。在儒者眼裡，醫學乃「末技」，怎可登大雅之堂？所以，唐韓愈《師說》說道：「巫醫樂師百工之人，君子不齒」。大儒們甚至認為醫學史料的消亡是必然的。元儒馬端臨說：「六籍雖厄於煨燼而得之口耳相傳，屋壁所藏者猶足以垂世之教，數千載如一日也。醫藥卜桑種樹之書，當時雖存，未嘗有一卷傳於後世者，以此見聖賢經典經傳終古不朽，而小道異端雖存必亡，初不以世主好惡而為之興廢也。」近人李伯聰先生直截了當地指出：「儒家這種鄙棄醫學，斥醫學為小道的傳統觀點，不但阻礙了醫學的發展，並且直接導致了許多醫史資料的散佚、失傳。」（李伯聰《扁鵲和扁鵲學派研究》，陝西科學技術出版社，1990年）他的判斷很有道理。兩百年之內，戰國醫學遺文一掃而盡就是明證。碩果僅存的《黃帝內經素問》也是經過全元起、唐王冰、宋高保衡、林億等人小心翼翼地「修整」之後才得以通過儒家的「審查」而倖存。唐王冰在《內經素問》重注序中敘述了重注過程，除了對原書的所做若干技術性修注之外，尚有「君臣請問，禮儀乖失者參校尊卑，增益以廣其義」的舉措，讓原書更符合儒家的「禮儀」用心可謂良苦。

三百餘年之後，高保衡、林億等還認為王冰改的不夠，他們批評王冰說「惜乎唐令列之醫學，付之執技之流，而薦紳先生罕言之」，可惜王冰（唐時太僕令，故曰唐令）把這麼好的書劃到「醫學領域」，交給了江湖郎中（執技之流），致使達官貴人不理睬這部書。

《素問》之「素」，原本指得是原始的，純樸的，未曾修改的意思，然而為了躲過後儒在取得「獨尊」地位之後的「政審」，以取得「薦紳先生」的認可，不得不做出修改。書中關於「祝由」的吞吞吐吐，或者即處於對「子不語怪、力、亂、神」的忌憚；關於「七損八益」的欲言又止，或即出於逃避儒教對「誨淫」的指責。《素問》是保留下來了，但卻已經不那麼「素」了。相形之下楊上善的《黃帝內經太素》要「樸素」得多，但卻幾乎遭到滅頂的命運，如果不是十九世紀末從日本「引進」回來，恐怕我們很難再見《太素》的真容了。事實上，

儒教的桎梏直至上個世紀初還相當嚴酷。當湖南學子葉德輝將從保存於日本學者丹波康賴的《醫心方》等處的關於性保健、性醫學的戰國遺文重新編輯成《雙梅景暗》時，立刻顏面掃地，被視為色情傳播者，遭到了嚴厲的譴責。

　　儘管《素問》歷經刪改，但還不至於傷筋動骨，它仍然是中華醫學文明的精華所在。如能將其同《針經》、《難經》、《脈書》、《五十二病方》、《引書》等戰國遺文或傳抄本同讀，則對未來人類醫學的發展仍有無與倫比的指導意義。

　　至於《黃帝內經》的宋版組合，我們認為不如還其本來面目。《素問》歸《素問》，《針經》歸《針經》，分則兩利，合則俱傷。

三、遠古留聲

　　儘管《素問》成書並非最早；儘管又曾經歷了千年以來後人的刪削，但是，字裡行間，仍能使我們感受到遠古祖先傳遞的元始智慧和消息。

　　「消息」，是中華古文明特有的辭彙。一陰一陽之謂道，萬物之變即陰陽之變。陰虛了稱之為「消」，陽缺了稱之為「息」。恆古至今，四時之化，萬物之變，莫不透露出陰陽之間的對立、統一，此消彼長的過程。因此，「消息」也就源源不絕。歷史可以偽造，但是「消息」卻是不以人們的意志為轉移的忠實記錄。因此，「消息」的概念比常用的「資訊」要明白得多。

　　而《內經素問》即為人類先祖以問答的方式傳遞給後人的有益人體生命的發生發展最元始的消息。這些消息曾經口口相傳，直至春秋以後形之以文，成為今日的模樣。這些消息都是先民們經歷的數千年親身體驗和智慧的結晶。僅憑這一點，給予《內經素問》怎麼高的評價都不為過。至於如何汲其精華，棄其糟粕，則是後賢們的責任了。就我們而

言，無論如何，對待這批寶貝要有足夠的耐心，足夠的智慧和足夠的寬容。首先是耐心，因為《內經素問》很像一幅長卷國畫，畫家作畫時的焦點是「散在的」、「多焦點的」。如果我們用欣賞西洋畫的眼光去看待，會覺得一無是處。因為，西洋畫是「單聚焦」的，每幅畫不可以有一個以上的焦點。

我們無意比較西洋畫的「單焦點」和中國畫的「多聚焦」的優劣，這是畫家們的事。但是有一點可以肯定，以西洋畫的單聚焦方式是很難完成像「清明上河圖」那樣宏偉氣勢的長軸大卷的。因此，不要以為學到一點西學皮毛就自以為已經掌握了審判中華文明的法寶，其實不然。因此要有足夠的「耐心」。其二，要有覺悟「散聚焦」價值的智慧。否則也有可能將精華誤為糟粕而失之交臂，那就可惜了。最後，寬容是少不了的。老祖宗留下的東西未必件件都精彩，樣樣都完美。在來自遠古的消息中瑕瑜互見是常有的事。不必因此而大興「砸爛一切」的念頭。一百年前一位到日本學習不長的年輕人，以為取得西學的真經，即刻對《內經》發飆，痛斥一番，結果百年之後，人們發現當初這位年輕人自以為抓到了的「把柄」，卻恰恰是未來人類所必須深醒的精華所在。我們無意嘲笑這位當初的年輕人，只是覺得有點惋惜。因為一百年前的此時此刻，西方極少數的科學先驅如愛因斯坦等已經殺出西方還原論的重圍，登上了整體論的高峰，演繹成世紀的第一科學輝煌。如果當初的這位年輕人能夠稍安勿躁，多讀幾年書，或者，對西方科學的新崛起稍有皮毛的認識，就不會將《內經》鞭撻得「體無完膚」。百年已逝，當初的年輕人已經骸骨蕩然，但是當年的少年浮躁，仍然值得檢討。因為，今日整體論的科學輝煌早就已經燎原，如果在這樣的時刻還揮舞舊時的大棒，就只會惹人恥笑了。

唐太僕令王冰注《黃帝內經素問》序是這樣評價這部著作的：「釋縛脫艱，全真導氣，拯黎元于仁壽，濟羸劣以獲安」。說的一點都不過分。這部書是為有病者排憂解難，所以說是「釋縛脫艱」；為養生指明方向，所以說是「全真導氣」，從而達到健康長壽的目的。

❖（一）人天合一觀

《內經素問》從「人」和天的關係入手，尋求其中的根本規律——道。尋找「拯黎元」、「濟羸劣」的途徑。這幾乎也是中華古文明其他經典著作的共同核心。《老子》說：「人法地，地法天，天法道」說的是同樣的意思。人這個「小宇宙」是受「天」這個大宇宙和「地」這個不大不小的中宇宙所制約的。因此，人類的行為要循天地之道而行。順則通，逆則亡。不同的是《老子》更著重於「天道」本質的探討而略言天、地雙重作用之下，所形成的客觀環境。不僅人要「法」天，即便是「地」也要法「天」。作為不大不小的中宇宙，「地」也是相對獨立的系統，但仍然要「法」天而行。但是，「地」法「天」是「和而不同」。天氣「早」而地氣「遲」。這就造成了四季的差別。對人類這個「小宇宙」而言，既要「法」天，也要「法」地。當然也要法天地之間，氣「早」氣「遲」的不同步所形成的影響。因為，四時之化，萬物之變，莫不為害，莫不為利。因此研究深了，透了，就可以趨利避害。就這一點而言，《內經》對「天道」所形成的客觀規律敘述得更詳盡些；總結得更具體些。《道德經》說：「道生一，一生二，二生三，三生萬物」，「萬物負陰而抱陽，沖氣以為和」（《道德經》第四十二章）。對「道」與「萬物」生成之間關係有很深刻的理解。這裡不贅。然而對「萬物負陰而抱陽」的意義，《內經》卻更清晰。《內經》說：「陰陽者，天地之道也，萬物之綱紀也；變化之父母；生殺之本始；神明之府也。」將陰陽之重要意義點得更穿更透。而人又是萬物中最可寶貴的，因此，關注萬物之靈的人類，是《黃帝內經》的出發點。所以說：「天覆地載，萬物悉備，莫貴於人。人以天地之氣生，四時之法成。」也就是說《老子》所側重的是解惑於「先天地生」之道，而《內經》所指明的什麼是成人之道。故曰：「其知道者，法於陰陽，和於術數。」如果一個人能做到（1）「法於陰陽」效法於天地的規律；（2）「和於術數」行為與自然相協調就能「盡終天年，度百歲乃去」《素

問‧上古天真論》。術，方式、方法；數，量化的天然規律，如「八卦」「五行」均為時空量化規律之模型。

❖ （二）人為萬物之靈

關心人是《黃帝內經素問》的出發點：「天覆地載，萬物悉備，莫貴於人」人以天地之氣生，四時之法成。黃、老之學是彼此相通的，老子也說：道生一，一生二，二生三，三生萬物。而於萬物之中惟有人是至關重要的。他說，茫茫宇宙之中，道有四「大」，而人居其一。這裡的大，並非龐大，而是指複雜程度而言。作為萬物之靈，其大在於其「靈」。萬物中的生命，作為非常的複雜系統，都有維護系統穩定的「自組織能力」，但只有人類才有呵護系統自組織能力的自覺意識。一部《內經素問》就是關於人類如何維護自組織能力的原始問答。《內經素問》開宗明義第一問就是黃帝問於天師：「余聞上古之人，春秋皆度百歲，而動作不衰。今時之人，年半百而動作皆衰者，時世異耶？人將失之耶？」是時代變了呢？還是人類自身的問題。直到今天這仍然是關乎人類健康的兩個最重要問題。岐伯的回答是：「上古之人，其知道者，法於陰陽，和於術數；食飲有節，起居有常，不妄勞作，故能形與神俱，而盡其天年，度百歲乃去。」相形之下，現代人的生活：「今時之人不然也，以酒為漿，以妄為常，醉以入房，以欲竭其精，以耗散其真，不知持滿，不時禦神。務快其心，逆于生樂，起居無節，故半百而衰也」。作為萬物之「靈」，成亦蕭何，敗也蕭何。「靈」可用以「知道」，也就是瞭解天地自然的規律；並按照這個規律小心行事「和於術數」，故爾可以「度百年乃去」。然而也正是這個「靈」字。也可以讓「今時之人」以妄為常，最後「半百而衰」。《內經素問》時代的「今時之人」已經又過去了兩千多年，當年「以酒為漿」的「愚人」所飲的不過是低度米酒，而今日的「萬物之靈」酗酒無度的卻是為害更烈的高度烈性酒。關於種種「以欲竭精」和「以耗散真」的聲色犬馬的「新發明」不知嚴重多少倍。

　　《內經素問》，這來自數千年前遠古的聲音，以無與倫比的廣闊胸懷，告誡後人「道者，聖人行之，愚者佩（背）之」（《素問・四氣調神大論》）。誠然。

❖（三）系統觀與陰陽五行

　　中華文明之「道」，最根本的概念是整體觀：「人法地，地法天，天法道。」作為「小宇宙」的人，必定要依天道、地道行事，而天、地道的最根本規律是陰陽，所以《內經・素問》說：「陰陽者，天地之道也」（《素問・陰陽應象大論》）。可以這麼說，沒有陰陽就沒有中醫。明朝張景岳說：「醫道雖繁，而可以一言以蔽之者，曰陰陽而已。」在診斷學方面，陰陽列八綱之首。什麼叫做病呢？「一陰一陽之謂道，偏陰偏陽之謂疾」（《濟生方》）。因此《素問》強調：「從陰陽則生，逆陰陽則死」，呂純陽也說：「水火均平方是藥，陰陽差誤不成丹。」可見陰陽學說對導引學何等重要。但是，雖然陰陽為「用」之常「道」，許多人卻往往忽視其「真源」。一百年前的此時此刻，一位名叫余岩的先生更著書稱：「凡吾國的一切學說，皆蒙陰陽之毒！一切迷信拘牽，皆受陰陽五行之蔽。邪說之宜擯也久矣。」將陰陽五行視為歷史垃圾，甚至將國家衰敗學術落後的責任都一股腦怪在《黃帝內經》頭上。以惲鐵樵先生為代表的中醫界人士起而反擊。這場論爭持續到四十年代末，然而，並沒有最終結論。因此，極有必要就陰陽學說的基本概念加以剖析。

　　中華文明的先哲把宇宙萬物最根本的規律稱之為「道」。雖然，諸子百家對「道」有不同的詮釋，但認為道是根本規律，卻大體是一致的。其中，老子對道的推衍尤為精彩。什麼是「道」？《老子》說：「道之為物，惟恍惟惚，恍兮惚兮，其中有象；惚兮恍兮，其中有物；窈兮冥兮，其中有精，其精甚真，其中有信。」既然，道是規律，就不可能是「物」，反之亦然。但是，這裡表達得很清楚；「有物」，雖然「恍恍惚惚」卻包含著物之「象」。這種精微之物，雖然，幽深暗昧，但「精氣」並非虛構，裡面確有信驗。這對於一位百年前初學西學者而

言確實不易理解，但是，今天不同了，物理學已明瞭：所謂「真空」並非空空蕩蕩一無所有，而是有極豐富的內涵。不過這已經不是我們所要討論的範圍了。道之為「物」很特別：視之不見，名曰夷；聽之不聞，名曰希；搏之不得，名曰微。這種「物」：「其上不皦，其下不昧」（《道德經十四章》），范范渺渺，不可名狀，「復歸於無物，是無狀之狀，無物之象，是謂恍惚。迎之不見其首，隨之不見其後」。這是什麼樣的「物」呢？說有還無。無物但卻有「象」；說它有卻又歸於無物。最重要的是它既無陽（其上不皦）又無陰（其下不昧）的屬性。但是，現代物理學已經廣為討論的「中微子」，其性質已經接近二千多年前老子所描寫的「道之為物」的景象。老子認為世界萬物就是由這是物非物的精氣所衍生而出的。著名的物理學家F‧卡普拉說：「真空不空，它包含著無數粒子，且不斷產生和湮滅……它潛在地蘊含著粒子世界的所有形式，但是，這些形式並非獨立的物理存在，而是作為基礎的『空』的暫態表現。」（F‧卡普拉《道與物理學》）董光璧說：這種「真空」類似於老子哲學的基態量子場（《「道」的幽靈與「無」的科學》），很有道理。老子說：「道生一，一生二，二生三，三生萬物，萬物負陰而抱陽，沖氣以為和」（《道德經》第四十二章）說的是「道」的衍化過程：由宇宙的混沌原始物質（或者說精氣）化生為「負陰抱陽」之萬物生成的過程，陰陽二氣湧動的結果。看來，西方科學前沿，百年來與東方傳統科學的認識，正在接近。因此，弄清陰陽概念就顯得十分必要：

（1）無中生有的橋樑，如果說「道生萬物」的第四個階段（「三生萬物」），萬物之成，是確確實實的「有」的話，那麼，處於混沌狀態的原始物質（道生一）則處於確確切切的「無」之階段。而陰陽已判之時（「二生三」）陰陽湧搖交會搏擊的結果產生了「中和之氣」或者說是有形有象的初始物質，這是無中生有的偏「有」的歷程。這些有形有象之物質按照一定規律而化生為萬物。因此，陰陽二氣是物質世界的「無」中生有的橋樑，而非物質本身。當然，這裡的「無」並非空空蕩蕩的虛無，而是無形而「有象」「有信」的精氣。

（2）陰陽是事物的屬性而不是事物的本身。比如，人類有男女之分，男屬陽性，女屬陰性。但是，陰和陽並非男人和女人本身。而且陰陽的概念只是同一系統內的兩方面的屬性。不是同一系統，不能也無須分陰陽。比如，天和地是大宇宙（同一系統）的兩方面，其屬性則分別是：天為陽，地為陰。但是，「天」和「女人」不能判別其陰陽，因為他（它）們不是相關的同一系統相互對立聯繫的雙方。陰陽只是任何一種事物（生命或非生命）對立統一的雙方屬性的判別。所以《內經》說：「夫陰陽者，有名而無形」（《靈樞‧陰陽系日月》）。換言之，它是看不見，摸不著，但確又是客觀存在的。它在系統的發生，發展，終結過程中的對立，互根，消長，轉換中存在。一百年前余岩先生試圖用西方科學的分割論去批判他，顯然是緣木求魚，因為陰陽是東方科學整體觀的核心概念。

（3）普遍性和多層次性。東方科學觀認為「萬物負陰而抱陽，沖氣以為和」，因此陰陽是萬物所必有的特性，大凡動的、上升的，溫熱的，功能的，機能亢進的，均屬陽。靜的，下降的，寒冷的物質，機能衰退的，均屬陰。余岩先生很不以為然，說：「夫所謂陰陽者，猶表裡動靜，動植男女之有雌雄，磁電之有反正，化學之有酸鹼。凡物性相反者，皆得以名之。其用止此。非有神妙不測之玄機。」余岩先生的思想在那個西學東漸的初始很有代表性。同時，他自認為找到幾個不分陰陽的例子：他說「空氣近地者濃，遠地者薄，難道薄者為陰，濃者為陽？」又舉例說酸素（氧氣的日本名）、鹽素（氯氣的日本名）能分出它們是屬陰還是屬陽？於是他斷定說陰陽之說是「謬誤疏漏」不足為訓。惲鐵樵先生曾作過批駁，這裡不贅。需要補充說明的是即便就事論事而言，余岩先生所舉兩例「質疑」也不成立。空氣的薄與厚是太陽引力與地球引力較量的結果，仍然是陰陽兩力的抗衡，近地處，地心引力較明顯，太陽引力較弱，反之亦然。至於氧氣（O_2）氯氣（Cl_2），兩種氣體分子是共價鍵結構仍然是外周電子帶負電和原子核的質子（帶正電）所組成的。仍然是一陰一陽之謂道，並無例外。或許余先生以為氧

分子（O_2）是由無陰無陽兩個單個氧原子（O）拼湊而成。在百年前，物質結構研究尚不那麼深入的時候，是可以諒解的。

此外，余先生認為這種普遍性即便存在，又有什麼可大驚小怪的呢，「凡物性相反者皆得以名之」。余岩先生所處的時代，正是西方科學在方法論上風雲突變的時代，資訊理論、系統論、控制論異軍突起的時代。科學界的先行者們已經認識到複雜事物的系統屬性，陰陽（正負反饋）是系統的不可或缺的屬性。也許，余岩還來不及瞭解西方科學的這種深刻變化。

陰陽不僅具有普遍性，而且還具有「多層性」的特點。事物不同層次，其陰陽屬性的內容也就不相同。對天地大宇宙而言，天為陽，地為陰；人法天地，也就是說人是天地中的一個層次，對人體來說：「夫言人之陰陽，則外為陽，內為陰；言人身之陰陽，則背為陽，腹為陰；言人身臟腑中之陰陽，則臟者為陰，腑者為陽；肝、心、脾、肺、腎五臟皆為陰，膽、胃、大腸、小腸、膀胱、三焦六腑皆為陽。」（《素問・金匱真言論》）。這就是說，同一事物不同層次陰和陽可以有許許多多、成千上萬。所以岐伯在回答黃帝之問時說：「陰陽者，數之可十，推之可百，數之可千，推之可萬。萬之大，不可勝數，然其要，一也。」（《素問・陰陽離合論》），這是說陰陽雖有許多，但其要點卻都相同，在同一系統內，一分為二，對立統一，互為依存，相互轉化。隨著上世紀後四十年系統科學的快速發展，人們對《內經素問》關於陰陽的多層次的準確表達，有了更深刻的理解。

（4）對立統一，發展轉化。陰陽，是指事物都有對立的兩方面，而這對立的兩方面表現為相互鬥爭和制約。比如自然界中四季變化：春溫、夏熱、秋涼、冬寒，就是陰陽二氣搏擊的結果。由冬入春是陽氣上升抑制了寒冷的陰氣，使其下降而煦溫；由夏轉秋則是陰氣上升，抑制了暑熱的陽氣，使其下降而陰涼。自然界如此，人體也是如此。內經說：「陰成形，陽化氣。」指的就是體現人體生命基礎的陰（精）同體現人體生命功能水平的陽（氣）相互對立而成為整個人體生命，發展完

善的動力。因此，明代張介賓說：「陰陽者，一分為二也（《類經卷十三》）。當然，對立著的雙方還表現為互相制約：一方太過將引發另一方的不足。反之，一方的不足，也會引起另一方的太過。這就意味著該系統內環境的失調。對於大自然系統來說，就意味著災變。例如，古人認為地震發生的原因是「陽伏而不能出，陰迫而不能蒸」之故；對於人體生命而言，就意味著疾病：「陰勝則陽病，陽勝則陰病」（《素問‧陰陽應象大論》）通常情況下人體生命的自組織能力總是制約陰陽雙方朝著「陰平陽秘」的方向變化，故爾維繫著人體生命的正常發展，反之，這種制約能力受到破壞，則「陰陽離決，精氣乃絕」（《素問‧生氣通天論》）而死亡。

（5）陰陽的發展變化還有層意思：量變到質變，陰陽朝相反的方向演變。事物發展的初始階段跡象不明顯，但隨著變化過程的發展而深刻劇烈。而事物發展到最後階段，超越它最適宜的平臺就會帶來相反的結果。以易經的乾卦為例：

初九（第一爻）：潛龍勿用；

九二（第二爻）：見龍在田，利見大人；

九三（第三爻）：君子終日乾乾，夕惕若厲，無咎；

九四（第四爻）：或躍在淵，無咎；

九五（第五爻）：飛龍在天，利見大人；

九六（第六爻）：亢龍有悔。

這裡用「龍」的出現和變化說明事物變化的規律。開始時，一陽初現，所以用潛伏地底的龍來表示；接著事物的發展「見龍在田」，這「龍」冒出了地平面，形勢極好。接著（第三爻）事業大有進展，由於時刻警惕，憂思危險，故而行事不會有大礙。進入發展的相當好的狀態時，可以「或躍在淵」意思是可則為之，不可則退藏。進退自如，不會有問題。到了「九五」，事物發展到頂點，高高在上，如日中天，然

而，高則易危，過分（六）冒進的「龍」就要受到挫折（有悔）。盈則虧，滿招損，物極必反。事物發展到極點則陰陽雙方要向相反方向轉化。

四、百年沉冤

在上個世紀初這場東西方文明的首次衝突中，「陰陽」和「五行」的命運很不一樣。前者，雙方打成了平手；而後者中醫學界則潰不成軍，辯論結果是許多中醫界的知名人士也選擇了拋棄五行學說。由於陰陽和五行是《內經》醫理的核心構成，因此有必要予以學術上的澄清。

這場論爭雖肇始於1916年余岩先生的粗暴攻擊，但是醞釀卻可溯源鴉片戰爭之後，仁人志士對國是的檢討。許多著名人士，如嚴復、梁啟超、章太炎這樣一些大名鼎鼎的進步學者，都參與其中。嚴復認為陰陽五行之不能言其所以然是因為「其例之立，根於臆造」。同時還調侃說「金勝木耶？以巨木撞擊一粒錫，孰勝之耶？」梁啟超發表《陰陽五行說之來歷》一文，影響最大。他說「五行」不過將物質分成五類，「言其功用和性質，何嘗有絲毫學術氣味。」批評相當嚴厲。章太炎先生十分熱愛中醫學，在中醫學界頗有威望。章1924年前曾經是《內經》的擁躉，然而，1924年後，態度劇變。他認為：「五行之論亦于哲學何與？此乃漢代緯候之談，可以為愚，不可以為哲也」（《醫學春秋》，1926）批評《內經》五行說本來不是用作診治之術的，是迷信的「讖緯學」餘毒，而今經過「輾轉推演於臟象、病候。皆若言之成理，實則了無所當。是亦可已矣。」五行學說看起來好像言之成理，而實際上毫無用處。章氏的轉變，當是受梁先生的影響。嚴復、梁啟超、章太炎都是大師級人物，梁先生的考證文筆極好。章先生說，不用五行，不也照樣看病嗎？於是不少中醫界的青年才俊紛紛拋棄五行學說。可以說，二十世紀初，《內經》在人們的心目中已經形同垃圾。惲鐵樵先生在回

憶他此時上學的情形：「至戊戌而後，校中課本，偶涉五行，為教師所呵叱，從此絕口不言醫⋯⋯」（惲鐵樵《群經見智錄》）。1900年以後的課堂，稍稍提到「五行」就要挨老師罵，簡直是談「五行」色變。余巖的大論《靈樞商兌》就是在這樣的社會背景下出籠的。說是「商兌」實為謾罵，不像是學術討論文章，更像是廢止中醫的政治宣言書。他咒罵《內經》為「數千年來殺人的秘本和利器」誓言「不殲內經，無以絕其禍根。」他用皮毛的西方科學知識淺薄地批判中醫理論的做法無傷於《內經素問》。倒是梁先生的考證卻需要認真的探討。

首先，無論嚴復、梁啟超、章太炎都認為五行學說起源於戰國，識候學發明者齊國鄒衍。而後董仲舒等漢儒將其演繹為後來「君權神授」式的「五行學說」因而毒害中國數千年。作為新思潮的先行者，他們的認識，他們的政治主張雖各不相同。但他們對漢儒的五行學說的批判是一致的。他們的立場並無不當。但是，他們的考證出現了問題，其一，五行學說並非起源於鄒衍，而是起源於早於伏羲創八卦之前的「河圖」，「河出圖，洛出書，聖人則之」（《十翼》），遠早於鄒衍兩千年以上。其次，河圖、洛書、八卦，都是遠古「仰觀天文、俯察地理、中通人事」所得，是古人對大宇宙觀察的總結。鄒衍出於臆造將其改換頭面並作了神秘主義的解釋，但這已不是原汁原味的五行說，只能說是「鄒衍五行說」。河圖五行說經歷了兩千年的發展，大約於西元前二十二世紀發明了更完美的五行說，我們姑且稱之為「洛書五行說」。無論是「河圖五行」還是「洛書五行」都是中國古人在研究大自然之道所作的輝煌貢獻（參見本書第二章）。面對大自然茫茫「恆河沙數」的萬事萬物。先民們苦苦尋找其規律，河圖、洛書及其所演繹的五行律是中華先民智慧的結晶。當然，遠古的五行學說只是中華文明整體觀的起點而不是終結。河洛五行學誕生後的兩千年，由中華醫學繼續演繹的《內經素問》五行學說是其輝煌的繼承。至於嚴、梁、章所窮追猛打的則是鄒衍胡編濫造的「神怪五行說」以及漢儒董仲舒出於維護皇權所捏造的五行學說，是為了取得「獨尊儒術」政治地位的陰謀，我們姑且稱

之為「皇權五行學」。《內經素問》所討論的是宇宙各層次系統構成的假說，與前者風馬牛不相及。

二十世紀四十年代，當控制論專家維納論述第一個控制模型時，正負反饋的存在，使人們頓時覺悟到「陰陽」的偉大意義，它不僅僅是一分為二的簡單概括，而是維持系統穩定的必有機能。而「五行」說則是任何一個複雜系統內部存在多種要素時，它們之間動態陰陽消長的資訊表達模型。五個子系統的表達方式具有代表意義。太多的「子系統」表達模式計算過於繁雜；太少的「子系統」卻又不能盡意。事實上，在人體生命的系統表達中曾經分別有過六個（六經辯證）、五個（臟腑辯證）、四個（衛氣營血）、甚至三個子系統（三焦辨證）的表達，而超過六個以上子系統的表達則極為罕見。正是這些不同數目的子系統所表達的人體生命自組織能力不同方面，而使得中醫在面對複雜的人體生命時可以從容應對、得心應手。「大道至簡至易」，《內經素問》及後賢所發明的幾種模型對未來中醫學的發展意義深遠。章太炎先生生前曾經號召過中醫師放棄「五行說」，認為有「傷寒論」就行了。的確，當年有不少青年才俊也響應了他的號召。然而，其中不少人未能「堅持到底」。原因是：不方便。以後又有人製造「溫病」（三或四個子系統）和「傷寒」（六個子系統）的辯證派別之對立，也都不成功。原因很簡單，人體生命作為一個小宇宙，非常複雜，所有上述模型都只能表達其中的部分資訊。相容並蓄，將各種表達人體生命模型的優勢結合起來，才有可能使中醫學術的水平臻於完善。太炎先生以為放棄了「五行學說」就可以保護中醫，免受西醫的攻擊，錯了，因為數年之後他的學生余岩就毫不留情發起了取締中醫的運動。

梁先生認為內經的五行學說是「學術界的恥辱，莫此為甚矣」。這一結論梁先生起碼有考證失察之責。「河出圖，洛出書，聖人則之」（《繫辭上》），人人皆知，以梁先生的水準，應該能夠明察。河圖是先天五行，也就是最早的五行模型；洛書是後天五行，聖人則指的是伏羲和文王，他們一位是「創八卦」的先驅，另一位則是「拘而

衍易」的始作俑者。事實上先天「成」卦的誕生曾是中華學術的一次昇華，而後天「生」卦的完成更是中華學術的飛躍。由於這次飛躍，人們才找到認識人體生命這個複雜體的通途。這就是「簡易」二字：「簡易，天下之理得。」近三十年來，人體生命是「遠離平衡的、開放性巨系統」，已經成為現代科學前沿所探討的問題。然而，科學家卻無力付之實施。原因是計算太複雜。即便是計算速度極快的超大型電腦，也難以勝任。舉例而言，三十年前（二十世紀八〇年代），人們曾用系統工程的方法，求解高血壓的系統模型，然而與高血壓有關的因素多達九百多個，也就是說有九百多個子系統，而且其中不少因素是非線性的，因而這個模型無法計算，然而，中醫學卻只用了四個簡易的合理模型分片覆蓋，幾乎完美地解決了所有人體生命整體參數的表達問題。所謂的「遠離平衡的巨系統」，也由於後天「生」卦的發明而得到最簡明表達。

梁先生對五行「考證」的本意是要打垮危害中華民族的董仲舒「皇權五行學」，但卻不當地把大棒掄向《黃帝內經》的「醫學五行學」。而且，與「五行」密切相關的另一部偉大的古代經典──《易經》也連帶挨了板子，實在令人遺憾。

第二，梁啟超先生嘲笑五行不過是將物質「區分為五類，根本沒有絲毫的學術氣味。」這是極大的誤解。五行所表達的恰恰不是「物質」。而是同一系統內的物質間關係的資訊集合。梁先生的年代，西方科學還未形成「系統」的科學概念，資訊理論的概念也還在萌芽中。因此，梁先生的不知是可以諒解的。但是，要申明的是《黃帝內經素問》早已認到人體生命包含了全部的系統屬性，《素問‧六微旨大論》整章都在討論人體系統生命系統的「開放性」。指出「非出入則無以生、長、壯、老、己。非升降則無以生、長、化、收、藏；是以，升降、出入，無器不有。」「器」就是系統。生命系統的「開放性」是普遍存在的，所以說「無器不有」。王冰注：「器，謂天地及諸身也」。即大至宇宙天地，小至人體生命都是「系統」──器，解讀得極好。

「器」通過與外部「出入」交換以推動系統內部的代謝（升降）故稱「無不出入」、「無不升降」。《素問》又說：「故器者，生化之宇，器散，則分之，生化息矣。」當系統瓦解，生命活動也就停止。「五行」所表達的恰恰是「生化之宇」的資訊。醫云：「有諸內，必形諸外。」系統內的變化，都會在系統外有所表現。醫者將生化過程的這些資訊分成「五組」時，就成了臟腑辯證的來歷；分成「六組」時就成為「六經辨證」；而晚近的出現「衛、氣、營、血」是四組，而「三焦辨證」則是三組。這些模型中「子系統」的定名如心、肝、脾、肺、腎、太陰、太陽、少陰、少陽、陽明、厥陰、上焦、中焦、下焦、都並非解剖學的實體，這是極為明白的。梁先生讀《素問》不可能沒有看見這一段文字，或者看見了沒有看明白。真實的情況如何，我們就不得而知了。

五、養生寶典

百年來《黃帝內經素問》因陰陽五行而飽受兩面夾擊。一方面，鴉片戰爭戰敗後，一群社會精英高舉反封建的旗幟口誅筆伐；另一方面，少數留洋新銳為推廣西醫而狠下殺手。前者固然是「冤假錯案」，精英們鋒芒所向是「皇權五行說」，然而棍棍打在「河洛五行學」身上。而且一時間「李鬼」和「李逵」也難以分清，造成很大麻煩。後者，以西方解剖學為依據，咄咄逼人，數年之內，居然無人還嘴。幸而，惲鐵樵和楊則民先生起而應戰，討回了一些公道。但是，主流學界對《內經》鄙夷態度依然如舊。1929年，民國政府雖沒有通過「廢止中醫案」，但是新中國成立之後的衛生行政部門卻採納了余岩先生的意見對中醫採取了極為嚴厲的打擊，雖然這些措施實施不久即為毛澤東主席所制止，主事的兩位負責人也因此被撤職。事件雖然平息，但是，這卻說明，百年關於陰陽五行的爭論並沒有結束。認定《黃帝

內經》「不科學」仍然是衛生行政技術官僚的主流認識。只是不敢大張旗鼓地表達而已。直至1979年後《內經素問》的學術地位才有所改善。原因是，（1）當中國從文革的噩夢中甦醒的時候，卻發現，現代科學的前沿——複雜科學，發展速度如此驚人，而且理論核心與前此備受踐踏的《內經素問》如此地相似；（2）一批頂尖的國際現代複雜科學前沿的學者陸續同控制論、系統論、耗散結構的發明家、學者一起參與其中，而且不約而同地將這些偉大的成就同東方文明整體觀的發明相聯繫。這些研究成就突破了西方經典解剖學數百年的桎梏，使人體生命科學的研究進入一個輝煌的時代。剛剛打開國門的中國生物醫學界雖然反應遲鈍，但是其他自然科學的領軍人物卻敏感地認識其重要意義。其中就有偉大的科學家錢學森。1981年初，他在評介當時的氣功研究時說：「……從H. Haken、H. Fröhlich和M. Eigen的有關生物巨系統的理論來看，這是人體進入到一種特異的功能態。……每一種人體功能態的功能都不相同。但人都能自己控制進入自己要進入的功能態。我們的研究任務是搞清每一種功能態的機制。這是一個嚴肅的任務」（引自一九八一年一月十一日錢學森致林中鵬的信件）。《內經素問》的最重要的貢獻就是明確提出所有這些功能態的共同基礎：人體生命系統「自組織能力」的存在及其維護。而這兩項正是中華養生文明的出發點。

「自組織能力」（Self Organization），古無此名，這是近代西方系統科學的概念。意指人體生命維護自身穩態的能力。這很像錢學森曾提及的「能自己控制進入自己所要進入的功能狀態」的那種功能。《內經素問》將這種類似的能力稱之為「神」或者「正氣」。並且明確指出這種能力對於人體生命的重要意義：「得神者昌，失神者亡。」

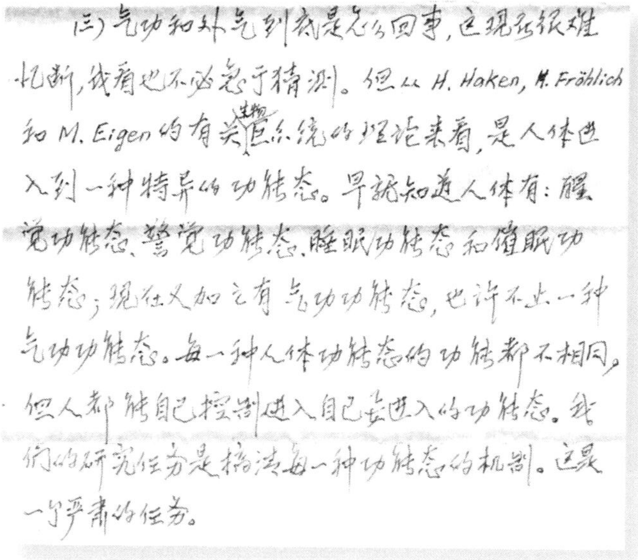

（三）气功和外气到底是怎么回事，这现在很难
忆断，我看也不必急于猜测。但以 H. Haken, M. Fröhlich
和 M. Eigen 的有关巨系统的理论来看，是人体进
入到一种特异的功能态。早就知道人体有：醒
觉功能态、警觉功能态、睡眠功能态和做眠功
能态；现在又加之有气功功能态，也许不止一种
气功功能态。每一种人体功能态的功能都不相同，
但人都能自己控制进入自己要进入的功能态。我
们的研究任务是搞清楚每一种功能态的机制。这是
一个严肃的任务。

圖30　錢學森論自組織現象（摘自1981年1月11日致林中鵬信件）

　　毫無疑問，《內經素問》對整個中醫學具有普遍指導意義，但著
重點不在治療方法。雖然中醫六藝均在本書被多處提起，然而除針灸
而外，很少有具體治療方法被提及。以醫藥而言，全書竟然只有區區
十三個處方，如果將其與大致同時期已知的數百個處方相比，可以看得
出來，既稀疏平常，且乏善可陳。其他各藝如導引，按蹻、砭等治法
也都一筆帶過。針灸療法介紹較多，原因已如前述。《靈樞》，原本
就是《針經》。所以整部《黃帝內經》表面看，像是針灸專論，然而，
就「素問」這部書而言，醫學理論仍然是占主導地位。而醫學理論的核
心就是論證人體生命自組織能力的存在及其價值。同時也從理論上闡
明如何保護這種能力的方向甚至具體方法：**（1）「法於陰陽，和於術
數」**。「陰陽」指的是系統外環境時空的變化規律，所謂「術數」是指
變化規律的細化計算方法。例如：一年四季，春夏秋冬，天氣和地氣的
搏搏，形成天氣的細微變化。人的行為和生活方式也應隨之而變，與之
協調。「虛邪賊風、避之有時」，不要讓自己的自組織能力受到傷害；

（2）「**食飲有節，起居有常，不妄作勞**」。什麼是「有節」「有常」什麼是「不妄作勞」，《內經素問》都做了詳盡的說明。（3）「**恬淡虛無**」、「**清心則欲寡，心安而不懼**」、「**美其食，任其服，樂其俗**」。粗食，布衣，不論什麼條件都覺得快樂。這三點，都是人人可以做到的，至簡至易。然而，這就是避免人體自組織能力受到傷害的「訣竅」。前兩點避免外環境的不良干擾，後者則是將內環境的精神從各種壓抑中解放出來。只要這麼做了，就能「形與神俱，而盡終其天年。」這裡，「神」與「形」俱是「盡終其天年」的必要條件。數千年來，人們在神與形之間的關係協調方面作了豐富精彩的演繹，為人類留下極可珍貴的文化遺產。

西元前二世紀《淮南子》更就此做了精闢的發揮，其中說：「夫形者，生之舍也；氣者，生之充也；神者，生之制也；一失位，三者俱傷矣。」首次指出在人體生命的整體中，形、神、氣三要素各自的角色，人的物質基礎（形）是生命的停留據點；而神是生命的主宰。氣則是充滿全身，擔負著溝通神、形資訊的任務。神、形、氣的排序是不能含糊的：「以神為主者，性從則利；以形為制者，神從則害」（《淮南子・詮言訓》）。認為要維持人體生命的長生久視，必須正確地對待形、神關係，這就是：「將養其神，和弱其氣，平夷其形。」養神是第一要務。而人的物質表現，卻要「平夷」，肥碩的身軀不利於生命自組織能力的發揮，「氣」則排在第三位，相對神、形而言其地位不可僭越，故而要「弱」且要「和」，不能將其置於「制」的地位。歷代導引學家的實踐表明，凡破壞神形氣之序者，沒有不受傷害的，所以強調「一失位，三者俱傷矣。」

不僅在修身上如此，即便在治療學上要求也如此。所以《素問・寶命全形論》強調懸布天下的五項原則：「一曰治神，二曰養身，三曰知毒藥偽真；四曰知砭石小大；五曰知臟腑血氣主治。」治神和養身重要性分列第一、二位。黃帝在同岐伯討論針刺要領時還指出「凡刺之要，必須先治神。」

　　《內經素問》在傳染病的防治上有極重要的發現：「黃帝曰：『余聞五疫之至，皆相染易，無問大小，病狀相似，不施救治，如何可得不相移易者？』岐伯曰：『不相染者，正氣存內，邪不可干。』」瘟疫流行之時，無論老少，都會受傳染。為什麼有人不會受到傳染呢？是「正氣存內」。這些人的自組織能力特別堅強，不容易受到外界的侵害。因而主張「恬淡虛無」的生活起居。因為，「蒼天之氣，清淨則志意治，順之則陽氣固，雖有賊邪，弗能害也。」（《素問·生氣通天論》）又說：「志意和，則精神專直，魂魄不散，悔怒不起，五臟不受邪矣」（《靈樞·本臟》）。岐伯還借古人與今人生活起居之比較，認為古人因「內無眷慕之累，外無紳宦之形，此恬淡之世，邪不能深入也。」生活於無名、利、慾干擾的狀態，因而，即便邪入侵，也不能深入，從疾病的發生角度強調保持神的養護重要性。

　　對於疾病的處置，《內經》的原則有三：其一，不治已病治未病，不治已亂治未亂。「夫病已成而後藥之，亂已成而後治之，譬猶渴而穿井，鬥而鑄錐，不亦晚乎？」治未病的概念古已有之：一種是病已成而不覺，高人卻早已察覺，如名醫扁鵲的傳說；一種是張仲景《金匱》所表達，病已發生但應知道其歸轉，「見肝之病，知必傳脾」，在脾未病之前先採取「實脾」的措施。《內經》的治未病則明確表達為預防疾病的發生。而且一定要及早，不要等口渴了才想著去挖井；戰爭已經爆發了才去臨陣鑄劍，來不及了。如何才是「治未病」呢？《四氣調神大論》論得清楚，一切唯道是從：「春夏養陽，秋冬養陰」，歸根到底還是「法於陰陽，和於術數。」

　　其二，「上工救其萌芽」（《素問·八正神明論》）。高明的醫生（上工）不等患者病重即將疾病消滅於萌芽狀態，防止邪傷正氣。而要做到這一點，就需「知診三部九候之脈」，才能知道萌芽狀態之病的所在。

　　其三，中醫六藝中非藥物治療，六占其五。藥物治療僅占其一。雖然六法「雜合以治，各得其所宜。」但仍主張先考慮選用非藥物療法，

藥物療法則備而不用：「帝曰：上古聖人，作湯液醪醴，為而不用，何也？」岐伯曰：「自古聖人之作湯液醪醴者，以為備耳。」製湯藥的目的是以防萬一。因為古人生活恬淡，精神能內守，因此非藥物療法即可生效。甚至「祝由」都管用。但是，今世治病，就不行了，「必齊毒藥攻其中，鑱、石、針、艾治其外也。」為什麼呢？岐伯道：「當今之世不然，憂患緣其內，苦形傷其外，又失四時之從，逆寒暑之宜，賊風數至，虛邪朝夕。內至五臟骨髓，外傷空竅肌膚，所以小病必甚，大病必死，故祝由不能已也。」據岐伯的分析說現代人和古人不同，內有憂患纏身，外又不能隨外環境之變化而適時跟進。虛邪賊風也不能做到「避之有時」，因此，所受的傷害往往極深，因此，一旦得病，小病很快就加重，而得大病者則很快死亡。所以像「祝由」（類似今之心理暗示療法）就不管用了。所以必齊毒藥攻其中，針石治其外。這裡，《內經素問》通過古今對比，社會環境的變劣而人體生命自組織能力的受傷害加深，不得不「齊集毒藥」治病。眾所周知，是藥三分毒，「以毒藥攻病」實屬無奈之舉，但從《內經素問》的本意仍然是倡導安全得多的非藥物治療。今天，距《內經素問》成書的年代又過去了二千年了。今日的社會環境，壓力，不見得比古人輕鬆多少，而物慾的氾濫更遠甚當初。因而，「當今之世」的人體生命系統中作為「生之制」的「神」受到傷害的可能性會更大一些，疑難雜症會更多更重一些。與此相關，人類受到藥物傷害也因此更重些。好在《黃帝內經素問》傳遞的遠古人類智慧之聲並未斷絕，「恬淡虛無，真氣從之」的古訓猶在耳邊。只要認真聆聽，努力實踐，人類生存質量的前景仍然是光明的。

　　《黃帝內經素問》對中醫學術的貢獻是全面的，而不僅侷限於導引學，其他如經絡、臟腑、色脈的闡述，病因、病機、治則、診法的分析均有很大的貢獻。當然，誠如篇首所指出的那樣，內經雖為戰國以前的作品，但成書於「獨尊儒術」之後，很多精彩的內容被或刪或節或改。例如「祝由」，《素問》僅保留了一句話，使得後世者不知「祝由」為何物。直到最近，從馬王堆出土的西漢初入殮文物才發現祝由有如此豐

富的內容。在《五十二病方中》竟有一半以上病有祝由方法。又例如「七損八益」，《內經素問》也只有一句話：「能知七損八益，則二者可調，不知用此，則早衰之節也。」既然，七損八益如此重要，為何只有這一句？後世之注內經者，居然無一人知曉。好在馬王堆漢墓文獻彌補了這一缺憾（參見本書第十二章有關《天下至道談》的相關文字）

《黃帝內經素問》雖非字字珠璣，但確是承載著遠古先人智慧的寶筏，值得我們更仔細地品味和研究。

《莊子》
——與眾不同的養生觀

　　莊子名周，戰國時蒙人。蒙，約於今安徽與河南的邊界。生卒年不詳。司馬遷於《史記》對莊周有寥寥數語的評論：「與梁惠王、齊宣王同時。其學無所不窺，然其本歸於老子之言。故其著書十餘萬言，大抵寓言也。作《漁父》、《盜跖》、《胠篋》，以詆訿孔子之徒，以明老子之術。《畏累虛》《亢桑子》之屬皆空語無事實。然善書離辭，指事類情，用剽剝儒、墨，雖當世宿學不能自解免也。其言洸洋，自恣以適己，故自王公大人不能器之。」司馬公最後以一則楚威王擬聘莊周為相的故事，結束了自己的介紹。莊周推聘時的一席話，恐怕是我們從《史記》評論中認識莊周稟性的最精彩描繪。

　　然而，太史公對莊子的評價似未盡然。「本歸於老子之言」，大體上可以說。但說他的著作「以詆訿孔子之徒，以明老子之術」，「用剽剝儒墨」則未盡當。事實上，莊周之說，已遠遠超過「老子」的範疇。此外，在司馬遷所舉的莊子五篇：《漁父》、《盜跖》、《胠篋》、《畏累虛》、《亢桑子》中，沒有一篇肯定是莊子之所親著。近人研究表明，莊子「內篇」七篇，為其所著，「外篇」十五篇及雜篇十一篇均為其徒或者後之學者之所作。太史公所引「莊子」文而不用其親作，雖無不可，但有失公允之嫌。因此，用「詆訿」、「剽剝」儒、墨，作為「莊子」十餘萬言書的評語，無論如何是不夠準確的。

　　首先，莊周是偉大的文學家，魯迅先生曾說：「其文汪洋辟闔，儀態萬方，晚周諸子之作，莫能先也」（《漢文學史綱要》）。劉熙載也評說莊子文字說道：「意出塵外，怪生筆端」（《藝概‧文概》）。當

然，太史公也有過「善書離辭，指事類情」，「於學所不窺」的不錯評
語，但也有「其言洸洋，自恣以適己」的批判。故「自王公大人不能器
之」。其實，王公大人「不能器之」的原因，不在於莊子文風的辛辣、
尖銳，而在於莊周及其學派的理論和學說不能見容於這些王公大人。

　　第二，莊周是位偉大的思想家。但不少人並不這樣看，司馬遷就
是這麼認為的：「其學無所不窺，然其本歸於老子之言。」明·釋憨山
（1546～1623）甚至認為：「《莊子》乃《老子》的注疏」（《莊子內
篇注》）。如果《莊子》只是《老子》之注疏，那麼莊周確難稱之為思
想家。但是，並非所有人都這麼看，明末清初福州學者林雲銘是其中影
響最大的一位。

　　林雲銘（1628～1697），經二十七年的潛心研究，著注莊子新書
《莊子因》。此書初版於康熙癸卯（1663年）。林以縝密的研究、新
穎的觀點解讀莊子，認為：「莊子是『另一類學問』，與老子『同而
異』；與孔子『異而同』」。不贊同魏晉解讀莊子時所強調的「莊子
旨近老子」的看法。也不贊成宋、明許多人的「為解不一」：「或以
『老』解；或以儒解；或以禪解。」他認為「牽強無當，不如還以莊子
解之。」林雲銘在篇首《莊子雜說》中論及莊子作為獨立不倚的學問家
的依據，頗有說服力：

　　其一，「莊子另是一種學問：與老子同而異；與孔子異而同。人人
把莊子與老子看做一樣，與孔子看做二樣，此大過也。」認為將莊子同
老子、孔子看做完全一樣或完全不同都是大錯。

　　其二，「莊子末篇，歷敘道術，不與關、老並稱，而自成一家。
其曰：上與『造物者』遊，下與『外死生』、『無終始』者為友。此種
學問，誠所謂不可無一，不可有二者。世人乃以『老』、『莊』作一樣
看過，何也？」《莊子》在篇末數文所講敘的「道術」，自成體系，沒
有像以往的道家書那樣，言必祖述關（尹子）、老（子）。而是與「造
物者」、「外生死」、「無終始」（三者均為《莊子》中的寓言人物）
遊。說明莊子學術的「不可無一、不可有二」的獨立性。

其三，「莊子另是一種學問，當在莊子了生死之原處見之。」認為這是《莊子》學術獨立性的「全部關鍵」。與「老子所謂『長生久視』的觀點同而異；與孔子所謂『不知生，焉能知死』則異而同也。」

其四，「莊子言『逍遙』、言『重閫』，心期乎大。老子言『儉』、言『慈』、言『嗇』，心期乎小。」體現莊子和老子著眼點的不同。老子說「無名，天下之始」而莊子說「泰初有無無，有無名。則無名之上尚有所自始矣。」說明老子和莊子立論之點有所不同。「若云，子夏之後流為田子方，子方之後為莊周，即謂莊子與孔子同而與老子異，亦無不可也。」「田子方」為《莊子‧外篇》中的一篇篇名。田子方是該文的主人公。林雲銘辨解說：如果說田子方是師承子夏，而子夏又是孔子的學生，莊子則是田子方的學生。算起來，我們是不是也可以認為莊子與老子「異」，而與孔子「同」呢！

其五，以往注老的諸學者，都認為莊子推崇老子而詆訕孔子。但是，林雲銘指出：莊子說：「春秋經世，先王之志，聖人議而不辯。」這對孔子的評價是何等的高啊！林雲銘還指出，如果說莊子是推崇老子的，那麼在「老聃死」一段（林所指「老聃死」一段，文出《養生主》），何又有「遁天倍情」之議乎。

林雲銘列舉《莊子》並非純粹「崇老絀孔」之作的論據還有許多，這裡不贅。儘管並非所有人都完全贊同《莊子因》的觀點，但是，此書猶如重磅炸彈，粉碎了持續千年讀莊、解莊的沉悶桎梏。使《莊子》的研究得到了昇華，回歸到「以莊解莊」的坦途則是不爭的事實。「既不可將莊子與老子看成一樣，也不可將莊子與老子看做兩樣」成為此後對莊子這些觀點認識的定局。

晚清學者魏源（1794～1857）著《老子本義》對老、孔、莊、釋之間的哲學思想作了進一步比較。指出各家學術的獨立性。對「援老入儒」，特別是「援老入佛」的觀點，頗不以為然。對此，魏源評說道：「種黍生稗，尊老誣老，援佛謗佛。合之兩傷，何如離之兩美乎！」對於老與莊，魏源態度雖沒有如此激烈，但對兩者的差別還是作了明確的

表述。其一，「莊周無欲矣，而不知其用之柔也。」批評莊子將老子的「無欲」觀僵化了，缺乏彈性。其二，「莊子《天下篇》自命天人，而處真人、至人之上；韓非《解老》又斥恬憺之學、恍惚之學為無用之教，豈斤斤老氏學者哉？」魏源認為：莊子在《天下》中將自己置身於「造物者」之列，韓非在《解老》中批評《老子》的恬憺、恍惚為「無用之教」，因此，莊、韓二人都算不上純純正正的老子學派的人物。其三，魏源認為，真正得老子之傳的是關尹，但關尹影響微弱：「傳之列禦寇、楊朱、莊周，為『虛無』之學、為『為我』之學、為『放曠』之學。」列、楊、莊三人均為戰國時諸子之皎皎者，一般都認為他們都屬於「道家」。對列、楊二人之學魏源均有評述，這裡不贅。至於莊子，魏源說：「莊子放蕩，宗自然也。豈『自然』不可治身？無為不可治天下哉」，批評莊子將崇尚「自然」同「治身」、「治天下」對立起來。魏源之論未必都公允，但所論老、莊的差別倒是可以作為研究「獨立不倚」的莊子之學的線索。

十八世紀《莊子因》在日本再版。日本學者尾張秦志鉉（名鼎）撰《補義莊子因序》（1797年）。指出：「郭子玄解莊也，晉時清言家之莊，而非古莊也。宋、明諸家解莊也，宋、明諸家之莊，非古莊也。」敘述自己年輕時讀《莊子》時的困惑，大有難見廬山真面目之歎。他說：「然則『莊』其不可見乎？匡廬之山右，望之為峰；左面望之，為巒。而其為廬山則固在焉。則莊豈不可見乎？」表現出作者對晉以來解莊諸家的失望。及至讀《莊子因》之後，才感到豁然開朗，對《莊子因》的評價極高。

山東大學的廖群先生認為莊子汲取了《老子》的某些概念，但在多方面有所超越。結論是莊子是位獨立不倚的思想家（廖群：〈莊子與老子的新審視〉《理論學刊》2005年11期）。現代主流哲學家任繼愈先生也認為：「老子的哲學，到了戰國時期，向左右兩個方面分化。繼承它的唯物主義傳統的有宋尹、荀子、韓非等人，從老子哲學體系中的某些缺點向唯心主義發展的即莊子的哲學思想」（任繼愈《中國哲學史》

人民出版社1966年）。也就是說，任先生認為莊子之說是老子哲學「向右」的發展。不管「向左」還是「向右」，畢竟不同於原先老子的哲學。這也是莊子作為獨立不倚的偉大思想家的重要依據。這樣的見解，古往今來還有一些，這裡不贅。需要指出的是，前人指明莊子的這些不同於《老子》哲學思想的依據均出自《莊子‧內篇》。而司馬遷認定《莊子》不過是「詆訿孔子之徒」、「剽剝儒墨」、「歸於老子之言」的五篇《莊子》引文中沒有一篇是來自《內篇》的。司馬遷為什麼這麼做，已經不得而知。我們無意在這篇短文中全面分析莊子哲學體系，這不是本書的任務。

第三，莊子是位非常有成就的修煉專家，對養生之道有深刻的研究。這是本文的興趣所在。

作為修煉，通常認為大概有兩層目的：一種是「養形」，也就是為了祛病延年，莊子說：「吹呴呼吸，吐故納新，熊經鳥伸，為壽而已矣」「此導引之士，養形之人，彭祖壽考者之所好也」（《莊子‧刻意》）。莊子幾乎把那個時代為了長壽所採取的養生之術全部包括在裡面了。「熊經鳥伸」，乃導引術所常見，後世之「五禽戲」即為其中的代表；「吹呴呼吸」，今之「六字訣」即其中的一種；「吐故納新」，簡稱「吐納」，後世以「調息」為內容的養生之術都可稱之為「吐納」。說明莊子對養生之道相當熟悉，然而，注意到「為壽而已矣」和「彭祖壽考者之所好也」兩句中的「而已矣」和「所好也」。表達了莊子或者莊子學派對以彭祖為代表的單純追求長壽者並不以為然。在這裡，莊子並非否定養形之術可以長壽的作用，而是批評刻意追求長壽者，可能會妨礙對修道的更高的目標──純素之道的追求。何謂純素之道？莊子說「純素之道，唯神是守；守而不失，與神為一；一之精通，合于天倫。」這是說：純真古樸的道理關鍵在「守神」，而且是緊緊地守住；這樣，神和形（身體）就能合而為一，而神形之合達到不可分的程度，這才符合天道。這是莊子對導引學發展的劃時代的貢獻。要知道，莊子時代的「導引」，並非今天所知的「導引」。古時的導引，

純為「身軀之曲折」（參見葛洪《抱朴子‧內篇》），幾乎沒有與意識的運用結合在一起，可以說與今日的「體操」相近。

戰國時「導引術」我們僅能從《內經素問》知其大概。但是，從漢初入土的張家山247號墓的竹簡《引書》我們卻能清清楚楚看到當時的導引術的確只是純粹的肢體運動，在此書展現的110式的導引術中，無一例外。然而經過莊子的倡導，「純素之道」由《淮南子》的繼承與發揚，演繹成完善的理論體系：「神者生之制也，形者生之舍也，氣者生之充也。一失位三者俱傷。」（《淮南子‧原道訓》）在這一理論體系指導下，經過數百年的演變，導引術的內涵也有很大的提高。對比西元610年，《諸病源候》所推出的213種導引術就可看出，其中單純的肢體運動僅占了29%，而70%以上的導引術式，或多或少都表現為神、形、氣三者兼顧的水平較高的模式。晚近出現的水平較高的氣功鍛煉術式幾乎全都涵括了協調身心的因素。應該說導引術的這種發展，莊子「純素之道」的倡導，功不可沒。可見《莊子》所批評的「導引」和「養形」只是當時盛行的初級水平的導引術，而非今日所見之導引。

修煉的另一層目的是「悟道」。如何才能悟得「純素之道」呢？《莊子》答道：「心齋」和「坐忘」。如果說導引學中「動功」起源於導引按蹻，那麼「靜功」的鼻祖就是「心齋」和「坐忘」了。莊子通過編造的孔子和他的優秀學生顏回之間的寓言，回答了什麼是「坐忘」。寓言的梗概大致是：顏回是位極勤勞的學問家，有一次向他的老師孔子討教說：近來學生進步不快，可有什麼好辦法？孔子告訴弟子，先「持齋」，然後修道。顏回說：我家境貧窮，已經有很長時間沒有動過葷的了，是不是就算已經是「持齋」了呢。孔夫子說：我說的是心靈的齋戒──「心齋」，而不是常人所持之齋戒。於是展開了師徒間關於修煉一連串的問答：回曰：「敢問心齋」。仲尼曰：「若一志，無聽之以耳，而聽之以心；無聽之以心，而聽之氣。聽止以耳，心止以符。氣也者，虛而待物者也。唯道集虛，虛者，心齋也。」（莊周《人間世》）。孔子的回答，從字面上直譯，很容易懂，但卻未必明白。首先，需要解決

的是四個「聽」字，聽什麼？如何聽？原來，這是中華導引學中可以考證到出處的第一個入門靜坐心法。人們稱之為「莊子心齋法」，或者「莊子聽息法」，連同後世蘇東坡的「蘇子數息法」，朱熹的「朱子觀息法」，合稱「三子息法」。直到今天仍然是修煉愛好者最安全的學習靜坐的入門方法之一。

　　孔子所答顏回問，前20個字是修煉方法的要領；後25字，則是對此法原理的解釋。什麼是「心齋」呢？第一步，專心致志，聽自己的呼吸。起初，由於心亂如麻，什麼也聽不見，心意集中之後，逐漸能聽見呼吸的聲響，隨著識神受控程度的提高，聲音越聽越清楚。接著，隨著雜念的減少，呼吸趨於細、勻、長，因而所聽到的呼吸聲音趨於輕而細，直到聽不見聲響；第二步，「無聽之以耳，而聽之以心。」此時識神受控程度加深，呼吸節奏只有「心」——「元神」可以感知，反過來，識神對元神的干擾程度趨於細微。換言之，此時外界對人體生命的不良影響通道——「識神」受控程度已深，人體生命的自組織能力得到了提升，人體生命的生存質量得以提高；第三步：「無聽之以心，而聽之以氣」。這裡的「氣」是「生之充」的氣（參見本書第十章《淮南子》）。以今日的理解，作為人體生命三要素：神、形、氣之一，氣，只是「聽命」於神、形的「資訊流」，所謂的「聽之以氣」，只是感知內環境神形間協調程度漲落的視窗。在莊子的寓言中，借孔子之言表達他對氣的認識：「聽止於耳，心止于符。」耳所聽的只是聲音，而心所「聽」到（或者說感知更準確些）則是生命的節律（符），因此作為「靜」的標準並不徹底。所以孔夫子說：「氣也者，虛以待物者，唯道集虛，虛者，心齋也。」這裡的氣應作「炁」。本身非物非心（或曰「神」），只是「空虛」，是唯一悟道的時空。這一片「虛」不僅是「空間」的概念而且也是時間的概念。能虛則能靜，老子說：「致虛極，守靜篤」，即指此。只有到此程度，才能叫作「心靈的齋戒」。

　　心齋並非修煉的最終目的，而只是為修道——「坐忘」準備了條件。莊子還借顏回之嘴談自己實踐「心齋」後的體驗：「顏回曰：『回

之未始使，實自回也；得使之也，未始有回也』。」在我顏回沒有實踐
「心齋」的時候。確實感覺自我的存在。當我進入「心齋」的狀態時
（得使之也），卻忘卻了自我存在。顏回問老師：我這是不是就叫做
「虛」啊？孔夫子回答道：你已經完全領會「心齋」的要領了。行「心
齋」的目的只是為深入修道創造內環境的條件，因為「唯道集虛」。而
「坐忘」則可以視為繼「心齋」之後深入修道方法。

　　雖然，「坐忘」寓言和「心齋」是分屬於《人間世》、《大宗師》
兩文的不同的故事，但是，莊子設定的故事主人公卻是相同的：孔子與
顏回師徒倆。而且，談話的話題都是心─身關係的理和法。因此，將此
兩故事連袂探討，也許有相得益彰之妙。「坐忘」的故事也是從好學的
顏回向老師討教開始的：顏回向孔夫子彙報說，近來弟子修道有些進
步。夫子說：「說來聽聽」。顏回說：「近來修道時，居然把仁義忘
掉了。」孔子說：「不錯，不過尚未到家。」過了些日子，顏回又見
孔子，彙報說：「我有長進了，最近修煉時把禮、樂也能忘掉了」。
孔子說：「很好，但是還沒有修到家。」又過了些日子，顏回找到孔
子，說：「老師，我真有長進了。」孔子請他說清楚些。顏回說：「我
能『坐忘』了。」孔子驚詫地問道：「什麼是『坐忘』啊。」顏回曰：
「墜肢體，黜聰明，離形去知，同於大通，此謂『坐忘』。」莊子借寓
言中顏回之口，描繪了修道進入深度入靜時的狀態：忘卻了自身的存在
（墜肢體），遮斷了外界對視聽的干擾（黜聰明）。離形體，去識神
（離形去知）而達到與大自然之道無障礙地溝通，這就叫做「坐忘」。
孔子說：能做到與大道相通則凡事不會有偏好之失（同則無好），變化
亦如同萬物一樣無窮盡（化則無常）。你果然很優秀啊！今後我孔丘也
要向你學習（而果賢乎！丘請而後也）。

　　「坐忘」雖然是莊周編造的寓言，對孔夫子所倡導的仁義、禮樂也
不無揶揄之嘲。但是，「坐忘」所表達的是真養生修煉的要旨。修煉之
際，必需摒棄一切識神的干擾，包括那些平日認為不能割捨的後天思緒
（比如仁義、禮樂之於儒家）。否則，難以進入深層次的煉養境界。這

是不事真修煉者所難以理解的。《老子》說：「恆無欲以觀其妙，恆有欲以觀其徼。」做事須要專注（恆），也就是「識神」的高度調動，方有成就，才能觀「徼」。然而，修煉則須要虛靜，也就是將「識神」盡可能的拋開，為「元神」鬆綁，由「心齋」而進入「坐忘」，才能達到觀「妙」的境界。只見《莊子》的調侃，而不見故事背後的深刻，這種評價無論如何也是不公道的。

《淮南子》
——性命學的奠基者

　　《淮南子》又名《淮南鴻烈》，漢初皇室淮南王劉安集門客所著。全文共21篇。是一本包羅萬象的論文集。書名中，「鴻」是廣大之意，「烈」是光明之意。作者認為該書包含廣大而光明的道理。

　　《淮南子》中心思想接近道家，其中關於宇宙萬物形成、運動、變化、發展的認識與先秦道家一致。他認為，在宇宙開始之前、天地還不存在之時，是處於混混沌沌的狀態，然後形成宇宙、萬物。《淮南子》對形神關係之論述更為精闢，它繼承先秦唯物主義形神關係學說，認為「神」由氣生，「形」也由氣生，總根源都是來自天地之間的元氣。淮南的自然觀和形神論對後世導引理論之發展有重要影響。此外，淮南的認識論、動態演變之歷史觀、對老子「無為」的發揮等也對中國古代唯物主義和自然科學的發展產生重要影響。

　　與先秦諸子不同，《淮南子》對中華導引的理論乃至功法都有更具體的描述和概括。主要有這幾方面：

一、關於氣的論述

　　《淮南子》認為，天地形成是「氣」演變的結果：「道始於虛，虛生宇宙，宇宙生氣，氣有源根。清輕者，薄靡而為天；重濁者，凝滯而為地。清輕之合易，重濁之凝難，故天先成而地後定。」

「積陽之熱氣生火，火氣之精者為日，積陰之寒氣為水，水氣之精者為月」（《天文訓》）。

不但宇宙萬物是氣生成的，就是至高無上的「道」，本身也是「流源泉勃、沖而徐盈，混混濁濁，濁而徐清」（《原道訓》）的氣。

既然，萬物都由氣形成，因而「氣」就是萬物的共同物質基礎了。同性質的氣可以感召相同或相近的物類，這正是導引經典理論的核心內容之一：「天人相類」、「天人相應」等宇宙整體觀的物質基礎。因為人和其他事物都是「一氣所化」的自然界的部份，因此，人是一個與宏觀宇宙相似的小宇宙。人體既然與宇宙相似，當然就有共同的特點，所以《淮南》認為：「天地宇宙，一人之身也；六合之內，一人之制也」（《本經訓》）；「頭之圓也象天，足之方也象地。天有四時、五行、九曜三百六十六日，人亦有四支，五藏、九竅，三百六十六節。天有風雨寒暑，人亦有取、與、喜、怒，」（《精神訓》）。雖然，這些類比並不一定恰當，甚至還有些牽強附會。但是它使我們對人與宇宙之間都有大體相同的物質基礎因而具有「可比性」這一點有了深刻的啟示。

二、形神統一整體觀

這是《淮南子》對導引理論的最重要貢獻之一。它說「夫精神者，所受於天也；而形體者所稟於地也」（《精神訓》）。既然天和地是同源於「氣」，那麼「形」和「神」之間密切相關是有共同的物質基礎的，這是《淮南》形神統一觀的第一層意思。

「夫形者，生之舍也；氣者，生之充也；神者，生之制也；一失位，則三者俱傷矣」（《原道訓》）這是說，在人體生命中，「神」、「形」、「氣」三者是整體的，三者之間相輔相成，如同一個系統中的三個「子系統」，這三個「子系統」既有它們的特異性、又有他們的共性：人的形體是生命停留的房舍；氣是充實生命的源泉；而神則是生命

的主宰。三者內在存在著有機聯繫，其中一個失去作用（失位）則三者（形、神、氣）都將受到損傷。但就三者的地位而言，「形」是物質基礎，氣是「形」「神」兩者的根源和信使，但是神卻是生命最重要的主宰（「神者，生之制也」）！導引中的意念活動正是「神」的主要內容，而導引鍛煉中的三要素、調形、調息、調神中，「調神」居首位，因此《淮南》認為「以神為主者，形從而利；以形為制者，神從而害」（《原道訓》）。也就是說就「形」、「神」而言，神為主宰，以神制形，則於生命有利，反之，如果以形為主宰，以形制神、就會對生命產生種種有害作用。神、形、主從關係，神、形、氣的相輔相成和相互制約的作用，這是《淮南子》形、神統一觀的第二層意思。

因此《淮南子》認為，要維持生命的長生久遠，必需正確地對待形、神關係，這就是「將養其神、和弱其氣、平夷其形」（《原道訓》），把養神置於突出的主要地位，而把氣和形、置於從屬於「神」的地位。這是因為「神貴於形也。故神制則形從，形勝則神窮」（《詮言訓》）。

劉安生活的時代距秦始皇焚書坑儒（西元前213年）不過百年，秦始皇接受李斯的建議，下令全國除秦史和博士所藏書籍外，一切史書和民間所藏《詩》、《書》概送官府燒毀。於是自春秋戰國以來積累下的大量古籍，焚毀殆盡，即所謂「百家之傳，至秦乃絕」。秦所焚者是民間私人藏書，政府和博士官的藏書都還保留在秦皇室。至項羽破秦軍入咸陽殺秦王子嬰，燒秦皇宮，大火三月不滅，政府典藏的圖籍化為灰燼，中華古籍又遭一次浩劫。司馬光說：「秦之焚書，焚天下之人所藏書耳，其博士官所藏則故在。項羽燒秦宮室，始並博士所藏者焚之」（《資治通鑑》卷七《秦紀》注）。可見項羽焚書對中華古籍危害之烈。漢初，仍禁止民間藏書，漢高祖不大注重文化。直到漢惠帝才取消秦律禁止民間藏書的法令——《挾書令》，因而秘藏民間的書、圖、簡、策得以重見天日。聲勢顯赫的淮南王劉安及其門客當有更多的機會博覽這些豐富的先秦遺書。因此我們認為《淮南》的形神統一學說並非

劉安個人的獨創，當是概括先秦中華導引理論並於形、神、氣間相互關係研究的成就之所作。事實上，稍後於劉安的史學家司馬遷也曾說過：「凡人所生者神也，所托者形也，神大用則竭，形大勞則弊，形神離則死。死者不可復生，離者不可復反，故聖人重之」（《史記‧太史公自序》）。可見形、神統一整體觀在當時已是有識之士的普遍認識。

三、積極的「無為」觀

　　《老子》的「無為」學說，對後世學界影響十分深遠，有人用以「格物致知」，有人用以「治國平天下」，當然也有人用以「修身」、「養性」。但是各家有各家的看法，各人有各人的理解。有人認為「無為」就是無所作為：「無為者，寂然無聲、漠然不動、引之不來、推之不往。」十分消極。其實《老子》無為學說的本意是，凡事要順應客觀規律，並沒有「什麼都不做」的意思，《淮南》作為老子學說的繼承者，對此有新的更明確的闡明。它認為順應客觀規律應該是因勢利導，而不是無所作為：

　　「夫地勢，水東流，人必事焉，然後水潦得谷行；禾稼春生，人必加工焉，故五穀得遂長。聽其自流，待其自生，則鯀、禹之功不立，而後稷之智不用」（《修務訓》）。

　　地勢儘管東方低下，但是如果不用人工疏導，水流不會納入河道；莊稼雖然春生秋熟，但也還需要人工培植，才能長好。如果任水氾濫而能自然納入河道的話，還要鯀、禹（古代著名治水專家）費勁幹什麼呢？如果任莊稼自生自長能夠五穀豐登的話，還要後稷（古代著名農業專家）的智慧幹什麼呢？大禹治水和後稷種莊稼完全是順應自然規律而因勢利導的行為，不能認為是「有為」，因為它符合「無為」的原則。只有那種「以火熯井，引淮灌山」要用火把井烤乾，把淮河引灌高山這種憑主觀、違背事物自身的規律的事情才是「有為」。

　　雖然，當時「無為」和「有為」概念的探討屬哲學範疇，並非導引學所專有。但《淮南》強調順應客觀規律和因勢利導的哲學思想對醫學、養生學具有重要的指導作用。《黃帝內經》說：「故陰陽四時者，萬物之終始也，死生之本也。逆之則災害生，從之則苛疾不起，是謂得道」。馬王堆竹簡《養生方》也說：「欲壽則察天地之道」，這裡的「道」即自然規律。但是，懂得自然規律還不行，東漢醫聖張仲景指出：「夫人稟五常，因風氣而生長。風氣雖能生萬物，亦能害萬物，如水能浮舟，亦能覆舟」。四季氣候變化既有利於萬物生長的一面，也有害於萬物的一面；就像水能把船浮載起來也能使船翻沉，因此還要看你如何因勢利導。張仲景的見解可以說是淮南積極的無為觀在醫學上的活用。醫學如此，養生學也是如此：「故智者之養生也，必順四時而適寒暑，和喜怒而安居處，節陰陽而調剛柔，如是則邪僻不至，長生久視。」（《靈樞・本神篇》）這裡的「調」、「節」、「安」、「順」、「和」都有因勢利導之意。既要「因勢利導」就不可能「無所作為」，必是有相應的方法。這就是後世中醫導引的千方百法所以繁衍昌盛的理論根據。

四、古五禽戲的演變

　　淮南在《精神訓》中不僅論證導引經典理論——精神依賴於物質的形、神統一整體學說，而且也介紹導引實踐的某些要點：「是故，真人所游，吹呴呼吸、吐故納新、熊經鳥伸、鳧浴猿躩、鴟視虎顧，是養形之人也。」按「吹呴呼吸、吐故納新、熊經鳥伸」並非劉安的發明，《莊子・刻意》早在前此數百年已作過介紹。如果說現存最古老的導引功法專著《行氣玉銘》的45字真言著重「調心」意境的修養，那麼《莊子》和《淮南》所介紹的古導引術則著重於「調息」和「調形」方面的鍛煉。與《莊子》不同，《淮南》在介紹的古導引術動作時不僅「熊

經、鳥伸」兩種，還有鳬、猿、鵰、虎等多種術式。我們認為《莊子‧刻意》的原意可能是以熊作獸類的代表，鳥作為諸禽的統稱，目的在說明行導引時人體某些動態形像與飛禽走獸相類而已，並非一定指明導引術僅僅是模仿熊的步伐和鳥的飛態兩種術式而已。有人認為從戰國時期導引的「熊經、鳥伸」——兩種術式到漢末華佗的「五禽戲」——五種術式是一種發展，我們認為這種看法簡單了一點。因為遠在華佗之前千年已經存在仿動物形態的多種術式。四十多年前馬王堆出土漢初的《導引圖》帛畫再次證明了這一點，《導引圖》中的術式除熊經鳥伸之外尚有猿、沐猴、鷂背、鸇、龍登、鶴口（翔？）六種術式。按《導引圖》入土年月（西元前168）早華佗所處三國時代近四百年。

《淮南鴻烈》雖非導引專著，但由於作者所處的特殊歷史時期（秦亡後不久）以及他的顯赫的社會地位（方便搜集先秦遺書）加上他本人的學識水平和對導引的瞭解（後人說他：「旨近老子、淡泊無為、蹈虛守靜」）。因而本書關於氣本質、形神學說、積極的無為觀以及有關導引原理方面的論述對我們研究和瞭解古導引理論和實踐有相當的價值。

天下第一導引書
——張家山漢墓竹簡《引書》

　　1983年12月至1984年1月，荊州地區博物館在湖北省江陵張家山清理了編號為247的漢墓，在隨葬品中發現了1236枚竹簡，竹簡堆疊的次序從上至下是《曆譜》、《二年律令》、《奏讞書》、《脈書》、《算數書》、《蓋廬》、《引書》等，涉及了西漢早期的律令、司法訴訟、脈學、導引學、數學、軍事理論等，是極為珍貴的歷史文獻，為研究當時的社會狀況和科學技術提供了豐富的資料。其中特別是《引書》的出土是繼馬王堆三號漢墓的《導引圖》之後，中國考古工作中第二次發現古代導引術的文獻資料。《導引圖》有圖無文，而《引書》的部分內容可以和《導引圖》相互文圖印證，使我們對先秦時期導引學的發展有了更深的認識。

　　張家山247號墓主人是一名低級官吏，好醫術、通曉法律和計算。墓中所出的《曆譜》中最後一年是呂后二年，即西元前186年，其入土時間當比馬王堆漢墓的入土時間（西元前168年）早十餘年。

　　《引書》共有竹簡112枚，共3235字。書名《引書》意即導引之書。《黃帝內經》注說：「引謂導引」。《引書》為作者原題，而馬王堆漢墓中的《五十二病方》等書是被整理者或者發掘者所命名的，這說明《引書》是一本成熟著作，此點意義重大。

　　《引書》可大致分為三個部分。第一部分是闡述四季養生之道。第一句「春生、夏長、秋收、冬藏，此彭祖之道也。」可以認為是全書的總綱：如果要想長壽健康，就要像彭祖那樣遵守自然法則。《引書》對人的春夏秋冬的養生提出了不同的要求。春天早起後，先「棄水」（小

便）、「澡漱」、「灑齒」（刷牙）、叩齒，然後「廣步於庭，被髮緩
行」，承受地上的清露，吸取天空的精氣，最後飲清水一杯，以增進健
康。第一部分還對四季的房事活動提出了不同的時間要求，強調不宜超
過所指出的時間，「益（過多）之傷氣」。

　　《引書》第二部份記載導引術式以及用導引術治療疾病的方法，
是全書的主幹，介紹了大約86種術式和一套24個動作的導引操。該部分
又可分為三節，第一節是基本動作說明，共41式，每一個術式有一個名
字。比如說第一式是「舉跗交股，更上更下三十，曰交股。」將兩腿懸
起，互相交叉上下揮動，這一術式是根據動作特點而命名為「交股」。
第二式是「伸腑屈指三十，曰尺蠖。」此式模仿尺蠖蠕動爬行，是依據
仿生法來命名。第二節是導引的醫學應用，共45條，占全書篇幅的三分
之二，是重點中的重點。該節敘述了45種病症的導引療法，涉及到現代
醫學中內、外、泌尿、五官、口腔、精神各科，該節術式多以「引」字
開頭，如「引癉病之始也，意回回然欲步，體浸浸痛。當此之時，急治
八經之引，急呼急呴，引陰」，這也可能是本書叫《引書》的另一個原
因。其基本格式是對症施「引」，這種格式對後世導引學的發展有很大
影響，本文在後面還會介紹。第三節共24條，用於養生保健，但未講動
作要領，部分術式和前兩段有重複。有人認為這是24個獨立的術式，但
更有可能是一套完整的導引操。後世流傳的諸多導引術，包括著名的
「五禽戲」、「六字訣」、「八段錦」等，皆可從中找到其雛形。

　　第三部分著重說明導引養生的理論。主要論述了人得病的原因及
相應的導引預防辦法，最後談到了哲學問題。首先是外環境的協調，
《引書》認為人之得病是因為飲食起居不能做到與四季交替帶來的暑、
濕、風、寒、雨、露等變化相協調。並為此提供了針對性的導引方法：
如「春夏秋冬之間，亂氣相薄遝也……是以必治八經之引……」，「夏
日再呼，壹呴壹吹」等。這和《黃帝內經》提到的「法於陰陽，和於術
數」內涵一致。其次是內環境的協調。引書指出，人得病的另一大原因
是「人生於情，不知愛其氣，是以多病而易死」，並指出了針對「貴

人」和「賤人」的不同調節方法，這又和《黃帝內經》講的「正氣存內，邪不可干」高度一致。最後作者借用《道德經》中的「天地之間，其猶橐籥乎？虛而不屈，動而愈出」一段話，將其改為「治身欲與天地相求，猶橐籥也，虛而不屈，動而愈出」，改動雖然很小，卻把人體小宇宙與自然界大宇宙之間的相互關係表述得非常清楚（參見本書第五章《整體觀——精神鍛煉之燈塔》中第一節《人天合一整體觀》中關於「紅移」現象的描述），體現了現代系統論中的「套疊」思想，使《引書》全篇昇華到一個很高的高度。

綜上所述，《引書》篇幅宏大，結構完整。此前，學術界一直視隋朝巢元方的《諸病源候論》為傳統導引療法之首部著作。《引書》的出現使中國導引學專著的歷史往前推了七百餘年。將《引書》與其他傳世之導引學文獻資料相比較可以更清楚地認識其學術意義：

（1）《引書》與《脈書》及馬王堆出土文獻

除了《引書》以外，張家山漢墓還同時出土了另外一種中華原創醫學的重要文獻《脈書》。這兩種書都能在馬王堆漢墓寶藏中得到印證：馬王堆《導引圖》有圖無文字說明，雖有寥寥數字題圖名，但難以窺全豹，《引書》豐富的文字解釋，使人一目了然；《脈書》涵蓋了馬王堆《陰陽十一脈灸經》、《陰陽脈死候》、《脈書》的全部內容，而且可以補充它們中的不少缺字；《脈書》中有關疾病的記載是按照從頭到足的順序排列的，其中不少病名可以在《五十二病方》中找到。《脈書》和《引書》之間的關係也相當緊密：前者為病理分析，後者為治法安排，比如《脈書》云：「（病）在鼻，為鼽」，《引書》則有：「引鼽，危坐，以手力循鼻以仰，極，撫心，以力引之，三而已。」綜合以上資料，我們可以初步斷定這個時候的醫學主流不是岐黃學派，而是扁鵲學派。司馬遷說：「至今天下言脈者，由扁鵲也。」也就是說扁鵲脈法天下第一。後世扁鵲學派的重要人物如華佗、吳普等也是導引術的積極推廣者。關於扁鵲學派和導引學之間的關係，是今後的一個研究方向。

（2）《引書》與《黃帝內經》

《黃帝內經》為古代醫者託黃帝之名所作，其作者已不可考。一般認為，《黃帝內經》非出自一人之手，主要章節在戰國時期就已完成，個別篇章則成於兩漢。《引書》的出現為這一說法提供了佐證。《黃帝內經・四季調神大論》中講到的四季養生法從總綱原理到內容結構和《引書》都極為相似，可以認為《黃帝內經》在成書過程中受到《引書》的強烈影響。《黃帝內經》昇華了導引的理論意義，《引書》豐富了黃帝內經的實踐依據，因此《引書》很有可能是已經失傳的《黃帝外經》的一部分；《黃帝內經》提出了「中醫六藝」：針、灸、砭、導引、按蹻、毒藥是中醫體系中不可或缺組成部分；而《引書》則證實了內經關於中醫六藝的理論是正確的。從這一角度出發，《引書》也是中醫學最早的典籍之一。不過必須指出的是，《黃帝內經》雖然結構宏大，在學術和文字上更加成熟，但由於成書時間過於漫長，不可避免地受到了某些意識形態的干擾，比如在「四季養生」方面，《引書》對一年中不同季節的房事時間有明確的指導意見，說明當時的醫家已經在這個問題上有了比較深入的研究，而《黃帝內經》雖是稍晚編輯而成，但在這個問題上不是語焉不詳就是根本不提……凡此種種，《黃帝內經》和專注於醫學目的《引書》已經有了不小的差別。

（3）《引書》對後世導引學著作的影響

《引書》開創了導引學「一病一法」的體例，隋朝官方出版的巢元方《諸病源候論》完全與之相同，從先秦到隋以至於明，導引的方法、要領、術式一脈相承，改動不大，均涉及到調形、調神、調息各方面的基本內容，但是在不同時代則各有側重。《引書》中的86種術式以調形為主，有的還輔以器械和他人協助，和「按蹻」之間的界限比較模糊，但意念控制（調神）的術式已經出現，比如「病腸之始也，必前脹。當脹之時，屬意小腹而精吹之，百而已。」此乃後世「意守」的來源之一，但這種術式在書中所占比例很低。隨著實踐經驗的積累和時代的變遷，導引注重調神的傾向越來越明顯。巢元方《諸病源候論》為例，其

中所載213種導引術式中，不注明用意念的單純肢體導引占58種，有意念傾向明顯的「行氣」導引36種，其餘為肢體動作配合吐納、意念等的綜合導引法。至明朝曹士珩《保生秘要》所載導引法則已是用意念導引者為多。這說明由《引書》所開創的導引學研究在兩千年的歷史上一直在不斷發展，成果頗豐。

（4）《引書》所載導引術與其他修持方法的區別

馬王堆漢墓《導引圖》剛剛出土時，曾有這樣的爭論：究竟是一圖一式，還是一組連續的動作。《引書》的出土終結了這一爭論：第一，《導引圖》是一個功法集錦，第二，《導引圖》不是一種沒有目的的操練，而是一式針對一種疾病。這樣就給了我們一把破解馬王堆漢墓帛畫的鑰匙：醫學目的是導引學的首要方向。同時，還有助於使我們澄清導引與婆羅門教的瑜伽、佛教的禪修、道家的仙學等修煉方法的本質區別在於：前者的目的是醫學，而不是某種宗教信仰。

養生文明的寶庫
——馬王堆漢墓牘簡帛畫

一九七二、一九七四兩年，長沙馬王堆一號、三號漢墓先後出土大量的帛書畫、竹簡達十二萬餘字、為研究中國古代歷史、哲學思想、科學技術提供了極為豐富的資料。其中單是與導引有關之古文獻就有《周易》、《老子》、《養生方》、《卻穀食氣》等多種，極可寶貴，均為木牘、竹簡或帛書。同時出土的《導引圖》帛畫更是現存最早的有關於導引術式圖解的珍貴文獻，為研究先秦導引的形成和發展提供了重要線索。

馬王堆漢墓主人為軑侯利蒼親屬。一號墓相當於漢文帝、漢景帝之際。而二號墓棺中木牘出現有絕對年代「……十二年二月已朔戊辰……」，即西元前一六八年，距今二千一百多年。

一、驚人的文化寶藏

馬王堆一號漢墓女屍在地底保存兩千餘年，出土後卻仍完好無損已經夠振撼人心的了，而其他陪葬品如巧奪天工的漆器、陶器，各種精緻的兵器、樂器，棺蓋精美絕倫的圖案，琳琅滿目的工藝精品，薄如蟬翼的素紗衣，更是沒有一件不令人讚歎的。但對歷史研究家來說最為珍貴的無疑是那是十二萬字簡、牘、書、畫。首先，馬王堆墓葬的年代是西元前168年，距強秦覆滅53年。秦始皇焚書坑儒，唯獨醫、卜、農、桑之作得以倖存；項羽入咸陽，縱火焚皇宮，官方的書也都付之一炬。漢初，高祖不甚重視文化，秦律《挾書令》依然沿用，民間仍不許藏書。

惠帝時，禁民間藏書令廢除，王公貴族、達官貴人競相購書，蔚然成
風，成了一種嗜好，軚侯家族自不例外。民間藏書當不會是秦皇朝時期
的作品，起碼是戰國後期的。因為，秦時的平民百姓大概不會冒殺頭危
險去創作或抄寫新的書簡。馬王堆漢墓出土的竹簡和木簽不少文字是戰
國俗體篆書體，也說明了這一點。據說，秦始皇下令焚書時，京都曾有
兩名「禿髮老伏生」偷偷將兩千餘部家藏的竹簡運至湖南藏於沅陵縣二
酉山古洞裡。秦皇朝覆滅後，這兩個老伏生才將書籍攜出，於是滿朝文
武，不惜千金，爭相購買，「赤帝西來天地情，遺經爭購千金輕」正是
這種情景的寫照。軚侯利蒼的封地就在長沙，而長沙為當時湖南首府，
近水樓臺先得月，想必當時長沙名聲顯赫的利蒼家族也會購得這些藏書
的一部份吧！因此，馬王堆漢墓的典籍當有不少來源於先秦，即便是後
來的仿抄本，恐怕也是大部份本於先秦古本，訛傳較少，故這批寶藏的
重見天日實是歷史研究工作者的大幸。因為，他們從此可以直接面對數
量如此巨大，保持如此良好的先秦遺著。許多經後人整理而失去原貌的
古遺書，將得到糾正和補充。此外，藏書中尚有許多前所未見的佚書，
如《經法》、《十大論》、《稱》、《道原》、《五十二醫方》、《陰
陽十一脈灸經》、《卻穀食氣》、《足臂十一脈灸經》、《導引圖》、
《產經》、《陰陽脈死候》、《古地圖》、《陰陽五行》、《刑德》、
《喪服圖》等一大批文獻為我們研究由先秦向西漢過渡時期之文化、科
學醫術的發展和變化規律提供了豐富、可靠的原始資料。

　　令人感興趣的是，其中相當部份與古代人體生命研究實踐與理論直
接或間接有關。如《足臂十一脈灸經》（以下簡稱《足臂脈灸經》）、
《陰陽十一脈灸經》（以下簡稱《陰陽脈灸經》（甲、乙本）、《脈
法》、《陰陽脈死候》、《五十二病方》、《產經》、《卻穀食氣》、
《導引圖》、《養生方》、《天下至道談》、《合陰陽》、《十問》達
十五種之多，其中後六種為導引專著或與導引學密切相關的著作。

　　出土書簡中有些雖非中醫或導引類書，但與中國傳統科學之核心
——整體觀十分密切從而成為後世導引研究公認「祖書」的如《老子》

和《周易》。《老子》流傳本很多，字數不一，常見的如河上公本有五千三百五十五字與五千五百九十字二種，而王弼本五千六百八十三字，項羽妾本和寇謙之的安樂望本為五千七百二十二字。各種傳本內容也頗多出入，所分章節出入更大。由於帛書《老子》的出土，才弄清《老子》的本來面目。出土的帛書《老子》有兩種，甲種為3.17米的半幅帛書寫而成，全文為一整體，不分章，共六十九行；另一種用整幅帛書寫，三十一行共五千六百四十七字。據考證，甲種本書寫時間應在秦或秦以前，乙種本則可能於劉邦即位後書寫。因此，這是我們迄今能直接看到的年代最久遠的《老子》古本了。乙種本異於甲種本處是將全文分成兩部份即《德經》、《道經》兩部份，這種分法與後世傳本的《道德經》不同，後世傳本都是把《道經》放在《德經》的前面。馬王堆帛書《老子》的出土，糾正了許多後世傳本的訛錯。當然，這兩種《老子》抄本本身也有些是明顯的錯誤或脫漏，不過，由於兩種版本的互相對照以及同後世傳本的互為補充，使我們對《老子》精華的理解更清楚明晰了。

　　《周易》亦是導引研究家所推崇的祖書，比《老子》的歷史更悠久。馬王堆出土之帛書同現存《周易》差別很大。帛書共二萬一千餘字分三部份：（一）六十四卦；（二）卷後佚書；（三）繫辭；六十四卦的排列較今傳本簡單，順序不同且不分上下經。帛書本只有卦和爻，沒有今通行本的《彖》、《象》、《文言》部份。西漢末年揚雄說：「《易》始八卦，而文王六十四」。司馬遷說：「自伏羲作八卦，周文王演三百八十四爻而天下治。」兩人只提到卦和爻，看來帛書的《易經》是較古老的《易經》無疑，而《彖》、《象》、《文言》係漢以後所加。《繫辭》部份與通行本大致相同，但內容要多一些。至於第二部份內容《卷後佚書》，則大多記錄孔子及其門徒討論卦辭和爻辭含義的問答，同今傳本中的相傳為孔子所著的《十翼》，在內容上有相通之處，但在形式上的劃分則較原始，且所討論的不少事件發生於戰國時期，明顯非春秋時人所作，大概是戰國以後，儒家信徒

根據傳聞整理。由此可見，所傳孔子作《十翼》大概是文景之後人們在類似上述《卷後佚書》的基礎上整理和加以發揮的，並非孔丘本人所作。

馬王堆出土的帛書簡畫雖然已經幾十年，但是，這一驚人的文化寶藏的價值遠遠不止我們目前已經知道的這些。

二、燦爛的中醫學文獻寶庫

馬王堆出土的簡帛書畫不僅可以使我們窺西漢以前經濟、文化成就於一斑，而且使我們看到了先秦醫藥學的水平。大量的醫學佚書的再現，填補了中國醫學史上的空白。

（1）「內經」與「外經」

以前，我們研究古代醫書時，言必稱《內經》，以為《內經》是中國最古老的醫書了。誠然，《內經》是一本成熟的醫學理論著作，但他所表述的內容必定是大量的臨床實踐的基礎總結出來的。因此，多少世紀以來不少研究家認為：既然有《內經》，必然就有《外經》，因為《莊子成序》說過「內以待外立名，內則談於理本，外則語其事蹟，事雖彰著，非理不通，理既幽微，非事莫顯。」《內經》談的是醫之「理」，如果有外經的話，那麼《外經》必定是談醫之「事」。前者談理、法、後者必定是談方、藥。因此，惲鐵樵在《群經見智錄》裡推測：「《內經》當是患病原理之書，《外經》當為論治病方法之書」。推論是合理的，然而在馬王堆帛畫書簡出土之前，兩千年來卻始終沒有找到這本「外經」的蹤跡，只能從東漢末年醫聖張仲景的著作《金匱》、《傷寒》中看到內、外經珠聯璧合的蛛絲馬跡，這不能不說是中華醫史上的一大憾事！

《五十二病方》（以下簡稱病方）的出現，相當程度地填補了中醫學史缺損的一角。《病方》是一本古醫方，書首有目錄，正文每種疾

病都有標題，疾病種類包括內科、外科、婦產科、五官科、小兒科等病名。全書用藥達二百四十七味，藥方三百多條。在藥物配伍方面多數已經採用複方；在劑型運用方面，已經採用了湯、散、丸、膏、熨劑、薰劑、浴劑等劑型，對藥物煎法、服藥時間、服藥次數、服藥禁忌和服藥的將息都有明確和細緻的闡明。《病方》在方劑學上的成就如此的光輝燦爛，完全可以同《黃帝內經》在醫學理論上的成就相比，《病方》的再現使我們確信已經找到的失蹤已久的《外經》的蹤跡。《病方》的再現使我們更加清楚地瞭解：先秦的中華醫學已經是理、法、方、藥各個方面都相當成熟的醫學了。

（2）經絡學說源流新發現

馬王堆出土書中除《五十二病方》、《脈法》、《陰陽脈死候》外，尚有關於經絡學說文獻三種：《陰陽十一脈灸經》兩種（甲、乙本）和《足臂十一脈灸經》一種。前此，人們所知最古老的經絡方面醫書為《黃帝內經・素問》、《脈經》、《甲乙經》。三書一脈相承，關於手足太陽，少陽、陽明、太陰、少陰、厥陰十二經脈的敘述基本相同，甚至經脈循行路線也都基本一致，只是隨時代的變遷而更加詳細而已。然而，馬王堆漢墓出土的這三種經絡學文獻，不僅經脈數少（少一條手厥陰經）而且沒有穴位名稱。既無後世經絡的臟腑表裡之說，所標經絡走向也完全不同。例如：《足臂十一脈灸經》中足太陽經，其循行方位為：「起於外踝屢中，上貫髀出膕枝至內目眥。」而《內經》則說：「起目內眥經巔下夾脊至足……」。《足臂十一脈灸經》各經均以向內輻射狀走向。始於手、足止於軀幹（頭、胸或腹）。《陰陽十一脈灸經》內容與《足臂經》相同，除臂足字樣代之以肩、耳、齒外大體也不標穴位，但經脈走向與前者相反，即各經脈起於軀幹向手、足末梢輻射，如果說《足臂十一脈灸經》的經脈走向是「向心型」的話，那麼《陰陽十一脈灸經》的經脈走向是「離心型」的。

《陰陽脈灸經》和《足臂脈灸篇》的出現，對經絡學說的發生和發展提供了新線索。研究家根據這兩種醫書與《靈樞・脈灸篇》之繁簡、

精粗作對比，一致認為前兩經更為古樸。並指出稍後的《黃帝太素經》
有許多條文是來源於前兩種醫書的，比如關於足太陰經條文：

　　　　《陰陽脈灸經》：「是動則病；上當□走心，使復張，善
　　噫，得後與氣則快然衰，是巨陰脈主治。其所（產病）：□□，
　　心煩死，心痛與復張死，不能食，不能臥，強吹，三者同則死，
　　唐泄死，（水與）閉同則死，為十病」。
　　　　《太素》：「是動則病，舌強，食則歐，胃脘痛，腹脹，善
　　噫，得後出餘氣則快然如衰，身體皆重，是主脾。所生病者：舌
　　本痛，體不能動搖，食不下，煩心，心下急痛，溏瘕泄，水閉，
　　黃疸，不能臥，強欠，……。」

　　兩者之間非常一致，個別字如「複」（腹）、「唐」（溏）、
「張」（脹）、「歐」（嘔）《陰陽脈灸經》作略寫，這在古代原始文
獻中非常普遍。兩經間僅「強吹」和「強欠」（《太素》）二詞似出入
稍大，或係筆誤之故。看來，《太素》等經是在《陰陽脈灸經》等更加
古老的論著的基礎上總結和發展起來的，因此馬王堆古醫書的發現使我
們對經絡學說的發生和發展史的探討，可以在擁有更原始、更豐富的資
料的情況下進行。
　　近代的研究家大多認為：經絡的發現，首先是從穴位的發現開始。
即通過按摩、砭、灸、針逐漸發現壓迫、揉摸、針刺阿是穴可以除病，
然後認識定位的「孔穴」的治療作用，在探尋「孔穴」的過程中認識
「經絡」，這就是經絡起源的「先點後線說」。「先點後線說」的有
力支柱是（1）附合現代人認識客觀世界的邏輯規律。即，先簡後繁、
先淺後深（先點後線）的規律；（2）有大量實踐根據；在按摩、砭、
灸、針的作用下，不少人（約千分之一、二）確有經絡感傳現象發生，
這一點在近幾十年的研究中一再得到證明。但這種「先點後線說」也有
拾分明顯的不足：（1）從方法論的角度來看，「點—線學說」的認識

方法是採取用外力（如機械、針、灸等）作用於研究對象（例如人體體表），變革對象的自然狀態，從而認識被研究對象的規律（例如經絡感傳）。這種認識方法對於研究無生命體或較簡單的生命現象是成功的，但對於人體生命這樣複雜體系，所得到的結果，往往產生誤差（參見本書上篇第四章）。很難想像，像經絡系統這樣迄今還難以用現代科學方法證實的生命規律，用這種簡單的知識邏輯積累過程就能夠認識清楚。

（2）從實踐的角度看，經絡發現「先點後線」說強調了外環境（物質、能量）對人體生命的作用，甚至錯誤認為外界的作用是產生經絡感傳現象的唯一方式。而忽視了由於人體生命內在「心—身」相互作用，敏化了人的感官，從而覺察氣的經絡運行規律的可能。

其實，古代許多高明研究家已經指明了這一點。李時珍在《奇經八脈考》中指出：「內景隧道，惟返觀者能照察之」。也就是說：經絡運行規律，是通過導引鍛煉，借助於敏化的超級感覺能力而認識的。為了能夠充分認識經絡的運行規律和氣化開闔原理，針灸家們很強調導引是習針灸者的必修課。《針灸指南》指出：「學習針灸者，必先自願練習……靜坐功夫，則人身內經脈之流行及氣化之開闔，始有確實根據，然後循經取穴，心目洞明，否則無法可以證實。」至於「奇經八脈」，無可置辨，更是人們通過導引鍛煉發現和總結出來的。所謂奇經八脈是指陰維、陽維、陽蹺、衝、任、督、帶八脈，第一部關於八脈的著作《八脈療經》傳為北宋導引大家張紫陽所作，李時珍曾作過考證（《奇經八脈考》）。如果說對於十二經脈採取針、灸、按摩等外界刺激可以體驗到經絡感傳的話，那麼迄今為止此法對奇經八脈感傳的實驗則比較地說不那麼成功。這是因為：「蓋正經猶夫溝渠，奇經猶夫湖澤，正經之脈盛隆，則溢於奇經」。也就是說，在特定的條件下（正經隆盛），經氣在奇經的運行才能較明顯。而練導引到一定階段，真氣凝聚充盈於正經之後，就能感覺經氣在奇經的運行。據此，可以知道，經絡感傳現象並非一定要在外源性的刺激（如針、灸之類）之下才能發生，通過導引鍛煉，使感覺系統敏化（包括噪音水平降低和信噪比的提高）也是可

體驗到人體內部經脈運行規律的，而且，由於這樣的觀察結果是在不干擾研究對象（經絡運行）情況下取得的，故方法比較正確，符合《老子》所說的「以身觀身、以家觀家，以鄉觀鄉，以天下觀天下」的整體觀認識方法，因此比較可靠。同「先點後線說」不同，通過導引實踐來認識經絡運行規律必然更重視經絡的走向和運行規律，隨著對經絡研究的逐步深入探討，對穴位也展開研究。因此，人們的認識層次必然是先經絡後俞穴，而且以經絡為主。這種「先線後點說」有大量的古今實踐為佐證，今天許多氣功愛好者也都有親身體會，這裡不贅述。但是，這種學說由於不能找到歷史根據而很難得到承認。

《陰陽十一脈灸經》同《足臂十一脈灸經》的出現，證明了經絡發現的「先線後點」說的正確，證明了經絡發現同導引學的發展的密切關係：（1）兩經書均記載十一經脈的運行路線而不記穴位方位說明了經絡的發現可能起源於導引實踐的體驗積累；（2）兩經書所載經脈走向相反。但無論呈「向心型」還是呈「離心型」，起部或迄部均在軀體「中心」的頭、胸、腹三部。這種輻射狀的經脈走向正是練功人進入某種氣功態感受的描繪。人在未練功之前體內真氣由先天氣與後天氣組成。練功進入一定階段後，真氣凝聚充盈於經脈之中，久而久之，產生了飛躍，形成「聚則成形、散則成風」的在一定程度上受意念控制的「炁」。而這「聚」、「散」的中心，正在頭（印堂附近或稱「上丹田」）、胸（膻中附近或稱「中丹田」）、腹（關元附近、或稱「下丹田」）等處。《難經》說：「十二經者，皆至於生氣之原。所謂生氣之原者，謂腎間動氣也，十二經脈之根本也」。這個「十二經生氣之原」的地方，大概就是現在導引文獻所指的丹田（或下丹田）了。從氣功實踐的角度來看，真氣的「聚」與「散」是可逆的，真氣的「聚」和「散」在頃刻之間甚至一呼一吸之間即可完成，因此，經絡的走向無所謂「首尾」也無所謂「始終」，「聚」則真氣由四肢末梢涓涓而入、「散」則真氣往四肢末梢習習而去。莊子曰：「真人之息以踵、眾人之息以喉」蓋指此。對於練功有素的人（至人）來說，真氣隨呼吸而在人

體產生全身性潮汐般響應並不是甚麼罕見的事。清朝薛陽桂講得更清楚：「人之一呼一吸關係非細，一吸則天地之氣歸我（向心型走向），一呼則我之氣還天地（離心至走向）。」因此，在練功家心目中，《陰陽脈灸經》和《足臂脈灸經》的描述經絡方向雖然相反，但本質是相同的。

綜言之，《足臂十一脈灸經》、《陰陽十一脈灸經》的出土，為我們研究經絡學說之起源、探討導引學、針灸學的內在聯繫進而發揚兩學（導引、針灸）的精華提供了重要依據。

三、馬王堆《導引圖》與竹簡《養生方》

如果說，《陰陽脈灸經》和《足臂脈灸經》為經絡發現起源於人們的導引實踐的推測提供了新證據，那麼《導引圖》帛畫、《卻穀食氣》篇則更直接地反映漢初氣功研究輝煌成果。

《導引圖》與《卻穀食氣》、《陰陽十一脈灸經》同書於整幅帛上。這是目前世界上現存最早的關於導引術式的唯一綜合彩色帛圖。圖寬50釐米，長1.4米包括四十四幅男女形象的各種姿勢，每種姿勢均有文字說明，其中有些取象於動物；例如「熊經」、「信」（鳥伸）、「鷂背」、「鶴口」、「龍登」、「猿呼」，可以說是後世五禽戲之鼻祖。有些則直接表現了動作如「俛弓」、「仰謼」等，極類近代功法聲呼吸的某些術式。此外尚有一些機械運動，所用器械有棒狀、盤狀和袋狀多種。持棒運動者有兩處，其中一處功者持長杖，文字說明「以杖通陰陽。」與盤狀物有關術式見於另一幅說明是「堂狼」（螳螂）的形態相象，功者側體雙手高舉目視盤狀物，似螳螂撲食狀，盤狀物置功者前方。盤的作用似乎作為意念聚焦的「道具」。這些器械的作用。與現代功法中的「太極尺」、「靈子板」大致相通。「導引圖」還包括了一些治病功法，例如「引胠積」（「胠」音區可作腳或腋解）、「引脾痛」、「引龍」、「引溫病」等等。這種治療同現代導引中「排病氣」

的術式相類。此外「導引圖」還包括了許多種類靜功、動功的術式。內容極為豐富。

綜觀之，「導引圖」所要表現的似乎是集各種「導引」方法主要術式的「功法大全」。粗略分析，這些功法分如下幾類：

（1）模仿動物形象的保健導引：這類功法《莊子・刻意》早有記載並以「熊經、鳥伸」概括之。稍後於馬王堆漢墓時代的《淮南子・精神訓》中談道：「若吹呴呼吸，吐故納新、熊經鳥伸、鳧浴、鴟視虎顧是養形之人也」。惜無具體操練之法，漢末華佗將這些術式整理成《五禽戲》才留下關於操練要領。不過經他的整理，這些術式已經面貌全非了，例如據宋《雲笈七籤》載華佗《五禽戲》之「熊戲」是：「正仰，以兩手抱膝下，舉頭、左僻地七，右亦七。蹲地，以手左右托地。」對比《導引圖》：「熊經」，可見兩者相差甚遠，圖上表現的出左手行左步，似仿熊頻之蹣跚；華佗之「鳥伸」：「雙立手，翹一足，伸兩臂。揚眉鼓力，右二上，坐伸腳，於挽足距各上，縮伸二臂各上也。」而「導引圖」之「鳥伸」則功者彎腰，仰前視，雙手平展作飛鳥翅狀，與華佗術式也不相同。這種情況在後於華佗的諸家著作中也時有發生，雖然都名為五禽戲但彼此間相差甚遠。據不完全統計，迄今流傳民間的光是「熊」和「鳥」的不同導引術式就達20餘種。這種情況一方面說明了以模仿動物為主的導引術式，幾千年來一直是中國人民保健、養生的鍛煉方法之一。另一方面說明此種功法著重於調形，對於調心或調息則並非重點要求故比較容易推廣，很適宜常人保健鍛煉。當然，傳世的一些「五禽戲」也有一些與調息、調心較密切地結合的，這裡不一一枚舉。

（2）調息功法：《導引圖》中有「猿謼（呼）」、「仰謼（呼）」等明顯以調息為主的功法極類古籍中之「吹呴呼吸」。「吹」「呴」之法最早見於《莊子》，與《導引圖》同書於一幅帛上的《卻穀食氣》篇中具體記載了此法：「食氣者為呴吹，則以始臥與始興。凡呴中息而吹，年廿者朝廿暮廿，二日之暮二百；年卅者朝卅暮卅，三日之暮三百，以此數推之。」這種方法即便從今天的眼光看也是一種很好的簡

易而有效的調息功法，且可保無出偏之虞。與《導引圖》同時出土的竹簡《養生方・十問》也說道：「善治氣者，使宿氣夜散，新氣朝聚，以徹九竅，而實六付（腑），因此吹呴呼吸在一定程度上又與吐故納新之法相類。」但從「仰謼」的動態形象看，似與聲呼吸有關，即帶微弱發聲之調息法，如果這種推測不錯的話，那麼這幅圖表述的術式就是吳普（華佗徒）的《服氣吐納六氣》和後世許許多多《六字訣》的鼻祖了。

（3）**辨病施功**：導引為一種全身整體調節的防病治病法，但對於某些病症，往往可採用某種特定的功法進行針對性治療，效果更佳。隋朝巢元方可以說是「辨病施功」的集大成者，他的著作《諸病源候論》是專門討論病源症候的，但在症候的後面只附補養宣導之法，其中二百多條是導引方法，不同病用不同功法。但是，開創「辨病施功」的年代起碼比巢元方早七百年。帛畫《導引圖》中多處記載「引膝痛」、「引胠積」、「引溫病」、「引脾痛」的導引術式說明了這一點。何為「引」？（隋）巢元方說：「引之者，引此舊身內惡邪伏氣，隨引而出，故名導引。」目的在於排「舊身惡邪伏氣」，不同的病有不同的引法，例如：「引脾痛」，帛畫上畫一人蹲坐式雙手置各自雙膝外下側，而「引膝痛」則是手置腋下。不消說，前者是將「病氣」自膝關節外側（足三里附近）下引出，而後者「惡氣」自腋出。據我們所知這種「引法」治療，迄今還相當普遍用於某些脾、胃或肝的毛病，用意念使病氣自「足三里」排出，也確實能取得相當效果的。不過要施行這種治療，在「用意」方面有較高的要求。

《卻穀食氣》是寫在《導引圖》的同一幅帛上的另一篇導引文獻，在《卻穀食氣》與《導引圖》之間夾著《陰陽十一脈灸經》（乙本）並且文字緊接《卻穀食氣》，吳志超、沈壽認為這說明三種文獻內容是有內在聯繫的。考察了這三種文獻的內涵，我們認為這種看法是正確的。

《卻穀食氣》篇起碼在漢已經形成，《史記》載張良「學辟穀導引輕身」。看來辟穀在漢初上層有一定影響。《卻穀食氣》篇實際上包

括「辟穀」和「食氣」兩方面內容，所謂辟穀即不吃糧食，而以石葦代替。石葦是一種草藥，主治「五癃閉不通」，利小便水道。文中介紹了具體的服法：

「卻穀者食石葦。朔日食質，日加一節，旬五而止。月大始銑，日去一節，至晦而複質，與月進退。」

大意是：辟穀者不食五穀而吃石葦，每月初一服一節，以後每天加一節直到十五日為止，待十五日月圓後，每日減服一節到月底，恢復到月初服一節的量，按月亮的圓缺而增減。辟穀的作用是什麼，原因大抵有二，一是治病的需要，《史記》說張良「性多病，即導引不食穀」另一大概是企望當「神仙」。從文中看這裡所說的大概屬於第一種，石葦能不能代替糧食，且當別論，但從全文看，辟穀和練功（食氣）有關，當然不「辟穀」也一樣可以練功，因為文中指出：「食穀者，食質而□（止）。」也就是說，如果不辟穀的，只要吃一節石葦就行了。

食氣又稱「服氣」或「采氣」。《卻穀食氣》篇介紹，采氣在春夏秋冬不同季節裡要注意相宜的氣候和避忌的氣候：

「春食——去濁陽，和以（銑）光，朝霞昏清可。夏食——去陽風，和以朝霞，昏清可。秋食——去□□、霜霧，和以輸陽，銑光，昏清可。冬食——去淩陽，和以沆瀣、（輸）陽、銑光，輸陽輸陰，昏清可。」

大意是：春天練功切忌在有暗濁的氣候下進行，最適宜於朗月當空和朝霞滿天的氣候下進行，早晚都可。夏天練功切忌在有熱風的氣候下進行，最適宜日初出或偏西進行，早晚均可；秋天切忌在（寒涼處）和有霜露的氣候下進行，最適宜在明亮的陽光和月光下進行，早晚都可；冬天切忌在酷冷的氣候下練功，最適宜在清露初凝、陽光暖人、明月當空的時刻進行。這樣可以採集日月之光，早晚均可。

《卻穀食氣篇》還解釋了何以不能在上述所列惡劣氣候下練功的道理和選擇適宜練功氣候的根據。想通過「辟穀」來「成仙」當然是無稽之談，但是為了治病或調理身體暫停穀物一段時期，也許有道理，這裡

不多討論，留待專家們去研究。不過，文中所提出的練功對天時氣候的注意事項倒是很有指導意義的。

在古代，養生與導引往往相提並論，可見兩者間關係之密切。由於養生強調順應自然界的客觀規律，強調心身健康的統一，強調治病要「治未病」，也就是說要防患於未然。因為養生之道所遵循的原則，也正是「導引之士」所必需遵循的原則。雖然如此，「養生」與導引還是有些區別的：前者強調日常生活中應該注意的問題，特別是飲食和性生活方面問題；後者，著重研究以健全身心為目標的鍛煉方法。但是，這也不是絕對的，在古代養生學的著作中往往包含著導引的內容，而有關導引的研究文獻亦往往隱藏著養生的至理。例如：晉陶弘景所著《導引養生圖》，就是熔養生和導引於一爐；隋巢元方所著《諸病源候論》針對不同疾病而擬出相應的導引調養功法，他把功法乾脆列入「養生方」範圍。

馬王堆出土的《養生方》竹簡、木簡共二百支，分甲乙兩篇。甲篇均為竹簡，乙篇部份為木簡。原件無標題，整理者根據竹、木簡內容整理為《十問》、《合陰陽方》、《天下至道談》與《雜禁方》。同其他古養生學的著作一樣，《養生方》主要探討這些方面的問題：

（1）闡明養生必需順應自然界客觀規律

《十問》，借黃帝與天師（岐伯）、大成、曹熬、容成對話以及堯問舜（五問）、王子巧問彭祖（六問）帝磐庚問耇老（七問）、禹問師癸（八問）、齊威王問文執（九問）、秦昭王問王期（十問）形式系統地闡明了生理、病理、抗衰老、益壽延年的原理。精闢地論證勞與逸、營養與藥療，飲食與睡眠等的辨證關係，同時還研討了許多「食氣」及「朝日月而翕其精華」的導引之方，是難得的先秦養生學之佳作。「十問」的盤問者都是古代著名帝王，而作答者都是古代著名壽老（如彭祖）和醫家（如岐伯），這一點與其他同時期的著作（如《南華經》、《內經》）大體相同。值得注意的是其中有幾位被標明是訓練有素的導引行氣專家，而且所練功法各不相同：岐伯是「食神氣之道」；大成是「食鳥精之道」；曹熬修煉的是「接陰治神氣之道」；古帝舜則

是修「接陰治氣之道」而喬老所修練的功法與曹熬相同，師癸的練法同岐伯的一樣。文執和王期都是傳說中有「道行」的人物，雖然沒有詳細介紹他們練的是什麼功，但是從文中看，文執對睡眠很有研究，王期善於采氣。問答的內容雖屬養生方面的眾多領域，但首先強調的就是養生必需順應自然規律。例如「十問」的開宗明義第一問（黃帝問于天師）就是：「萬物何得以行？草木何得以長？日月何得以明？」這一問正是中國古文明整體觀的特色，古人認為宇宙萬物都遵循相同的規律——「道」，因此，要探討人體生命的特定規律必然要從「萬物之行」的總體規律出發。所以容成在回答黃帝關於為什麼有人短命有人長壽的時候說：「君若欲壽，則順察天地之道」（四問）。也就是說要從宇宙萬物中體察人生變化的規律。容成說：「天為什麼能長生？是因為天氣很像月亮那樣時圓時缺。地為什麼能長久？是因為地氣每年都有寒暑往來變換。但一般人包括很聰明的人（聖人）只能看到這種天地的有形變化規律，而對於天地間的無形、無像、無體的精氣的變化規律就看不到了，這種精氣只有導引行氣訓練有素的人才能覺察到。而這種精氣對人卻是很重要的，「得之者壽長，失之者夭死。」因此他認為要想長壽就得練導引（治氣），就像天上月亮的時盈時缺，地面的氣候時寒時暑那樣，不斷地排出舊氣（宿氣）不斷地補充新氣，因為舊氣容易使人衰老，而新氣能使人長壽。所以「善治氣者使宿氣夜散，新氣朝聚。」不斷地采新氣（叫做「食氣」或「服氣」）不斷地排舊氣，這樣就可以做到「微九竅而實六府」（血脈通暢、臟腑充盈）。

（2）注意日常衛生和飲食

齊威王問文執養生最重要的是什麼？文執回答說：「為道三百篇而臥最為首」。他認為，飲食很重要，但是睡眠對於飲食來說像火對於金屬那樣重要，如果一夜不睡，百日都難恢復，飲食都消化不好。所以練功的人都很注意睡眠，在飲食方面，文執很推崇韭菜，認為它有強筋骨的功效，常吃可以使人耳聰目明、痼疾不生，故稱之為「百草之王」。王期認為練功與適當的營養配合可使人長壽：「朝日月而翕其精光，食

松柏飲走獸泉英可以卻老復壯。」師癸也說：「酒食五味，以志其氣，目明耳聰、皮革有光、百脈充盈，陰乃□生」。正常的飲食能充盈百脈、潤澤皮膚，溢生氣血，使人健康。

（3）注意性生活的健康

《養生方》多次談到性生活與健康關係，集中反映在《養生方》甲篇的《合陰陽方》和乙篇的《天下至道談》中。孟子早就說過：「食色性也」（《告子》）。孔子也說：「飲食男女，人之大欲焉」（《禮記·禮運》）。飲食和性生活的科學安排將有益於健康。《合陰陽方》將性生活應注意的問題總結為「十動」、「十節」、「十修」、「十已」。其中有些說法對生理學、心理學很有研究價值。《天下至道談》也有《十動》記述，大略與《合陰陽方》相似，本文特別有意義的是討論了性保健問題——即所謂「七損八益」。

「七損八益」曾見於《內經·素問》：「能知七損八益，則二者可調，不知用此，則早衰老之節也」。說明性生活的得當與否對防止衰老有重要意義。《天下至道談》也指出：「不能用八益而去七損則行年四十而陰氣自半也，五十而起居衰，六十耳目不聰明，七十下枯上竭，陰氣不用，溗泣留出。」就是說如果不能用「八益」而避免「七損」那麼四十歲以後陰氣開始衰退，五十歲就起居衰老，六十歲就兩眼昏花，耳朵失聰，七十歲就氣血枯竭，房事不用，血脈凝而不暢。

所謂「八益」是：「**一曰治氣，二曰致沫，三曰智時，四曰畜氣，五曰和沫，六曰竊氣，七曰寺贏（持盈），八曰定傾**」。性生活裡如果能這麼做，對健康就會有益處。

所謂七損，是指性生活中有害於健康的七種禁忌，即：「**一曰閉，二曰泄，三曰渴，四曰勿，五曰煩，六曰絕，七曰費**」，《養生方》作者認為：「善用八益去七損，耳目聰明，身體輕利，陰氣益強，延年益壽，居處樂安。」

《養生方》失傳已久，它的再現，彌補中國傳統醫學中關於性保健方面的空白。當然，這些文獻是否符合科學道理還有待研究，但是

《養生方》的出土，為我們從事養生、保健研究提供了極可寶貴的歷史文獻。

四、結語

　　馬王堆漢墓留給人類的是一座豐富多彩的漢初民俗博物館；留給人類的是一座燦爛輝煌的古文獻圖書館。雖然，導引學文獻只是這座古文明寶庫裡的一小部分財富，然而就是這部分，不管怎樣評價它的歷史價值也都不為高，由於專家們的努力，我們已經瞭解到這份寶貴遺產的輪廓，但是，還有許多工作有待進行。我們相信隨著研究的逐漸深入，隱藏在馬王堆漢墓文獻字裡行間的導引學瑰寶將發出耀眼的光芒。

13
chapter

《參同契》
——古科學之光

　　《周易參同契》成書於東漢末年漢順帝時期（西元126～144年），作者魏伯陽，吳（今蘇州一帶）人，生平已不可考。作為養生之道的理論闡述，《參同契》無疑是傑出的、有見地的。後世交口稱讚譽之為「萬古丹經王」實不為過，因為這本著作確實透露了煉丹的原理和方法。但是，這「丹」究竟說的是「外」丹還是「內」丹呢？仁者見仁，智者見智，成了千古疑案。因此有必要略作討論以正視聽。

　　其實，在西元974年五代的彭曉注《參同契》之前，古人對參同契的認識，根本不存在「內」、「外」丹的說法分歧。所謂「丹」極明確指的是道家人士經過冶煉所得的珍稀、純淨之化學物質，認為這種化學物質有神秘的「益壽延年」的作用，也就是今天所說的「外丹」。《參同契》的作者所介紹的煉丹的方法、所披露的煉丹的「火候」都指的是「外」丹。舉例而言，《金丹刀圭》章第十七（陳致虛注本）：「以金為提防，水入乃優遊，金計有十五，水數亦如之。臨爐定銖兩，五分水有餘，二者以為真，金重如本初。其三遂不入，火（朱熹本作「水」）二與之俱。三物相含受，變化狀若神。下有太陽氣，伏蒸須臾間。先液而後凝，號曰黃輿焉。歲月將欲訖，毀性傷壽年，形體如灰土，狀若明窗塵。搗治併合之，持入赤色門。固塞其際會，務令致完堅。炎火張於下，晝夜聲正勤，始文使可修，終竟武乃陳。候視加謹慎，審察調寒溫。周旋十二節，節盡更須親。氣索命將絕，體死亡魄魂。色轉更為紫，赫然成還丹。粉提以一丸，刀圭最為神」（彭曉注本，第三十七章）。這是一段西元10世紀以後屢被指認為「內丹」法「火候」的一

段典型文字。經我們三十年研究結果表明這其實是地地道道的化學冶煉學也就是「外丹」成功實驗的記錄。這是一篇如何煉冶朱砂的傑出的論文，這裡不僅有原料配方的記錄（金十五）、硫黃五分（水五分）；有冶煉過程，原料消耗情況的正確判斷：水銀在冶煉過程沒有損失（金重如本初），而硫黃參加化學反應的只有兩分，其他三分沒有參加反應（其三遂不入，火二與之俱），而且有冶煉過程化學反應現象的觀察。冶煉分兩階段進行，第一階段（三物相含受……狀若明窗塵。」）水銀同硫黃在加熱的情況下，變化神速：開始硫黃浮於水銀面（陰在上，陽在下。）因受熱（114.5℃）而變成液體，再繼續升溫至160～170℃，熔融的硫黃就會變成暗棕色且黏滯，200℃時黏度達最高點近乎凝結（先液而後凝）。這是硫黃有異於其他物質的明顯特徵。這就是第一階段的「半成品」：黃輿（「號曰黃輿焉」）。冶煉時間充分（「歲月將欲訖」），反應完全（毀性傷壽年）之時，得到的是「形體如灰土、狀若明窗塵」的很難看的東西：灰黑如塵土，這是水銀同硫黃在一般條件下冶煉得到的產物。我們的實驗完全證明了這一點，其化學成份為黑色HgS並夾雜些多硫化汞$HgSx$（也是黑色），間或也有少許的未氧化的硫黃，因此，狀若「灰土」。然後將這些成品作為丹料搗碎混勻（「搗治併合之」）裝爐進入第二階段的冶煉（「持入赤色門……節盡更須親」）：入爐（「持入赤色門」）後，將爐蓋嚴嚴密密地封死（「固塞其際會、務令致完堅」）。為什麼要將蓋封嚴呢？因為不封嚴則在冶煉過程空氣中的氧進入爐內，在高溫下同丹料作用，氧化成另外的有毒化學物質而成不了「紫色還丹」了。那麼第一階段的冶煉為什麼不須封嚴呢？原來煉丹家魏伯陽已經嚴密地計算過，十五分水銀只須要不到五分的硫黃（五分水有餘）就能形成「紫色還丹」（按現代化學的精密計算，「還丹」中的水銀同硫黃的比例為15:2.4）。多餘的部份同空氣中氧結合、燃燒（「其三逐不入」）一方面提高了冶煉溫度，一方面保護了水銀不被氧化（「金重如本初」）。爐蓋封固之後，就開始加熱，日夜不停，開始時逐漸升溫（「文火」），最後高溫冶煉（「武火」）

（「始文使可修、終竟武乃陳」）。不斷地觀察、長期保持冶煉溫度
（386℃），直到反應完成，於是黑色HgS完全轉換為同分異構的紫紅
色、玲瓏剔透的「丹」。「氣索命將絕，體死亡魄魂」，這裡的「命」
和「體」指的是作為原料的黑色HgS，黑色HgS的「體死」和「命絕」
意味著紫色HgS（還丹）的新生和性質（魄魂）的根本變化。整個還丹
的過程可用以下化學方程概括：

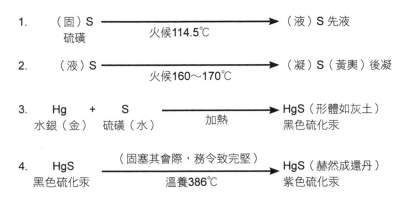

1.　　（固）S ——————————————→（液）S 先液
　　　硫磺　　　　　　火候114.5℃

2.　　（液）S ——————————————→（凝）S（黃興）後凝
　　　　　　　　　　　火候160～170℃

3.　　Hg　＋　S ——————————————→ HgS（形體如灰土）
　　　水銀（金）硫磺（水）　　加熱　　　黑色硫化汞

4.　　HgS ——（固塞其會際，務令致完堅）——→ HgS（赫然成還丹）
　　　黑色硫化汞　　　溫養386℃　　　　紫色硫化汞

　　　黑色硫化汞的化學成份與紫紅色的「還丹」完全相同，但結構卻
大不相同，前者屬「正方」晶系而後者屬「六方」晶系。性質也大不相
同：前者有毒，後者無毒。一般情況下由硫黃和水銀只能化合成黑色
硫化汞也就是「狀若明窗塵」那種，由黑色HgS轉化成為紅色HgS要在
高溫、密閉的條件下才能緩慢進行（溫養）。這一化學反應只是在上
世紀初才由化學家摸清其規律，而在中國卻於西元2世紀由《參同契》
已非常詳盡地披露，這是中國古代化學家的光榮。《參同契》的作者
魏伯陽不僅知道煉還丹的整個定性規律，而且定量關係也瞭解得很準
確。Hg的原子量為200.59，S的原子量為32.07，兩者之間的定量關係應
為15:2.4，魏伯陽確定二者的比的是15:5，但他明確表示，硫黃的比例
大了一些（「金計有十五」，「五分水有餘」。）實際上，這五分之
中，只有兩分是起反應的（「火二與之俱」），而其他三分並不參加反

應（「其三逐不入」）。因此實際的比例大約是15:2，同理論值相當吻合。這在當時是個驚人準確的定量認識。

這裡，冶煉還丹所用的鼎，雖然沒有介紹，但作者後來，似乎意識到這點欠缺，因此在已經立論成書稍後的《參同契》下篇中以「鼎器歌」的形式加以補敘。這個「鼎」究竟什麼模樣呢？文中敘道：「圓三五、寸一分。口四八，兩寸唇。長尺二，厚薄均。腹齊三，坐垂溫。」「圓三五，寸一分」這是圓周率的概述，圓周如果是3.5寸，那麼直徑就是1.1寸。據此可以算出魏伯陽推導的圓周率：$\pi = 35/11 = 3.1818$。這是一個了不起的發現。自春秋以來，人們一直沿用「週三徑一」的古易術數，也就是說，$\pi = 3$，不敢越雷池一步。雖然漢初大科學家劉歆、張衡都有求出更精密圓周率的機會，但都未能突破「週三徑一」的桎梏。因此，魏伯陽是中國創造新圓周率的第一人。據此，這個鼎「口四八」口的圓周4寸8分，可以推算出鼎的口直徑為1.5寸。「腹齊三」，複齊（臍）的直徑3寸。由於壁厚是2寸（唇二寸），因此，可知這個鼎是內腔一尺深（「長尺二」扣去二寸厚的底）的口小，腹大壁厚均勻（厚薄均）的豎式坩堝。火法冶金通常使用兩種容器：一種是管式的，可以臥放；一種是豎式的。魏伯陽所介紹的是後者，故爾曰；「坐垂溫」。冶煉用的「鼎器」材料通常有兩種，一為金屬、一為非金屬的陶瓷材料。《參同契》用的是什麼雖然沒有明言，但可以從所提供的化學反應的內容（硫化汞的異構化）和所需要的條件（長時間的高溫恆溫）可知，必為陶瓷無疑。金屬材料的「鼎器」一是能同上述原料發生化學反應，二是溫度受外界影響而漲落較大，不易恆溫故爾必定非是。

《周易參同契》作為古代中國冶金化學最偉大的著作，還有許多重要的內容值得探討，我們將在適當的時間加以展開。我們之所以在本文對《參同契》上述內容加以發明和詳解，是因為，這是自西元974年彭曉首注此書1000多年以來一直被誤解最深的部份。人們一直誤認為書中所言是借煉丹以喻「內丹」火候。以致「煉丹」一詞衍變為導引學的專

用術語，而對於煉丹一說真正的化學冶金內涵反而不清楚了。這一點今天如果仍不披曆清楚，那麼既損害了《周易參同契》在科學技術史上的光輝地位，歪曲了西元2世紀中國科學家在化學方面的偉大發明，同時也妨礙了中華導引學的發展。因為，千年來，許多有才華的氣功養生研究家為這種根據不足的猜測所桎梏。總要將自己在氣功養生學方面的研究成就往魏伯陽介紹的「金丹」冶煉法上湊，把導引鍛煉方面發現的內在規律往《契》文所介紹的「火候」上靠。而由於《參同契》所敘的煉丹參數包括火候都是真實煉丹實驗的記錄，並非彭曉所猜測的類比，所以都很具體，而且很「定量」，因此很難「湊」上。於是，不少煉功家在對《參同契》眾口交讚的同時也流露出難以掩飾的失望，以為沒有掌握到解開真正「火候」的鑰匙。甚至連一代大師張紫陽在其所著的《悟真篇》也說：「契論（《參同契》）、經歌（指《道德經》）講至真，不將火候著于文。」又說「任君聰慧過顏閔，不知火候莫強猜」。把參同契的「火候」推到不可知的境界。

問題出在那裡呢？第一，問題出在不瞭解作者撰寫《參同契》的意圖。或者不願意相信作者自述撰寫《契》文的意圖。其實魏伯陽在其下篇說得很清楚，這本書敘述的是三個方面內容：「大易情性，各如其度；黃老用究，較而可禦，爐火之事，真有所據；三道由一，俱出徑路」。其一，宇宙萬物變化的根本規律都不僅僅是定性的而且可以定量（各如其度）。整本《參同契》用了將近一半的篇幅來闡明客觀規律的量化問題（包括陰陽，五行、干支、八卦、納甲）；其二，黃老哲學是漢初最風行的哲學體系，以這種哲學為指導用於國家管理（「禦政」）則可「國無害道」；如果用於養生則能「黃中漸通理，潤澤達肌膚；初正則終修，幹立末可持」，找到養生的根本。因為黃老哲學從漢初到作者生活的東漢末年已風行了兩百六七十年的歷史，同煉丹術相比大家比較熟悉，所以說「較而可禦。」其三，相形之下對「服食」特別是「煉丹」是否真有其事頗多懷疑。因此作者要力證「爐火之事，真有所據」。說的是化學冶煉「金液還丹」的技術並非不著邊際的無稽之談，

而是有根據的事實。無論是「天」的變化（大易情性）、人事的變化（「黃老用究」）還是「地」的變化（「爐火之事」或者說「物理」）道理都是相通的，都是可以量化的（三道由一，俱出徑路）。由此可見，作者的目的乃在於披露「爐火之事」的奧秘。因為他認為「大易性情」是三聖（伏羲、文王、孔子）早就研究過的，眾所周知的定論。而氣功方面的成果（「黃老用究」）也比較容易掌握（「較而可禦」），因此，雖有「煉已立基」的文字以述養生；「明辯正邪」的篇章以闡正道，但本書作者所最關注的內容卻是向世人宣佈當時爭議最多、付出代價最大的「爐火之事」的研究成果。春秋以來，特別是有漢以來，養生界普遍認為：想要長壽必須煉養結合，養即養生，在《參同契》作者看來問題不大（「黃老用究，較而可禦」）。煉即煉丹，古人認為通過冶煉能得到一種「萬物寶」的「還丹」，「術士服食之，壽命得長久」能夠返老還童，「髮白皆變黑，齒落生舊所」，極為神靈。術士們是這樣推論的：食用像胡麻（巨勝）這樣的食物尚且可以延年，那麼，服用經過千鍛百煉的「金丹」當然就更加有可能「不敗朽」了。可是千百年來：「世間多學士，高妙負良才，邂逅不遭遇，耗火亡資財」（《參同契》第三十四章）。然而「不得其理，難以妄言。竭殫家產，妻子饑貧，自古及今，好者億人，迄不諧遇，稀有能成。」「逐使宦者不仕，農夫失耘，商人棄貨，志士家貧」（《參同契》第七十章）。於是「吾甚傷之，定錄此文。」也就是說，因為看到許多人因煉丹不得要領而傾家蕩產，作者甚是傷感，出於責任感才決定寫這本書以「披列其條，核實可觀，分兩有數，因而相循」（《參同契》第七十九章）。把冶煉還丹的真實記錄，包括各種冶煉參數、原料分兩、操作步驟、器皿（鼎）尺寸都坦誠、如實地先告訴後人，使煉丹能夠順利進行（因而可循）。這才是《契》文作者的寫作意圖。

既然，魏伯陽的寫作意圖剖白得清清楚楚，為什麼有人不願意相信呢？因為有唐以來，22個皇帝半數以上因服「還丹」中毒身亡，其中包括太祖李淵、太宗李世民，只有武則天除外。其他達官貴人更因此而死

者無數。雖然這些術士未必是根據參同契介紹的方案去煉丹的，但金丹神乎其神、長生不老的神聖作用不能不引起懷疑。最合理的猜測是：或許魏伯陽是借煉丹以述練功吧，其所介紹的「火候」，或許是藉以述練功的參數及過程的「隱語」吧。再加上《契》文中確有「結舌欲不語，絕道獲罪誅。寄情寫竹帛，恐泄天之符」的表白。所以自五代彭曉以後許多氣功專家按著這條思路代代相因，附會演繹，既使中華氣功學的研究因有了較前妥貼的類比對象，而有新的發展思路。但是也因為煉丹化學的規律畢竟不同於人體身心運作的規律，刻板的套用反而限制了氣功學的發展。

　　或許有人會問，將參同契的純煉丹的研究植入導引技術既然是一種誤導，何以也能促進氣功學術的發展呢？其實魏伯陽也講清楚：「大易」、「黃老」、「爐火」三道由一，天、地、人萬事萬物的基本規律是共通的。「易」是「黃老」、「爐火」之理；而「黃老」、「爐火」、反過來又是驗證「易」正確之用。彼此有一定的可比性，因此，一定程度上，類比能夠促進對像氣功這樣未知事物認識的深化。

　　第二，問題出在彭曉及此後練「內丹」的功家不懂或不完全懂得真正煉丹學的知識。起碼是沒有從事過煉丹的實踐。《參同契》問世後的2～3百年間，煉丹的行家裡手如葛洪、陶宏景等都從未懷疑過《契》文是煉丹學的文獻。有唐以來的四百年間，也不曾有人懷疑過。彭曉之後之所以轉舵認定《契》文是借外丹以述內丹，一方面固然是數百年無數失敗的事實說明「還丹」並非像《參同契》所說的那樣「粉提以一丸、刀圭最為神」的那樣神靈。另一方面這些內丹家們並沒有去認真研究《參同契》所提供的實驗方案；去從事冶煉還丹方面的實踐。倘若他們親自實踐過，那麼他們定會知道這個實驗方案是能煉出「還丹」來的（至於是不是那麼「神」，那是另一個問題）。因此也就不會猜度這是魏伯陽在同後生捉迷藏了。

　　所謂「金液還丹」就是人工製造的朱砂（或稱丹砂），是硫與汞（水銀）的化合物。很早以前人們就已經知道朱砂是汞的化合物，稍後

於魏伯陽的葛洪所著的《抱朴子》就說過：「丹砂燒之成水銀，積變又還成丹砂。」所謂「還丹」就是：金液（汞）積變還成丹砂之意。西元五世紀的陶宏景甚至還知道由丹砂冶煉出的水銀質量不太好：「色小白濁」。可見，自魏伯陽之後由丹砂提煉為水銀及由水銀冶煉還丹在學術界已經不是什麼秘密。問題是對人工製造（即由水銀人工冶煉）的「還丹」總有一種神秘之感，包括魏伯陽及稍後的諸丹家都認為此物「不得了」。魏伯陽本人自不待言，在《參同契》中已稱道備至，葛洪（西元283～363）也認為由水銀冶煉「積變又還成」的丹砂，其功效「去草木遠矣，故能令人長生」，為何能長生呢？他的推理是：「金汞在九竅，則死人為之不朽，況服食乎！」意思是：既然，金和水銀塞於死人的九竅都能使死人不腐爛，那麼活人服用還丹，還有不長生的道理？葛洪還講了故事：臨沅縣有一家姓廖的人家，世世代代都長壽。後來搬家了，以後子孫都短命。而別人搬到廖姓故居去住，也多長壽。於是懷疑可能廖家的井水有奧妙，於是把井挖了，結果發現井底埋了幾十斛的朱砂。名醫、煉丹家陶宏景（西元456～536）也說：「還復為丹，事出仙經，酒和日暴，服之長生」。陶所說的「仙經」大既是指《太上玄變經》所載的《三皇真人煉丹方》，據此方介紹，服了「還丹」之後：「一月三蟲出，半年諸病瘥，一年鬚髮黑，三年神人至」。同魏伯陽的溢美之詞大同小異。不過陶宏景已提醒人們注意，煉好的還丹要經過酒浸和日曬的處理，這種處理相當複雜，要經過大約三百天。這說明已然瞭解「還丹」弄不好會有毒的，需採取此措施。然而，此後千百年的實踐表明，「金液還丹」不僅沒有那麼神，而且不斷地鬧出人命案。

關於天然朱砂，李時珍於16世紀末總結了前人的研究成果認為其藥性：「甘，微寒，無毒。主治：身體五臟百病，養精神、安魂魄，益氣明目，久服通神明不老……。」當然，對天然朱砂是否有毒，歷史上有過激烈的爭論：遠古時，神農說無毒；但歧伯（傳說中黃帝之師）說有毒，藥學家甄權說有大毒。看起來分歧很大，其實關鍵在於服法。氣功家、煉丹家寇宗奭說得妥貼：「朱砂鎮養心神，但宜生服，若煉服，

少有不作疾者。」朱砂是非常特別的天然礦物質，以其成份而言是硫化汞，而汞的鹽類和氧化物大都有劇毒，即便是同為硫化汞但是黑色的同分異構體也有毒。所以品質優良純淨的天然朱砂，如辰州的簸頭砂無毒，但如衡陽、邵陽出產的雖然也是紫色朱砂，但因裡面滲有黑色硫化汞，就不可入藥。天然朱砂一旦經過火煉之後可能產生氧化汞（紅色）和其他汞化物，故有劇毒。

至於人工冶煉「金液還丹」，雖然《參同契》提供的實驗步驟確實可行，但因冶煉條件的不易掌握（火候）；煉丹容器的不能封得很嚴；煉丹的原料包括水銀、硫黃和容器材料的不夠純淨，故而煉成之「金液還丹」殘存毒性可能性極大。雖然煉成的「金丹」可以採取各種「制法」以去其毒，有些方法效果不錯，但終究服用起來凶多吉少。以今天的現代化實驗室條件而言，要取得99.999％純度的水銀和硫黃已非難事，要控制300～400℃溫度保持在±0.1～0.5℃範圍絕對無氧的冶煉條件更是小事一樁。因此要冶煉出純度超過「極品」天然朱砂的無毒「金液還丹」已經成為現實，但到底這樣的精品「還丹」真正的藥用價值是什麼則有待研究。不過，它絕不可能是什麼長生不老的「仙丹」卻是可以肯定的。

二十世紀八十年代前後，因工作之便，本書作者研究了汞的硫化物及其電化學行為。發現汞的硫化物不僅僅是化學著作所指出的兩種：黑色HgS（正方晶系）、紅色HgS（六方晶系，即朱砂），而且還存在第三種：在汞表面上形成的第一個HgS分子層其性質完全不同於前述的紅、黑兩種。這三種不同HgS的極譜圖如下。（**圖**31）

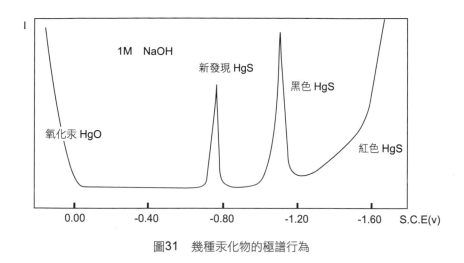

圖31　幾種汞化物的極譜行為

　　新發現的HgS和黑色HgS的峰電位分別為約-0.80V、-1.10V，兩者可以互變，而紅色HgS則非常穩定。前兩種HgS電極過程為可逆如下式：

$$Hg + S^{2-} \rightleftharpoons HgS + 2e$$

　　而HgS（紅）則只能在超過氫還原電位下被還原且不可逆。這說明黑色HgS的穩定性遠差於朱砂（參見：林中鵬《硫離子的極譜行為》，《中國化學學報》1981年第一期）。由上圖還可以看出，氧化汞穩定性更差，且極易形成，因而提示有大毒。

　　由上述研究中不難看出，人工合成的「金液還丹」何以經常出人命，關鍵在「爐鼎」的安置和「火候」的掌握；魏伯陽提供的「鼎」口很小，直徑大約是4cm，目的在於易密封。太大的口不易封嚴，而封不嚴則漏氣，氧滲入後汞就氧化成了有劇毒的「氧化汞」。稍一誤食，即有致命的危險。更要命的是這種「氧化汞」也是紅色的，沒有經驗的人很難將其和朱砂分清，許多煉丹者嗚呼送命，其因蓋此。密封技術在今日已然過關，但在古代卻是件難事。往往由於在加熱過程中密封被破壞，而功敗垂成。所以魏伯陽提醒：一旦裝爐之後要「固塞其際會、務使致完堅」且要日夜護持，隨時加固密封。為了保護密封還要注

意火候，要先「文火」後「武火」。猛然升溫，密封很容易破壞且陶鼎壁厚，內外溫差大，容易裂。注意火候的另一個原因是保證使有毒的黑色HgS轉化為無毒的紅色HgS。如前所述魏伯陽煉「金液還丹」是分兩步走的：第一步先將金（汞）、水（硫黃）燒成黑色、有毒的HgS，然後以此為原料在一定溫度下長期「溫養」，現在我們已知道，這個轉化（溫養）溫度是386℃，太高、太低都不合適。如果保持溫度時間不夠，由有毒的黑色HgS轉化反應不完全，「還丹」也會有毒。這就是千百年來，服用「還丹」者中毒身亡時有發生的原因。秘密既然揭開了，無謂的猜測也就不再必要。所以後世有關還丹是「內丹」的論證儘管很有天才，但畢竟不是一碼事。

我們在這裡探討《參同契》，並非全面評價《參同契》的歷史地位，而僅僅討論後人所推崇煉丹（內丹）的方法和「火候」、「爐鼎」。後世導引家讚它為「萬古丹經王」，並沒有錯，只是它並非宋元以後創立的導引「內丹」學派的「丹經王」，而是地地道道的古代化學冶煉學的丹經之王；它是中國最早，最詳盡介紹煉丹方法的第一書，但不是宋元以後「丹道」功法的肇始者；它對「內丹」的貢獻只是從理論上闡明「三道由一」的認識和量化的概念，而不是具體的內丹「丹道」的功法；它所提供的「火候」是地地道道的化學實驗的真實參數，而不是後人所敷演的煉內丹的「火候」。

《參同契》實在是中國科技史上絕無僅有的一部奇書：它是一部化學冶煉學的真丹經（外丹）之王，卻少有人理會它；它又是一部後人強加的假丹經（內丹）之王，偏有許多人寫了上百部的著作硬是將其演繹成重要的導引派別──丹道。以至於今天人們一提到煉丹都以為就是練導引，一提到火候都以為是專指練丹功的要領。實在令人感歎：假作真來真變假，千古何人識丹家。我們認為還《參同契》的真實面目，既不會貶損其歷史價值，也不會降低宋元以來丹道研究成果的價值。相反，解脫了沉重的歷史枷鎖，丹道的研究會更上層樓。因為科學總是青睞那些實事求是者。

　　論證《參同契》是真「丹經之王」，並不是說它對中華導引就沒有
一點貢獻。《契》文對宇宙萬物「一統共倫」的認識及其「引內養性」
和「配以服食」原理相通的思路對中華養生文化的發展有重要的指導價
值。由於以《參同契》為代表的這一歷史時期的著作，大都主張養性、
服食並重的養生觀，因此，我們又稱西元三世紀以前的這一歷史時期為
養性服食時期。

14
chapter

是非兩部《黃庭經》

黃庭經，道教經典。以道教理論入於醫說，或也可以認為以醫學理論入於道學。作者不詳，大概成書於魏、晉之間。《雲笈七籤》卷十一，錄有梁丘子和務成子注《黃庭內景經》。題有「扶桑大帝命暘谷神仙王傳魏夫人」字樣。「扶桑大帝」和「暘谷神仙王」子虛烏有，而魏夫人確有其人。魏夫人名華存，生於魏・廢帝嘉平四年（西元252年），在世83年，化於晉成帝咸和九年（西元335年）。魏夫人為道教茅山派的重要人物，任祭酒。葛洪約晚生於魏夫人30年，然葛著《抱朴子》即已錄有《黃庭經》的書目。此外，葛洪尚於所著《列仙傳》中的朱橫傳中有「與老君《黃庭經》，令讀三過」之言。說明西晉初年《黃庭經》已開始傳播。另一位道家大師陶弘景在所著《真誥》中言及：「上清真經，晉哀帝興寧二年，南嶽魏夫人授其弟子，使作隸書寫出……。」此時魏夫人已辭世30餘年。故爾，此黃庭恐非魏夫人親授。

《黃庭經》面世之初並未著撰者名字及年代。梁丘子注《黃庭經》時始有「魏夫人傳」之說，既然是「傳」，撰者必定另有其人。梁丘子為中唐時人，恐怕也未必清楚作者是誰。作者不清楚，本無關宏旨。但是，此時，又出現了另一個版本的《黃庭經》。兩部黃庭，同樣優秀，難分伯仲。於是學界將先出者定名為《黃庭外景經》，後出者為《黃庭內景經》。葛洪所見應是「外景經」，而陶弘景《真誥》所錄大概是《黃庭內景經》。同時，我們從《真誥》中得知，《黃庭內景經》的第一個版本是隸書體。而流傳至今的《黃庭外景經》則為大名鼎鼎的書聖王羲之所書的真跡拓本。

　　兩部《黃庭》的先後出現，頗令學術界為難：一方面，先出的《黃庭外景經》有書聖王羲之的寫本傳世，歷代的著名書法家紛紛跟帖，如唐之褚遂良，宋之米芾、黃庭堅等均有《外景經》法帖傳世，故歷久而不衰。另一方面，修道之專業人士，卻從《黃庭內景經》獲取更多的具體實踐指導，因而更青睞於後者。故爾，道家人士在論及《黃庭經》時，一般都指的是《內景經》。力挺《黃庭外景經》的除了葛洪之外，王羲之當是第一位擁躉。唐李白曾作詩述其事：「山陽道士如相見，應視黃庭換白鵝。」「黃庭換白鵝」即出自書聖寫《黃庭外景經》故事。務成子在注此書之序中說道：「晉有道士，好黃庭之術，意專書寫，常求于人，聞王右軍精於草隸，而性愛白鵝，遂以數頭贈之，得乎妙翰」。王羲之愛白鵝當是事實，據說王家中曾有一池，池邊石壁上書一碩大「鵝」字，傳即王右軍之真跡。但更重要的是王家數代均虔信道教，故樂而為之。宋代名士歐陽脩在《刪正黃庭經》序中寫道：「有〈黃庭經〉石本者，乃永和十三年晉人所書」。這位「晉人」一般均認為即王羲之。歐陽脩在《集古錄跋尾——黃庭四首》中說：「今《道藏》別有三十六章者名曰《內景》，而謂此篇（即《刪正黃庭經》）為《外景》。又分上中下三部者，皆非也。蓋內景乃此篇之疏爾。」看來歐陽脩也是挺《外景經》派者，認為「外景經」才是黃庭「正義」，而「內景經」只不過是外景經的「注疏」而已。周必大在《蓋公提拔》卷十一《題向鄉林家所藏山谷書南華玉篇》說：「《黃庭外景》一篇，世傳魏晉時道家者流所作。自王逸少（羲之）以來，高人勝士，皆善書之。此三十六篇，乃其義疏，名《內景》。中蓋養生之樞要也。」這是又一位挺黃庭外景的名士。所謂「疏」，即「注疏」，就是注解的意思。將本意不夠通暢之處加以疏導，雖然無貶意，但畢竟是「主」和「賓」的關係。歷代名士一致地挺《外景》，自有其原因。一般認為和王羲之書《外景》有關。不過，名士中也有例外的，蘇東坡就是其中之一。與他的老師歐陽脩不同，不僅力挺《黃庭內景》，寫就贊詩，且親筆書寫《黃庭內景》法帖。不過，蘇

東坡此舉，還是遭到宿儒們的非議。而力挺《黃庭內景》的道家集團也十分堅定。除陶弘景的《真誥》，中唐的梁丘子，宋之蘇東坡，金之劉玄處，明之陸西星，清之李涵虛均為道家飽學之士，對《黃庭內景》或書或注，均相當出彩。後三位均為丹道派的知名人士，均注過《黃庭內景》。梁丘子為中唐名士，本名白履忠，汴州人，因居大梁故城，故自號梁丘子，曾注過《新唐書》及《舊唐書》。他是注《黃庭內景》的第一人，對道家有很深研究。至今道藏還載有他所寫的修煉口訣。和力挺《外景》的飽學儒士們不同，力挺《內景》的名士如白履忠、蘇東坡以及劉、陸、李諸家均為對道家修煉有較多的認識者。劉、陸、李自不待言，蘇東坡對修煉一途，也有相當造詣。至今，在他為官任所的蘇州還廣泛流傳他所編創「香泉功法」（東坡又號香泉居士）。他所發明數息靜坐法至今仍頗受入門者歡迎。與此相反，《外景經》之力挺者，多少都是因愛王羲之書法而愛屋及烏。以歐陽脩為例，他本人對神仙說就極為反感，認為世上根本就沒有仙人。這一觀念反映在他的許多文章中。不過，如此之多的文人學士關心著《黃庭經》，說明《黃庭經》的意義已經遠遠超出導引學的範疇。熱鬧的場面也引發佛教界的人士也來參加《黃庭》身世的討論。西元668年，唐釋道世著《法苑珠林》發表。他認為《黃庭外景經》的作者可能是魏華存之師王褒。王褒是魏晉時道士，曾造過許多道經，其中就有著名的《洞玄經》，釋道世認為《外景經》應也是王褒之作，然後秘傳於魏夫人。他認為「外景經」多談男性煉丹之事，而「內景經」則兼言女子煉養之術，故有可能是茅山派道教女祭酒魏華存根據《外景經》傳本而草創的。之後東晉楊羲得其秘笈而增布完成。道世之說頗為合理，既無道家挺《內景經》之燥，也無儒家挺《外景經》之迂。南宋詩人陸游的立場最受大眾歡迎。他在《道室雜興》詩中寫道：「身是秋風一斷篷，何曾住處任西東；棋枰窗下時聞霉，丹灶崖間夜吐虹；采藥不辭千里去，釣魚曾破十年功；白頭始悟頤生妙，盡在《黃庭》兩卷中。」又在《書懷》詩中寫道：「早佩《黃庭》兩卷經，不應靈府雜膻

腥；憑君為買金鴉嘴，歸去秋山剷茯苓。」呂純陽真人《題宿州天慶觀》詩云：「時傳丹篆千年術，口誦黃庭兩卷經；鶴觀古壇槐影裡，悄無人跡戶常扃。」兩位先賢對兩部《黃庭》同樣尊重，不復厚此薄彼，實在是最佳立場。

內、外兩部黃庭，引發儒、釋、道三家先賢長時間的熱議，本身就是學術界的大事，更何況這兩部黃庭對修煉之術確有所見。以上諸賢之論，雖不能完全確定兩部黃庭的來龍去脈，但可以判斷，兩部黃庭均與魏夫人有關，因此，後人讀黃庭，似應該如呂、陸兩位先賢，相容並蓄，合則兩利，分則俱傷。

關於黃庭，漢桓帝延熹八年（165年）時，邊韶著《老子銘》即已有：「出入丹爐，上下黃庭」之句。這說明早在《黃庭經》出現之前的百餘年即已有黃庭的概念。對照邊韶《老子銘》序文可知，在桓帝時代，「存想丹田」已作為一種修煉的普遍方法，因此「黃庭」、「丹田」都不是魏夫人及乃師王褒的發明。《黃庭經》的存想五神之術也不是他們二位的創造。道家的養生之本在於全形、養神、制氣。神乃生之制，這是《淮南子》的思想，因此河上公說：「人能養神則不死，神謂五臟神也，肝藏魄，肺藏魂，心藏神，脾藏意，腎藏精與志。五臟盡傷則五神去」（河上公《老子章句》）五臟神有時又簡稱「五神」。故河上公又說：「人能保身之道，使精氣不勞，五神不苦，則可以長久。」可以這樣說，無論是《黃庭內景》還是《外景經》，其核心內容，河上公早已披露無餘。據我們考證，河上公的《老子章句》，應早於王弼注《道德經》之前。王弼辭世之時為西元249年，早於魏夫人誕生之年。因此，存思五臟神的養生術恐怕也不是魏夫人師徒的原創之作。他們作黃庭經的貢獻，在於總結道家自東漢以來數百年「存思五臟神」養生之術的成就。當然，《黃庭經》畢竟是道教經典，所以有將「五臟神」及其所擴展的三部、八景、二十四真都賦以「神仙」之名的全盤「仙化」。對今日之導引學研究者來說，讀這些「神名」時，只當是修煉關鍵處的一些符號，而不必信以為真。

　　《黃庭經》的貢獻還在於將醫學的理論溶於道學的養生之術中，使修身之術同健康目的更緊密的結合。眾所周知，《黃帝內經素問》三分之一內容與陰陽五行有關。也就是說，有相當的內容是探討「臟腑辨證」的。但是東漢末年到魏晉極少有人提及，直至南北朝劉宋時全元起重注《黃帝內經素問》時「臟腑辨證」才重新進入醫界視野。然而，《黃庭經》卻相當詳盡地保留了這部分的原始醫學資料。

　　《黃庭內景經》共分三十六章。其中，第八至十六章，第三十二至三十五章均為介紹五臟六腑臟象在生命中的意義。且舉數例：「經歷六合隱卯酉，兩腎之神主延壽」（《內景》第三十二章）；「肝氣鬱勃清且長，羅列六府生三光……」（內景第三十三章）；「肺之為氣三焦起……」（第三十四章）；「脾神還歸是胃家……」、「脾救七竅去不詳……」（三十五章）。《黃庭外景經》也有幾乎相同的演繹。《外景經》分上、中、下三部。歐陽脩指出這「三部」的分法原先是沒有的，是後人所為。我們認為此說極是。全書「七言」長詩，一氣呵成，無須斷讀。五臟之論基本集中在「下部」，列出以作比較：「心為國主五臟王……」「肝氣周還終無端，肺之為氣三焦起……」（《外景經》下部，下同）；「脾神還歸依大家，致于胃管通虛無……」；「五臟之主腎最精，伏于太陰成五形……」。如果勉強挑剔，則可見《外景經》論臟腑部份似稍粗，而《內景經》較細。《黃庭經》於醫道方面的貢獻，最重要的是關於「腦」的論述，「腦和心」之間的異同比較，填補了迄今為止醫書不載的空白。

　　眾所周知，自古至今，包括《黃帝內經素問》只有「心」主神明的記載，而「腦」的作用獨缺，《黃庭內景經》卻有豐富的記述：「腦神精根字泥丸」、「泥丸百節皆有神」。原來，我們今天「泥丸宮」之名是來自於黃庭對腦之「神」的命名。腦的功能是統帥面部發、眼、鼻、耳、齒的，極為重要。所以書中說「一面之神宗泥丸」。「泥丸」即腦中，也即上丹田。對於修煉而言，也是極重要的部位，所以詩中說：「泥丸九真皆有房，方圓一寸處此中，內服紫衣飛羅裳，但思一部

壽無窮，非各別住俱腦中，列位次坐向外方，所存在心自相當。」以上均列自《黃庭內景》第六章。第一、二句說的「泥丸」裡包含上、中、下三丹田。因為每個丹田有「三位真人」所以說三丹田的九位「真人」在「泥丸」均有「房」，「泥丸」也是三田的「領軍人物」。三田中的「九真」都很重要（內服紫衣）。「思一」即「守一」，說的是如能以三田為目標的「守一」，就能延年益壽（壽無窮）。關於「泥丸」的重要意義，《內景》尚有許多闡明，這裡不贅。而相比較之下，「心」的主要性雖亦得到表達，但，感覺到稍減於「腦」，文中說：「心典一體五臟王」，認為「心」為五臟之統帥。這與《黃帝內經素問》「心乃君主之官」有異曲同工之妙。從《黃帝內經素問》之五行學說到《黃庭經》的五臟神論，又到隋‧巢元方《諸病源候論》臟腑辨證的成熟運用，可見《黃庭經》的醫學成就非同一般。而關於「腦」的功能描述，更是發歷代醫學所未見，因此，怎樣評估其歷史意義都不為過，可見仙學通乎醫學之說不無道理。

　　《黃庭經》畢竟是神仙道教的經典，各路神仙之來歷及故事，一般讀者難以卒讀。好在近人陳攖寧先生著《黃庭經教義》，講解經中要點，頗有所見。對讀者理解有很好的指導入門作用。文分八個主題：**一、黃庭；二、泥丸；三、魂魄；四、呼吸；五、漱津；六、存神；七、致虛；八、斷欲**。完全打亂全經次序，一一解讀，頗為別致。當然，有些內容解讀得未必盡善。例如：第一黃庭。《雲笈七籤》在《黃庭內景經》釋題中說：「黃者，中央之色也。庭者，四方之中也。」外指事，即天中、人中、地中；內指事，即腦中、心中、脾中。「故曰：黃庭內者，心也。『景』者象也。」因此，黃庭內景之象「即血肉、筋骨、臟府之象也。心居體內，存現一體之象，故曰內景。」前面說的是「黃庭」，後面說的是「內景」，很清楚。但是攖寧先生的解釋卻令人糊塗了：「神仙口訣，重在胎息，胎息者何？息息歸根本之謂。根者何？臍內空處，即「黃庭」也。」陳先生還舉《內景經》章第二和《外景經》章第一原文為證。問題來了：如果陳先生的解釋正確，那麼黃庭

宮只有一處：即下丹田。那麼泥丸為上丹田；絳宮為中丹田還有嗎？上
丹田、中丹田、下丹田中，是否只有「下丹田」也即陳先生所指的「黃
庭」最主要？這顯然與「釋題」不符；「黃庭內指事，即腦中、心中、
脾中」。按陳先生的說法，則「黃庭」只有「脾中」一處。其實如以經
文解，這腦中、心中、脾中的三田中最重要的恐怕還是「腦中」，也即
「泥丸宮」，對此，陳先生在《第二泥丸》中已有充分論證。攖寧先生
關於「黃庭」的講解雖不盡人意，但僅僅是白玉微瑕而已。其於呼吸
（第四）、漱津（第五）、存神（第六）三節，講解尤為出色。據攖寧
先生考證：「從來丹經多言男子之事，女丹訣自有別傳，而《黃庭經》
則歷代女真以之得道者，如魯妙典、崔妙玄，薛玄同之流，具見載籍，
頗不乏人。」或許這與黃庭內景的作者是位傑出女性有關，攖寧先生所
見頗有見地。

15 chapter

《諸病源候論》
——醫學導引最早專著

　　如果說，導引學術於春秋時期基本理論已臻完善，那麼入秦漢，在專門理論方面就更加成熟。經兩晉至隋唐，進入了全面應用於臨床的階段。導引在醫學上的廣泛應用，始於內經，倡於陶弘景，但集大成者實為隋‧巢元方專著《諸病源候論》、唐孫思邈的《千金翼方》及稍後的《外台秘要》。

　　《諸病源候論》成書於隋朝大業六年即西元610年，巢元方等編撰。巢元方為隋太醫，史志均有記載，《諸病源候論》是討論病因病理學專著，集中論述各種疾病的病源及症候，共五卷，分六十七門一千百三十九論。內容包括內、外、婦、兒、五官諸科各種疾病。是《傷寒》、《金匱》以來最重要的醫學著作之一。此書不同於前人醫學著作的最大特點是：全書只講各種病的症候及其發生原因，基本不涉及方藥，只在每論的末尾寫上一句：「其湯熨、鍼石，別有正方」，一筆帶過。相反，全書共載「養生導引法」或「養生法」289條，除去重複的76條，共有213種導引法。運用範圍，遍及內、外、婦、產、五官、皮膚諸科。可以說是隋以前的「導引功法大全」。因此，《諸病源候論》問世，標誌著導引在醫學上的應用已進入成熟階段。

一、鮮明的特色

（1）「辨證施功」是本書的最大特色，全書二百一十三法絕大多數是根據不同症候選用的不同導引方法。例如：

「凡偏枯候」專案，先敘述病理、病因及症候，最後附〔養生方導引法〕：「正倚壁，不息行氣，從頭至足止。愈疽疝、大風、偏估諸風痺」。

「凡痺手足不隨候」項下〔養生方導引法〕：「左右拱手，兩臂不息九通。治臂、足痛，勞倦，風痺不隨。」

「頭風眩候」項養生導引法達九個之多，其中之一十分有趣：「以兩手承轆轤倒懸，令腳反在其上元，愈頭眩、風癲。坐地舒兩腳，以繩禦訖，拖轆轤上來下去。以兩手挽繩，使腳上頭下，使離地，自極十二通，愈頭眩、風癲。久行，身臥空中而不墜落」。倒懸法治高血壓病，目前在某些國家很流行，據說有的已經成立「倒懸協會」專門推廣此法，想來其源或出自本書。

五臟六腑諸病候均有不同導引法，例如：[肝病候]導引法：「肝臟病者，愁憂不樂，悲思嗔怒，頭眩眼痛，『呵』氣出而癒」；[心病候]導引法：「心臟病者，有冷熱。若冷，『呼』氣入，若熱『吹』氣出；」[脾病候]導引法：「脾臟病者，體面上，遊風習習痛，身體癢，煩悶疼痛，用『嘻』氣出；」[肺病候]導引法：「肺臟病者，體胸背痛滿，四肢煩悶，用『噓』字出。以兩手據地覆之，口納氣，鼻出之，除胸中、肺中病也」；[腎病候導引法]：「腎臟病者，咽喉窒塞，腹滿耳聾，用『呬』氣出」。「呵」、「呼」、「吹」、「嘻」、「噓」、「呬」六字訣用以治五臟病非自巢氏始，陶弘景已有記述。但，巢氏書中應用得更加明確。

（2）簡明扼要是本文書所載導引法又一特色。不少近代功法效果頗佳，但有些失於太繁，以至許多公務繁忙之在職人員只能望「功」

興歎，而巢氏所介紹的各種功法均非常簡單，至於其功效如何有待專門家進一步研究，但是簡單本身就有利於推廣。下述幾種功法都很簡單，例如治[風眩侯]的養生方導引法之一是「以兩手抱右膝，著膺，除風眩」，全法只有一個動作。又[大便不通侯]的養生導引法是：「龜行氣，伏衣被中，覆口、鼻、頭、面，正臥，息息九道，微鼻出氣，治閉塞不通」。龜行氣，古導引法之一，但寥寥十九字，把調形、調息要領陳述無遺。當然，效果如何尚待更多的臨床研究證實，但巢氏所介紹功法的簡明風格，確實值得我們的導引科普專家認真研究和借鑑的。術式複雜，不見得效果就一定良好。相反，術式簡明，不見得效果就差。

二、豐富的內容

本書介紹的導引法，內容豐富，形式多樣。包括不少古方古法如「龜行氣」、「蝦蟇行氣」、「蛇行氣」等也包括了調形、調神，調息各方面基本內容。既有單獨強調三調中的某一方面的，也就有強調兩或三方面協同的作用。

❖ （一）運動形體

《諸病源候論》所介紹的導引法中，大部分（共一百六十七條）包含運動形體的內容，就姿勢而言，臥有偃臥、側臥、仰臥，坐有端坐、踞坐、跪坐、坐、舒足坐等方式；立有丁字立、倒立、倒懸、內轉足、外轉足、獨足立等術式，手、臂、腰，頭等都有相應的要求，尤其注意腳趾和手指的動作。舉數例見一斑：

[虛勞侯]導引法之一：「蝦蟇行氣，正坐搖動兩臂，不息十二通，以治五勞七傷、水腫之病也」。

同上導引法之二：「一足踏地，一足屈膝，兩手抱犢鼻下，急挽向身極勢，左右換易四七，去五勞三裡氣不下」。

[虛勞體痛侯]導引法：「長舒兩足，足指努向上，兩手長舒，手掌相向，手指直舒、仰頭努脊，一時極勢，滿三通，動足相去一尺，手不移處，手掌向外七通，須臾動足二尺，手向下拓席，極勢三通，去遍身內筋節勞虛、骨髓疼悶」。

❖（二）調整呼吸

調整呼吸也為巢氏導引法的主要內容，共一百二十六方標明要運用一定呼吸術式。除一般呼吸（如鼻呼鼻吸、鼻吸口呼，口吸鼻呼等）外，「不息」應用較多。所謂「不息」即「閉氣」，即深吸後，停頓至氣憋始呼出，或呼後吸前有一停頓。例如：[虛勞口乾喉侯]導引法：「東向坐，仰頭不息五通，以舌撩口中，漱滿二七，咽，愈口乾」。

[消渴病候]導引法之二：「臥，閉目不息十二通，治飲食不消」。

[咳逆侯]導引方之一：「還向反望，倒望不息七通。治咳逆胸中病寒熱也」。

「閉氣」在古代功法中常用，但近代功家中多有不贊同者，認為有百弊而無一利。印度瑜珈功家也認為初學者千萬不要學「閉氣」，但同時又認為不施行「閉氣」則不算學到瑜珈。其實上述諸種認識並不矛盾。「閉氣」固然不適用初學者，但對於訓練有素，且有明師指導者則不在此列。

導引法中用得最多的調息方式是數息。巢元方說：「一出入為一息，」一般為三、五、七、九息。也有數至二百息的。舉例以明之：

[傷寒侯]導引法：「舉左手，頓左足，仰掌，鼻內氣四十息止。除身熱背痛」。

[虛勞陰下癢濕侯]導引法：「臥，令兩手在膝頭，取踵置尻下，以口內氣，腹脹自極，以鼻出氣七息。除陰下濕，少腹裡痛，膝冷不隨」。

出現於本書的另一種調息法為聲呼吸法，前述六字訣即屬此。

❖ （三）意念控制

相對地說，意念控制較引動形體、調節呼吸方面論述為少，全書共五十五候，九十九種導引法運用了意念控制。除要求一般的入靜（如「瞑心」、「嘿氣」、「住心」、「莫思餘事，專心念氣」等）外，大體還有：

意念導氣：以意導引，引氣入某部位或出某部位，類似流行功法中之「排病氣」或「補氣」之意念活動。此類意念活動，占本書調心內容的相當部份，以例明之：

[風偏枯候]導引法之二：「以背正倚，展開兩足及指，瞑心。從頭上引氣，想以達足之十趾及掌心。可三七引，候掌心似受氣止，蓋謂上引泥丸、下達湧泉是也」。本法為常用之法，不僅對偏枯有效，對高血壓患者也有良好效果。本法純以意念引氣，先安靜下來（瞑心），然後意想「氣」由「泥丸」入，直達到腳趾頭。雖說指定做二十一次（三七引），但只要手掌有「得氣」感，也就可以結束。

[虛勞膝冷候]導引法：「舒兩足坐，散氣向『湧泉』可三通。氣徹到，始收右足屈掩，將兩手急搓腳湧泉，挽足手，一時取勢，手足用力，送氣向下三七，不失氣數行。去腎內冷氣，膝冷腳疼。」這裡「散氣」、「送氣」均為意念導引之事。

意守體內部位，或動態過程，或意念外景或意念自身與宇宙相通等。本書多處提及，如「內視丹田」、「存心念五臟」，「思心氣上下四布」以及氣的「引入」、「散出」等均是。最有趣的是意守體內光色之法，據說此法「消疾卻邪，甚驗。篤信精思，行之，病無不愈」。節錄於下：

[五藏橫病候]導引法：「從膝以下有病，當思臍下有赤光，內外連沒身。從膝以上至腰有病，當思脾黃光。從腰以上至頭有病，當思心內赤光。病在皮膚寒熱者，當思肝內有青光，皆當思其光。內外連而沒已身，閉氣收光以照之」。據巢氏介紹，此法只適合於五臟橫病，按中醫

理論，五臟之間的相生相剋不當所產生的病是「正經」病，如果是因為寒溫失節、或因身體血氣虛弱而為風濕、陰陽毒氣所乘等由外邪所傷引起的病叫「橫病」。也就是說本導引法只適應於六淫所傷的病。「五色主五氣」，從氣功研究的角度來說是有一定道理的，但「守色」之法如此明確用於治某病則前此少見。

巢氏著作中也介紹了一些調心、調身、調息兼備的功法。這類功法一般適用範圍較廣，可以廣泛使用，例如：

[風身體手足不隨候]導引法：「治四肢疼悶及不隨、腹內積氣。床席必須平穩，正身仰臥，緩解衣帶，枕高三寸。握固者以兩手，各自以四指把手拇指，舒臂令去身各五寸，兩腳豎指，相去五寸。安心定意，調和氣息，莫思餘事，專意念氣，徐徐漱醴泉。漱醴泉者以舌略舐唇口牙齒，然後咽唾。徐徐以口吐氣，鼻引氣入喉，須微微緩作，不可卒急強作，待好調和引氣，勿令自聞出入之聲。每引氣，心心念送之，從腳趾頭使氣出。引氣五息、六息，一出入為一息，一息數十息，漸漸增益，得至百息、二百息，病即除愈。不食生菜及魚、肥肉。大飽食後、喜怒憂恚，悉不得輒行氣，惟須向曉清靜時，行氣大佳，能愈萬病。」「握固」一詞出自《老子》，後代氣功家衍為各種「指印」，上文「以四指把手拇指」也是一種常見指印（finger mark）。文中「引氣五息、六息，一出入為一息」，有人認為應是「引氣五息、六息一出之，為一息」，此方設計得體，兼顧形、神、氣並注意練功中飲食、情緒、環境的影響。「能癒萬病」也許有些誇大，但的確是一種很好保健功法。

三、意義深遠

由於巢元方精通醫學且兼通導引，因而創造了一種「辨候施功」的方法，使氣功功法像中醫那樣，經過辨證然後根據一定的法則開出導

引處方。目前的西方醫學雖有心理治療之法。但還不能做到像這樣系統的定出各種經自我心身調整後就能愈病的「處方」。可惜一千多年來，巢元方的創舉並未引起醫界的足夠重視，雖然交口稱讚，但只注意其病因、病理學方面的成就，而對其集如此龐大數量的《養生方導引法》則輕描淡寫，未能予以應有評價。研究工作則更是寥寥，僅清末廖平將導引法的一部分分摘成編，且未輯後半部分。近人曹炳章續編，定名為《巢氏宣導法》。相信對巢氏宣導法的深入研究，篩選與發揮，有可能在不遠的將來，醫生（不管中、西醫）在開藥方的同時，也能開出相宜的導引功法處方，使疾病的藥物治療和非藥物治療互相配合，相得益彰。

16
chapter

精神鍛鍊的楷模
——孫思邈

　　有唐一代，文明鼎盛。特別是貞觀之治的數十年，政通人和，社會安定，為中華醫學文明的發展創造了極為有利的條件。因此，在這個時代裡，不僅著作繁榮，而且人才輩出。中華最偉大的醫學家、養生家之一孫思邈，就產生在盛唐。

　　孫思邈生於西魏大統七年（西元541年），歿於唐永淳元年，享年141歲。也有人認為不可能有如此長壽之人，於是說他生於北周為隋取代之際（西元581年，隋開皇元年）。但此說與歷史事實不符：（1）西元579年，北周靜帝即位，時楊堅（隋開國皇帝）輔政，欲徵孫思邈為國子博士，孫辭謝不就。未出世之人，怎麼會被徵為「國子博士」？（2）孫思邈，幼而敏學，西魏大將軍獨孤信曾讚之為「聖童」。按北周有國二十七年，後被隋所取代。西魏更在北周之前，如果孫思邈生於隋開皇元年，則獨孤信不可能去稱讚一位起碼晚20多年才出生的「神童」。史載：孫思邈為京兆華原人（今陝西耀縣）。因見北周大成元年（西元579年）王室多故，隱居於太白山。如果說孫思邈壽僅為101歲，則此時尚未出生，何來「隱居」之說？（3）孫思邈著《備急千金方》，自序中稱，百餘歲時才開始動筆，難道還沒有動筆就離世了不成？（4）《備急千金方》完稿後又開始了另外一本著作《千金翼方》三十卷的寫作，起碼又得近十年的時間。如果孫翁僅壽101歲，又哪裡來的時間？至於卒年，無論《新唐書》還是《舊唐書》則都認定為永淳元年（西元682年）卒。史載孫思邈「遺令薄葬，不藏明器，祭去牲牢」。

　　孫思邈一生的重大活動都在盛唐。玄武之變後，唐太宗李世民執政，曾召見孫思邈。贊其「鑿開經路，名魁太醫；羽翼三聖，調合四時；降龍伏虎，拯衰救危；巍巍堂堂，百代之師」。欲授之爵，孫堅辭不受，隨後入峨嵋山隱居。唐高宗顯慶三年（西元658年）徵召，進京居鄱陽公主府。翌年高宗欲拜孫為諫議大夫，固辭不就。咸亨四年（673年）高宗病，召之進京，令其隨禦。翌年，上元元年（674年）又一次辭疾歸山，高宗賜以良馬。與多次堅拒當官，辭歸深山隱居形成對照，孫思邈卻主動拜訪深山中被迫離群而居的六百名麻瘋病人，與他們同住，為他們每一位治病、送藥。

一、百代之師

　　孫思邈畢生對中華醫學貢獻良多。但是他最大的貢獻是樹立了中華醫學大師的高尚形象。唐太宗李世民稱頌他：「巍巍堂堂，百代之師」。一點都不為過。醫術高明，固然是很重要的方面，但是最為重要的是對生命的真誠熱愛和敬重。他百歲之後命名所著之六十卷醫學巨篇為《千金方》。理由是：「人命至重，貴于千金，一方濟之，德逾於此」。他先後辭謝四次皇帝的封賞，卻志願進入條件惡劣的群山之中為窮困麻瘋病人無償服務。「無論貧富，無論長幼，無論妍媸」，一視同仁地為他們排憂解困，送醫送藥，是這位完全徹底的脫離了低級趣味的民間醫生的主張。他把自己的行醫胸襟寫進了《千金方‧大醫精誠》中：「凡大醫治病，必安神定志，無欲無求。先發大慈惻隱之心，誓願普救含靈之苦。若有來求救者，不得問其貴賤貧富，長幼妍媸，怨親善友，華夷愚智，普同一等，皆如至親之想」。這是多麼偉大的思想境界啊！他還特別指出：「為醫者，不得瞻前顧後，自慮凶吉，護惜身命，見彼苦惱，若己有之，深入悽愴，勿避艱險、晝夜、寒暑、饑渴、疲勞，一心搶救，無作功夫形跡之心。如是，可謂蒼生大醫。反之，則

為含靈巨賊」。還說醫者到了病人家裡要做到「縱綺羅滿目，勿左右顧盼；絲竹湊耳，無得似有所娛；珍羞迭薦，食如無味；醽醁兼陳，看有若無」。無私方能無畏，孫翁的教導既具體又很實在，不僅應為今之醫者的座右銘，也應該為衛生行政界人士之座右銘。當然，要真能像孫翁那樣做到完全徹底地為患者服務，除了要有高尚的品德，還需在學業上精益求精，努力學習。孫翁在《千金方》自序中說年已過百：「白首之年，未嘗釋卷」。他認為習醫者應「傳教醫源，精勤不倦，不得道聽途說」。而要做到這一點就必需先讀懂《易》、《老子》、《素問》然後博覽群書。宋代著名醫官林億等在整理、再版《千金方》時評價說：「其術精而博，其道深而通。以今知古，由後視今，信其百世可行之法也」。百代之師，孫翁當之無愧。

二、術精而博

孫思邈對中醫學的研究，的確術精而博。所著《備急千金方》30卷，共分232門，收中醫藥方5300餘首。晚年又著《千金翼方》補充，共收前所未錄藥物800餘種。孫翁一生發明遠不止這些，僅舉數例以見一斑：

（1）張仲景《傷寒論》雖經晉王叔和編集成書，但唐時已失傳。孫翁在積極收集《傷寒》、《金匱》遺方的同時，也提出了自己的創見。眾所周知，六經辯證是傷寒論的核心思想，全書通過六經辨證而將89味藥112處方，397法有機結合於一個系統。理、法、方、藥秩序井然。臨床應用的有效與理論框架的嚴謹，將中醫藥學水平提高了一大步。然而，到了唐朝，《傷寒論》成書已經過了近400年，89味藥不能再成為藥學發展的限制，事實上，前此葛洪、陶弘景已經做了革新和擴展，孫翁在前人的基礎上又將植物藥的數量增加了800餘種。此外，張仲景112個處方也不應成為方劑學發展的最終數目。孫翁一輩子辛苦耕

耘，為我們積攢5300多個處方，大大豐富了方劑學的內涵。在診斷學上，孫翁並不默守張仲景的「六經辨證」，而是根據臨床經驗，改為按方劑主治和臨床診斷結合的方法，靈活使用「經方」，而且因之創造了「複方」的概念，必要時將兩個以上的方劑合併使用，使理論與實際結合得更緊密些。當然，對孫翁的這種改變，許多今日的「經方派」也許並不以為然。我們無意介入中醫學派的優劣之爭，不過我們仍然對孫翁這種勇於創新的精神，表示贊許和由衷的欽佩。孫思邈告誡後來的醫家：「膽欲大而心欲小，智欲圓而行欲方」，不可墨守成規。

（2）對消渴、霍亂、附骨疽、惡疾大風、雀目、瘰癧的診斷和治療有新的見解和發明。特別是痲瘋病（即惡疾大風），因為能傳染，古時經常將患者送到偏僻之處隔離，條件極為惡劣。孫思邈不畏危險深入痲瘋病區與600病人同生活，研究這種病的防治規律取得非常寶貴的第一手資料，總結出有效的防治對策。

（3）繪製了《三色明堂圖》，創孔穴對症治療；發明阿是穴的診治價值，使針灸學的人才培養更加系統，臨床治療更加便於掌握。

（4）除了發明許多新藥之外，在中藥學原有的七品分類基礎上，改進為按藥物的功能和性質分為65章。使得臨床醫家在處方選藥時更加方便。

（5）若干新技術的發明：如以蔥管作為導尿管；下頜關節脫落時的巧妙固定方法；食管進入異物的剔除方法等十分實用。

三、養生之道深且通

孫思邈在養生文明方面貢獻極大。特別是普及方面。他所講述的養生之道很深刻，但操作時卻很方便。他提倡導引與食餌結合的養生理念，並且主張將養生的理念引入老年病的防治領域。孫翁所提倡的「養生十三法」絕無神秘之處，但對老年人而言效果卻極佳且便於進行。今

列於後供諸位長者參考：「1、髮常梳；2、頭常搖；3、臉常洗；4、目常運；5、耳常鼓；6、齒常扣；7、漱玉律；8、腹常揉；9、腰常擺；10、膝常扭；11、攝穀道；12、腳常搓；13、常散步」。我們相信這日常養生十三法，所有老年人都能做到的。效果如何呢？孫翁以141歲高壽的畢生實踐向我們作了最好的證明。孫翁所介紹的養生經驗都是十分生活化的。眾所周知，情志抑鬱是影響人類生存質量的大敵，各種現代西方醫學的靈丹妙藥都難奏效。孫翁將「破解」要訣歸納為堅持「十二少」避免「十二多」。言簡意賅，十分通俗地向我們做了明確的表達。他說：「善攝生者，常少思；少念；少慾；少事；少語；少笑；少愁；少樂；少喜；少怒；少好；少惡」；愁思固然不可多，喜樂也不可過。孫翁解釋說：「多思則神殆，多念則志散，多欲則智昏，多事則形勞，多語則氣乏，多笑則臟傷，多愁則心攝，多樂則意溢，多喜則忘錯昏亂，多怒則百脈不定，多好則專迷不理，多惡則憔悴無歡。此十二多不除，則榮衛失度，血氣妄行，喪生之本也」（《千金方·養性》）。孫思邈秉承《素問》「法於陰陽，和於術數，食飲有節，起居有常，不妄勞作」（《素問·上古天真論》）之教，將生活起居作了細膩、具體的講解。同幾位神仙道教前輩相比，孫翁的養生詮釋更貼近生活。而與後來「內丹派」的幾位道門領袖相比，孫翁的教導多了幾分世俗親切，而少了幾分宗教神秘。孫翁是一位篤誠的道學家，在汲取前輩「修仙」經驗方面，也是不遺餘力的。不過他的「修仙大法」非常的生活化。他說這些「大法」要點就是三條：保精、行氣、服餌。他說的保精之法，非常簡便易行。像前述的調形《養生十三法》和調心「十二少」就是。其他如《枕上記》、《養生銘》也都用極淺顯的語言、甚至「順口溜」加以表達，朗朗上口，方便百姓傳播。試舉《枕上記》：「侵晨一碗粥，夜飯不叫足；撞動景陽鍾，扣齒三十六；……」。所謂敲動景陽鍾就是「鳴天鼓」。《養生銘》與《枕上記》相差不遠，亦為二十四行五言體，用辭均通俗。不過，最後四句卻別有深意：「壽夭休論命，修行本在人；若能遵此理，平地可朝真」。有人長壽，有人短命，這是人之

常情，關鍵是是否修行有方。修行難嗎？不難。若能遵照這些日常應該注意的生活小節就能平地「朝真」。「朝真」就是當神仙，通常認為「神仙」都住在深山老林裡。但是，只要日常「保精」，平地也能成「仙」。孫思邈以他的一生為我們描繪出一幅生活化的神仙丰采。

「服餌」是養生之道的另一要點。和前此的魏伯陽、葛洪不同，孫思邈不主張服食「神丹大藥」，而是注重日常的飲食方式和飲食結構：一、要節食，切勿過飽。前述《枕上記》就說：「侵晨一碗粥，夜飯不叫足」，即是。二曰素食，老年人肉食不可過多；三曰淡食，過鹹、過酸、過甜、過辛，都會傷及臟氣；四曰熟食，熟食是人類文明的一大進步。生食對老人消化不利，食物經過烹調然後食用，是極好的衛生習慣，從中醫的角度而言，熟食可改變食品的性味，甚至營養結構；五曰盡量不飲酒，尤其不可醉酒，如若酒醉應想法及時催吐；六曰按節氣選擇食品，春、夏、秋、冬各有所宜所不宜；七曰情緒激動時莫進食。七情之極，勉強進食，所造成的傷害各有不同；八曰食必細嚼慢嚥。在此基礎上孫翁仔細研究了一百五十餘種的常見食物的性、氣、味，供選擇。

孫思邈的「修仙」大要的第三點是「行氣」。《千金方》選錄了眾多的導引、行氣、守一的傳統鍛煉方法。同幾位前賢不同，孫思邈所推薦的都是簡便易行的方法。「守五神」是兩晉以來民間常用的「守一」鍛煉方法，但是到了孫翁這裡，就簡單多了：「既屏外緣，令須守五神（肝、心、脾、肺、腎），從四正（言、行、坐、立）」。習練時，只要避開外界的干擾，言、行、坐、立端正，然後意守心、肝、脾、肺、腎就可以了。孫翁還介紹自己習練的「存思」的方法，也很簡單，他說：「嘗習黃帝內視法，令見五臟如懸磬，五色了了分明，勿綴也」。又介紹「迎氣」之法：「仍以每旦初起，面向午，展兩手於膝上，心眼觀氣，上入頂，下達湧泉，旦旦如此，名曰『迎氣』。」還介紹了「食氣」之法：「常以鼻引氣，口吐氣，小微吐之，不得開口，復欲得出氣少，入氣多。每欲食，送氣入腹」。為了配合這些鍛煉，孫翁還編了些民謠，每天哼哼，其中之一是這樣的：「美食須熟嚼，生食不粗吞，問

我居何處，大宅總林村。胎息守五臟，氣至骨成仙」。歌詞並不雅，但很幽默，唱著歌一方面將日常該注意的生活細節記住了，一方面自我安慰：也許所居之處並不寬敞，但是不要介意，整個大森林就是我的「豪宅」。字裡行間透出一股樂觀主義精神。

《千金方》卷二十七，還介紹了不少的修煉方法。其中有天竺國按摩法，孫思邈指出此法源於婆羅門。盛唐時期中華與印度、波斯、羅馬、日本、高麗交往極為密切，許多印度優秀文化也在華夏廣為傳播。作為名醫，孫翁不僅虛心學習，而且加以推廣。天竺按摩法所謂「按摩」，按時下的標準而言，當是「導引」。此法共十八勢，非常易學：「第一式：兩手相提扭捩，如洗手法；第二式：兩手淺交叉，翻覆向胸；第三式：兩手相捉共按，左右同；第四式：以手如挽，此是開胸法，左右同……」。孫翁指出：「上十八式，但是老人日能依此三遍者，一月後百病除，行及奔馬，補益延年，能食，眼明輕健，不復疲勞」。孫翁處處在為老人著想啊！《千金方》又介紹了《老子按摩法》，共48式。雖然看似複雜些，但是都是簡易而輕緩的鍛煉法，十分適合老年人習練。孫思邈還搜集了古之「調氣法」若干，其中有《彭祖調氣法》、《六字訣治病調氣法》等。「六字訣」古已有之，陶弘景於6世紀整理過，孫思邈在此基礎上又做了些修改，更便於老年人偶染小病時自我調整。孫翁所推薦的養生知識無論是「學」還是「術」，都是極在理但又極通俗的。宋代著名學者林億盛讚他的著作：「其道深且通」。實在恰當不過。我時常感歎一些修煉的愛好者甚至某些專業修煉者，往往花多少年乃至一輩子在苦苦追尋通往神秘的金丹大道「口訣」而無著。孫翁以141歲的人生告訴我們，不要去追求那些不切實際的神通。修煉之要就在日常的留心中；修煉之法也都隱含在普通的方法裡。正是：

> 濃肥辛甘非真味，真味只是淡；
> 神奇卓異非至人，至人只是常。
>
> ——《菜根譚》

17
chapter

兩宋金元導引學

　　如果說，佛教曾鼎盛於兩晉、隋、唐，那麼殘唐、五代後，佛教已經日薄西山，而兩宋以後則愈見沒落。故就導引學術而言，這段時期，佛家導引無甚創見。相形之下，道教入唐以來，卻逐漸完善其宗教理論，宋朝以後社會地位也較佛教為高，道教中高層人物屢受當朝統治者的青睞，道教高士陳摶先後受周世宗和宋太宗的召見。宋徽宗迷信道教，厚待神霄派道士林靈素，為了推崇道教並自稱道教皇帝。故北宋期間，道教可謂極盛一時。然，好景不長，隨著北宋王朝的覆滅，道教威信一落千丈。中國思想界一種新思潮崛起。以周敦頤、邵康節、程頤、程顥兄弟、朱熹為代表的理學派以儒學為綱，兼融禪學、道學之理論體系，風靡中原。就導引學而言，理學導引的佛、道迷信色彩大大減弱，而務實之修身之道普及民間。士大夫階級習導引者相當普遍。文學家如歐陽脩、蘇東坡、陸游等均成練功的積極分子。歐陽脩在《刪正黃庭經序》評價養生術時說：「其術雖本於貪生，及其至也，尚或可以全形而卻疾。」這是他反對宗教導引中貪生、迷信色彩的同時，對導引的祛病延年作用的公允評介。蘇東坡一生對中醫和導引都十分熱心提倡，且處處身體力行。「蘇沈良方」記載他和沈括的醫學和導引研究的成就，至今，蘇州一帶尚流傳他所編練的「香泉氣功」。陸游為文學家中之長壽者，由於習練導引，年近九旬而仍精神十足。一生著詩萬餘首，其中不少有關導引意境的描寫。一代名相范仲淹在積極參知政事的同時，於導引鍛煉也頗有體會，所寫《鷓鴣天》詞三首很有見地，今錄其一以見一斑。《鷓鴣天》之一：「人人都說水中金，盡向凡鉛池內尋。誰識全憑真火制，水重半斤火半斤。一晝夜，十二辰，風火連天不暫停。太

上當年說分明，煉鉛如粉又如塵。」宋以來道家有識之士痛感「道家之學雜而多端」，靖康以降每況愈下，於是，遂萌改弦更張之志。以陳摶為先導，張伯端集大成，並著《悟真篇》行世，倡導煉養，尊崇《參同契》，完成了道教改革的理論準備。金‧咸陽王重陽秉陳、張之學說，摒除「服食」、「符籙」諸派之蔽端獨倡「屏除幻妄，獨全其真」的全真派，一反舊道教中燒香磕頭、祈禱鬼神、瞻星禮斗、畫符念咒的積習，**完成了道教的一次改革**。這次改革頗為成功，深受社會讚賞。正如《遺山集‧紫微觀記》所說，新教派「本於淵靜之說，而無黃冠禳冶之妄；參以禪定之習，而無頭陀縛絆之苦」。明‧王世貞在《跋王重陽碑》中也說：「其說頗類禪而稍粗，獨可破服金石、事鉛汞之誤人，與符籙之怪誕。」從導引學的角度看，全真「內丹」術使導引鍛煉的理論和實踐提高了一大步。由於王重陽自標：「不立一相、不主一教」而主張「三教合一」，因而使這派導引學術得以少受諸教門戶的干擾而能博采眾家之長。故而人材輩出，如元之丘處機、明之伍沖虛、清之柳華陽等均有相當成就。

雖然，宋、金、元時期，道教由盛入衰，然保留下來的導引專著仍然非常豐富。除張伯端之《悟真篇》在導引學史佔有顯要地位之外，北宋《雲笈七籤》也具有重要的文獻價值。《四庫全書總目提要》稱讚此書：「類例既明，指規略畢，綱條科格，無不兼賅，《道藏》菁華，亦大略具於是矣。」其他如，《諸真聖胎神用訣》、《修真十書》、《清微丹訣》、《還丹秘訣養赤子神方》、《道樞》、《先天金丹大道玄奧口訣》、《金液還丹印證圖》、《真一金丹訣》、《丹經極論》、《重陽全真集》、《重陽立教十五論》、《大丹直指》、《金丹大要》等數以百計的論著均不乏精彩的內容。

與宋佛教的沒落、道教的由盛入衰相比，新儒學風起雲湧，在思想界取前者而代之，故著述之豐盛也大大超出佛、道二家。其中有關導引之論述也相當可觀。尤以邵雍之《皇極經世》、周敦頤之《太極圖說》、《通書》、二程之《語錄》、朱熹之《大學章句序》、《語類》

為重要。然上述論著均為理論專著並無「儒門功法」相傳。雖然邵、周、二程、朱熹均為靜坐實踐家，朱熹並作：《調息箴》記其煉功時的體會：「鼻端有白，我其視之，隨時隨處，容與猗猗。靜極而噓，如春沼魚，動已而吸，如百蟲蟄。氤氳開闢，其妙無窮」。但是直至明朝，方有王陽明、高攀龍倡導靜坐之具體方法傳世。王夫之稟理學先賢之理，提倡半日讀書、半日靜坐，著有《愚鼓詞》十九首，記述煉功時體驗。究其所習功法、所述意境似接近於道家功。高攀龍恢復東林書院時明確提倡靜坐，其功法後載於《高子遺書》。雖然，儒門功法出於道、佛二門，並無獨創，但其歷史功績是顯而易見的，即，自此之後導引不再成為宗教獨享的「禁品」了。宋以後醫學界競相採用導引作為治療手段之一就是明證。

　　《聖濟總錄》為北宋後期醫學名著，由官方組織全國名醫編纂而成，內中專列「導引、服氣」兩部，記載歷代導引文獻甚詳。南宋醫學家蒲虔貫、張銳，著名的金元四大醫家劉河間、張子和、李東垣、朱丹溪都將導引作為醫療常規方法之一列入各自的著作。劉河間推薦用六字訣治病；張子和指出：「……導引、按摩、凡解表者，皆汗法也。」李東垣在論及「木旺乘土」的病症時說：「當病之時，宜安心靜坐，以養其氣。」朱丹溪在《丹溪心法》中寫道：「氣滯痿厥寒熱者，治以導引」。張銳在他所著的《雞峰普濟方》中推薦兩則導引法，蒲虔貫在《保生要錄》中介紹了一種簡單易行的功法；元・鄒鉉編《壽親養老新書》論述六字訣方法要領……。

　　導引就其歷史淵源來看，原非專屬於某一家，故中國古代之「諸子百家」著作中，多有關於導引之論述，儒家自亦不例外，在儒家的著作中，很早就有了關於導引的原則論述，但具體提出「半日靜坐，半日讀書」的主張，並標榜為不同於佛道之靜坐法者，則為宋明之理學家。

　　《論語・雍也篇第六》「子曰，智者樂水，仁者樂山，智者動，仁者靜，智者樂，仁者壽」。在這裡，孔子已經指出了靜和壽的關係。孟子更進一步提出了「夫志，氣之帥也，氣者，體之充也」，以及「吾

善養吾浩然之氣」等論點。在偽《古文尚書》裡有「人心惟危，道心惟微，惟精惟一，允執厥中」四句，十六個字。儒家說這是堯舜禹湯一脈相傳下來的所謂「聖人心法」，道家說這是廣成子傳授給軒轅黃帝的所謂十六字「真言」。這十六個字可以從政治的角度做「主術」解，而儒家因之；亦可從導引的角度做練功要領解，而道家奉之。此四句中的前兩句，在於區分人心，道心，後兩句則在於強調精、一、中三個字；尤其強調一個「中」字，所謂「儒家有執中之心法，道家有守中之修持」，或說：「儒家執中，道家守中，佛家空中」。

偽《古文尚書》之所謂偽，意謂後人託古而作，據今人考證，其書雖晚出，當亦不晚於魏晉，此十六字之源流自當更早，因在荀子《解蔽篇》中已有引《道經》「人心之危，道心之微」句。但這十六字並非全文，據《大禹謨》篇所記為：「汝惟不矜，天下莫與汝爭能，汝惟不伐，天下莫與汝爭功，予懋乃德，嘉乃丕績，天之歷數在汝躬，汝終陟元後，人心惟危，道心惟微，惟精惟一，允執厥中，無稽之言，勿聽，弗詢之謀，勿庸，可愛非君，可畏非民，眾非元後何戴，後非眾罔與守邦」。這是舜讚賞禹有大功，當居君位，並教以為君之道的一篇話。（見張舜微《周秦道論發微》），宋朱熹認為堯傳給舜時只有「允執厥中」一句，舜傳給禹時又加了三句。朱熹《中庸章句序》說：「……其見於經，則允執厥中者，堯之所以授舜也，人心惟危，道心惟微，惟精惟一，允執厥中者，舜之所以授禹也，堯之一言至矣盡矣，而舜複益之以三言者，則所以明夫舜之一言，必如是而後可庶幾也，蓋嘗論之，心之虛靈知覺，一而已矣，而以為有人心、道心之異者，則以其或生於形氣之私，或原於性命之正，而所以為知覺者不同，是以或危殆而不安，或微妙而難見耳，然人莫不有是形，故雖上智不能無人心，亦莫訣不有是性，故雖下愚不能無道心，二者雜於方寸之間，而不知所以治之，則危者愈危，微者愈微，而天理之公卒無以勝人欲之私矣、精則察夫二者之間而不雜也，一則守其本心之正，而不離也。從事於斯，無少間斷，必使道心常為一身之主，而人心每聽命焉，則危者安，微者著，而動靜

去為，自無過不及之差矣……」。按此理不僅適用於儒家之「正心、修身」，亦可適用於導引之排除雜念，堅持正念。儒家以喜怒哀樂之未發為中，道家亦以無雜念之「正念」為中。對此，可參見《性命圭旨》之說。

關於《大學》首章「知止」之說導引家每喜引用之，並從導引的角度釋為入靜過程，但和儒家原釋不同，試摘錄並節引原注如下（括弧內為儒家原注）

「大學之道，在明明德，在親民，在止於至善，知止而後有定，定而後能靜，靜而後能安，安而後能慮，慮而後能得（止者，所當止之地，即至善之所在也，知之則志有定向，靜謂心不妄動，安謂所處而安，慮謂處事精詳，得謂得其所止）」。

「……詩云穆穆文王，緝熙敬止，為人君，止于仁，為人臣，止于敬，為人子，止于孝，為人父，止于慈，與國人交止於信」。

可見這裡所說的止，非指「止念」。至於正心，誠意，修身等說，皆屬「治世」範疇，原無導引含義（儒家所說之修身主指孝悌忠信等道德修養，及為人處世之準則而言，僅荀子於此偶有治氣養生之說）。

儒家之學自孔子逝後有八家傳，即子張，子思，顏氏，孟氏，漆雕氏，仲良（仲梁）氏，孫氏（即荀子），樂正氏。而以思孟派獨盛於後世，自漢・董仲舒倡導罷黜百家，獨尊儒術以後，儒家思想成為中國封建時期之主要統治思想，歷晉、隋、唐等朝而漸衰，至宋，儒家學者周敦頤，吸取佛道兩家思想入儒，而開創理學一派（又稱道學或新儒學）程顥、程頤繼承其說而加以發展，至朱熹而大成，此後又衍生陸九淵、王陽明之「心學」等，明朝高攀龍（1562～1626年）以復興程朱理學自任，講學於東林書院，進一步倡導靜坐。

朱熹，理學一代大師，但對中華之養生文明也做了很大貢獻，特別是古「太極圖」的發掘，功不可沒。太極圖的出現與演繹，將中華文明整體觀提高到新的高度。太極圖傳為陳摶所傳，南宋已失。朱熹託其友蔡元定赴成都從青城隱者手中重新購得。後將河圖、洛書及「先天圖」刻於江西皂閣山，（開刻時，僅刻前二圖）。此時，朱熹還考證失傳已

久的河圖、洛書。北宋以前，均錯認為九數為「洛書」，十數為「河圖」，朱熹一一加以訂正。朱熹雖然沒有對導引之學有專門著作，但後人從其文集中整理出有關靜坐知識語錄百餘條，單獨成冊，名《朱子靜坐法》，在日本出版。朱子靜坐說頗有特色，不僅用於養生修煉，也用作格物致知，體驗其太極哲學思想的手段。朱熹對道教內丹學有精深的研究，其所著之《周易參同契考異》和《調息箴》，顯示了他對導引學研究的深厚功底。他的修煉方法雖源於佛道，卻沒有任何宗教習氣，至今，社會上仍然流傳著他的「朱子觀息靜坐法」。

朱熹不僅集邵雍、周敦頤、二程以來理學之大成，而且十分精通佛、道之理，早年曾修禪十餘載，對臨濟宗、華嚴宗有深刻的研究。辭官後一直在武夷山從事理學研究，故爾朱熹也從中深得道家之要，綜佛道而入儒時，遊刃有餘。因此，偉大的科技史專家李約瑟說：「朱熹，中國歷史上最高綜合思想家，他對道教和佛教這兩種體系深有造詣，經常引用它們的學說養分，融彙到自己所建立的哲學綜合裡去。」

總而言之，兩宋金元時，導引學因內丹學的突起、全真新道派的建立、新儒學的高調崛起和醫療導引學的廣泛普及，開拓了實用導引學發展的新局面。

18 chapter

張紫陽與內丹學派

　　張紫陽，原名伯端，字平叔。北宋時天臺人。生於宋太宗雍熙元年（984），卒於元豐5年（1082），享年99歲。張氏之所以名聞天下，是因為所著之《悟真篇》八十一首詩。以「內丹」解《周易參同契》，受到丹道派後輩的追捧，稱其為「萬世丹經之王」。

　　內丹之說並非始於張紫陽。西元974年，五代蜀國之彭曉注《參同契》就已經疑心《契論》為魏伯陽述「內丹」之作。其實，彭曉的猜疑純粹是一場誤會。「參同契」本來就是爐火煉丹之作，只因其法失傳，後世無人知曉，故彭曉以為參同契所言之「火候」、「爐鼎」均為「內丹」之隱語、借喻。本書第十三章就彭曉之誤做了澄清。然而彭曉之誤經百年發酵之後，卻由張平叔掀起而形成持續千年的「內丹熱」，至今不輟。雖然此事起源於彭曉的錯誤猜度，卻為人類留下了以煉丹術語衍繹的導引學不平凡的一段歷史。

　　張平叔不是道士，主張三教歸一之說。這是唐宋五代、及宋遼時期許多人的信仰主張。他認為「教雖三分，道乃歸一。」（《悟真篇》自序）。然而比較書於1075年（宋熙寧乙卯）的「自序」和書於1078年（宋元豐改元戊午）的「後序」兩文，我們發現張的信仰天平發生了很大的傾斜。在「自序」中他說：「仆幼親善道，涉獵三教經書，以至刑法、書算、醫卜、戰陣、天文地理，吉凶死生之術。靡不留心詳究。惟金丹一法，閱盡群經及諸家歌詩論契。皆雲日魂月魄，庚虎甲龍、水銀丹砂、白金黑錫、坎男離女，能成金液還丹。終不言真鉛真汞是何物色，又不說法度溫養指歸。加以後世迷徒恣其臆說，將先聖典教妄加箋注，乖訛萬狀。不惟紊亂仙經，抑亦惑誤後學。」這是張平叔描述他85

歲之前對丹道追求的執著。但終因「至人未遇，口訣難逢，遂至寢食不安，精神疲悴。」可以說此時之前的張平叔雖力主三教合一，但仍然是一位不遺餘力追求「金丹大道」的道家信徒。1069年入成都。以「夙志不回，初誠愈恪，遂感真人授金丹藥物、火候之訣。其言甚簡，其要不繁。」於是一通百通。得訣後的第七年寫下了《悟真篇》。可以說92歲之前的張平叔依然是追求丹道而且有成的道學家。然而，令人不解的是1078年（宋元豐改元戊午），94歲的張平叔「再序」時卻說：「欲體至道，莫若明乎本心。」十分明顯，張平叔告訴讀者，他於《悟真篇》所介紹的，一生追求了85年所好不容易求得的「真訣」，曾經讓他「指流知源，語一悟百，霧開日瑩，塵盡鑑明」的真人之教，居然不是「至道」。什麼是至道？他說此「乃無上至真妙覺之道，此道直覺了當，人人具足。」很清楚，張平叔所言之「至道」乃是舶來之佛學。既然如此，張平叔為什麼不直截了當地宣揚佛法而要人煉內丹呢？他說：「只因世間凡夫業報深重，執其有身而惡死悅生，故卒難了悟。黃老悲其貪著，乃以修身之術，順其所欲，漸次導之。」原來如此，他認為因為凡夫「貪生」，先以「修身之術順其所欲」然後才漸次引導他入佛門。這樣看來，這《悟真篇》竟成了伯端先生勸誘那些「惡死悅生」的「貪著者」入佛門之餌。張先生還在《後序》中說：「根性猛利者，一見此篇（指《悟真篇》）便知伯端得達摩、六祖最上一乘之妙旨。可一言而悟萬法也。」與他在三年前所寫的《前序》中說的「以夙志不回，初誠愈恪，遂感真人授金丹藥物、火候之訣。」大相徑庭。「真人授訣」的故事變成了因得佛法而「一言悟萬法」。1078年張伯端作此《後序》後直至離世的五年間，紫陽先生的主要活動是同佛教徒劉奉真等「廣宣佛法」。臨終留偈，曰：「四大欲散，浮雲已空；一靈妙有，法界圓通。」圓寂時，以佛教徒的儀式火化。

　　《悟真篇》共載律詩八十一首。其中，七言十六首，絕句六十四首，五言一首，詞《西江月》十二首。張平叔說：所有的「鼎器、尊卑、藥物、斤兩、火候、進退、主客、後先、存亡、有無、吉凶、悔吝，悉備其

中矣。」書後又附他學佛的歌、誦、詩曲、雜言三十二首。由於大量採用「煉丹」術語，且有意無意地採用各種隱語，因而辭意晦澀，故為後人多所詬病。特別是對於那些不曾有過煉外丹經驗者帶來許多不必要的麻煩。《四庫全書總目提要》稱讚他：「專明金丹之要，與魏伯陽《參同契》道家並推為正宗。」《四庫》館員的這兩則評價都有問題。如前所述，魏伯陽的《參同契》披露的是真正的丹砂冶煉工藝而張紫陽則是借丹砂冶煉的術語說修命之法，完全是兩碼事。由於彭曉、張紫陽等均無成功煉丹（外丹）的記錄，因此，他們所採用的「煉丹」術語是否準確本就令人生疑。眾所周知，以類比的方法認識未知客觀事物的本質，是中華認識論的傳統方法之一，但是對於從未有過成功經驗者而言，其所作的類比，可靠性就要大打折扣。當然，對於古人，由於條件所限，可以不必苛求。但是《四庫》將真煉丹家魏伯陽同用假煉丹術語表述內丹過程的張平叔相比顯然有些不倫不類。至於《四庫提要》說「道家推為正宗」則恐有失實之嫌。雖然確有幾位丹道派人士喝彩，但是，沒有一個人敢於面對張伯端本人所作的「前序」和三年之後所作「後序」立場的天壤之別。「前序」中張氏稱自己「得訣」之後「霧開日瑩，塵盡鑑明」。此時為1075年。然而三年之後，寫「後序」時卻說自己所得的乃是「達摩、六祖最上一層之妙旨」。而他在《悟真篇》所介紹的修身之要的金丹，則只是黃老悲憫那些「惡生悅死，卒難了悟」的世人的「貪著」，「順其所欲，漸次導之」所設。張氏何以在三年之內從「夙志不回，初誠愈恪」的丹道虔誠追求者，在「遂感真人金丹、藥物、火候」得訣後改口稱自己所得為「達摩、六祖最上一乘之妙旨」的轉變我們已無從知曉。只是從《張真人本末》一書中得知張紫陽「于元豐間與劉奉真之徒廣宣佛法，以無生留偈而入寂。奉真之徒焚其遺蛻，獲舍利千百，色皆紺碧」。劉奉真何人已與本文無關，這裡不贅。1078年為元豐元年，也就是張氏寫「後序」的那一年。在此前後，張氏的主要活動是「廣宣佛法」，最後以佛教徒的身份終其一生。任何人都有任意改變其信仰的自由，無可厚非。但是說張氏的《悟真篇》，「道家推為正宗」的評語恐未必妥當。

　　《悟真》的作者以虛擬的煉丹術語宣傳自己所理解認識的「金液還丹」。同時暗示其道極為簡易：「都來片餉工夫，永保無窮逸樂。」因此吸引了許多修命的追求者。至於其效驗如何，至今難以評說。張氏得真人授訣六年時自我感覺尚春風得意，「得訣」之後第九年即已閃爍其詞，所作《後序》重點宣傳「達摩、六祖的無上妙覺之旨」；「得訣」之後十四年即以一純正佛教徒的身份終其一生。雖然，也獲上壽，但和他在「前序」所期許的「永保無窮逸樂」的目標相去甚遠。同唐初不識「金液還丹」，僅習練在張氏眼中不過是旁門左道的存思、導引、按摩的孫思邈相比，似不見得高明多少。因此，後世之「道家」對張氏所倡之術喝彩的有之，不以為然的也不在少數。當然，我們不能以成敗論英雄，更不能以壽之高低論法之優劣。金丹之學在此後千年，直到今天仍然活躍，說明張氏之術仍有相當吸引力。也許因為曲高和寡，習者不多，成者更少。因此，張氏之術在養生一途的貢獻只能說平平而已。然而張平叔之學在中止魏伯陽以降800年的服食有毒「金石」的社會惡習中，貢獻極大。眾所周知，自魏伯陽成功冶煉朱砂之後，其法已失傳。葛洪也沒有能重複丹藥之煉，但仍深信「金丹」之威力。陶弘景雖已發現「金丹」冶煉會有劇毒物質伴生，並研究了許多除去毒素的方案，但並沒有懷疑金丹的「價值」。唐以後，煉丹服藥以延年之風愈演愈烈，有唐一代君王22人中就有12位服丹中毒。將相、達官中毒者更不計其數。直到殘唐，煉丹家彭曉始疑其非。認為魏伯陽所著《參同契》不是煉丹的實錄。但並無有力的證明。原因很簡單，彭曉煉丹所採用的冶煉方案仍然沿襲著六百多年前葛洪所犯錯誤。葛洪在《抱朴子》中說「丹砂冶煉而成金液，金液積變還復成丹。」我的實驗表明「金液成丹」是不可能的，金液所「還」之「丹」是劇毒的「銀朱」而不是丹砂（即朱砂，參見本書第十三章）。這一錯誤，由葛洪而彭曉、而張紫陽，直到十六世紀末才被著名藥學家李時珍所糾正。《本草綱目》金部卷九，《銀朱》條目下，李時珍指出：「昔人謂水銀出於丹砂，鎔化還復為朱者，即此也，名也由此。」現代研究表明其化學成份即為氧化汞，溶於

水，劇毒。而朱砂為紅色硫化汞，不溶於水和稀酸，無毒。而且水銀積變不能直接復為朱砂。張氏以虛擬之「金液還丹」術語解釋修身之術時，許多人都相信了。流傳千古的還丹中毒事件也因之嘎然而止。西元十一世紀後，很少再有服人工煉製丹藥中毒現象。這是《悟真篇》的第一功勞。當然個別中毒現象還是存在的。比如，有明一代三大疑案之一：「兩粒紅丸案」和清雍正暴死之謎，都可能與服毒「金丹」有關。不過，魏伯陽的真煉丹法卻也因此蒙受不白之冤。有道是：「假作真來真亦假」，實在令人感歎。《悟真篇》的第二項貢獻是創造了一整套「金液還丹」以述內丹的語言：諸如爐鼎、火候、藥物⋯⋯等，成為此後千年，丹道學派數以百計「金液還丹」論文的「習慣用語」。「業內」溝通，常可通用而心照不宣。三、張氏有關修身之術的八十一首詩大體可分「密」、「顯」兩部，於「顯」的部分，表達得合情合理，且頗為雅致，值得一讀。由於張氏在得訣之初。三次傳播，三次遭「天譴」，而且「禍害」來得非常迅速，每次不到20天就遭到「報應」。我們不知道張氏遭到的「禍害」是什麼，但起碼其中一次是吃了官司。而他所得到的「經驗教訓」是什麼呢？若要傳播他的「金液還丹」之法，一定要依靠「巨勢力者」的庇護。他的徒弟石泰就是因為將張先生從官司中救出來，才得以「傳訣」的。張氏再傳弟子是位和尚名叫薛道光。當石泰把訣傳給薛道光時，要他還俗，說：「此非有巨室外護，則易生謗讟。可疾往通邑大都依有力者，即圖之。」學此「金液還丹」之法要「還俗」？還要找「巨室外護」？還說此法易遭「謗讟」。凡此種種，都為什麼？或許我們從讀其所作「密」詩會有所啟發：

　　未煉還丹莫入山
　　山中內外盡非鉛
　　此般至寶家家有
　　自是愚人識不全
　　　　　　——《悟真篇》卷中詩第七

　　修煉之地不在深山老林，而在大道通衢，在家中。此寶是「家家有」但不說是「人人有」。此「金液還丹」的傳播還容易遭「譭謗」，容易被「誤會」而吃官司，究竟是為什麼？雖然張翁不明說，大家也能猜著幾分。這可能修的是丹道中主要流派之一：陰陽雙修派。或稱「裁接派」。與此相對應的丹道另一派別則稱為「清修派」。我們無意比較丹道的這兩個派別之間的優劣。同時，也不想去窺度或猜測裁接派密法的「秘密」。但是我們認為合理運用人體生命內在潛力，在社會環境允許的情況下，從事一些有益男女雙方健康的鍛煉是有意義的。在遠古，這樣的修煉方法並不罕見，但在「獨尊儒術」的高壓下，自漢以來，許多這樣有益健康的性知識已經喪失殆盡。雖然，馬王堆漢墓竹簡帛書和丹波康賴的《醫心方》保留了些許，但是，我們已經難窺全豹。從這個角度出發，我們認為《悟真篇》為人類做出了貢獻，希望有人能夠繼續研究這門學術。

後記

　　未來人類文明的進步，必定是東西方文明價值觀的協同發展。企圖以一種價值評估體系去審視或取代另一種文明的價值，人類必定要付出沉重的代價。這就是六十年來中華氣功研究家們得出的結論。他們的成就是不朽的。

　　正是：

　　　　　道乃德之本，

　　　　　性命互為根。

　　　　　動中知日月，

　　　　　靜裡識乾坤。

健康Life12　PE0062

新銳文創
INDEPENDENT & UNIQUE

養生就看這一本！
正確的觀念決定你的健康
──給現代人的氣功導引、中醫經絡和生活
哲學入門書

作　　者	林中鵬
責任編輯	劉　璞
圖文排版	陳彥廷
封面設計	秦禎翊

出版策劃	新銳文創
發 行 人	宋政坤
法律顧問	毛國樑　律師
製作發行	秀威資訊科技股份有限公司
	114 台北市內湖區瑞光路76巷65號1樓
	電話：+886-2-2796-3638　傳真：+886-2-2796-1377
	服務信箱：service@showwe.com.tw
	http://www.showwe.com.tw
郵政劃撥	19563868　戶名：秀威資訊科技股份有限公司
展售門市	國家書店【松江門市】
	104 台北市中山區松江路209號1樓
	電話：+886-2-2518-0207　傳真：+886-2-2518-0778
網路訂購	秀威網路書店：http://www.bodbooks.com.tw
	國家網路書店：http://www.govbooks.com.tw

| 出版日期 | 2014年8月　BOD一版 |
| 定　　價 | 360元 |

國家圖書館出版品預行編目

養生就看這一本! 正確的觀念決定你的健康：給現代人的氣功
　導引、中醫經絡和生活哲學入門書 / 林中鵬著. -- 一版.
　-- 臺北市：新銳文創, 2014.08
　　面；　公分. -- (健康Life；PE0062)
　BOD版
　ISBN　978-986-5716-20-2 (平裝)

1. 中醫　2. 氣功　3. 養生

413.21　　　　　　　　　　　　　　　　　103012134

讀者回函卡

感謝您購買本書，為提升服務品質，請填妥以下資料，將讀者回函卡直接寄回或傳真本公司，收到您的寶貴意見後，我們會收藏記錄及檢討，謝謝！如您需要了解本公司最新出版書目、購書優惠或企劃活動，歡迎您上網查詢或下載相關資料：http:// www.showwe.com.tw

您購買的書名：_____

出生日期：_____年_____月_____日

學歷：□高中 (含) 以下　　□大專　　□研究所 (含) 以上

職業：□製造業　□金融業　□資訊業　□軍警　□傳播業　□自由業
　　　□服務業　□公務員　□教職　　□學生　□家管　　□其它_____

購書地點：□網路書店　□實體書店　□書展　□郵購　□贈閱　□其他

您從何得知本書的消息？

　□網路書店　□實體書店　□網路搜尋　□電子報　□書訊　□雜誌
　□傳播媒體　□親友推薦　□網站推薦　□部落格　□其他_____

您對本書的評價：(請填代號　1.非常滿意　2.滿意　3.尚可　4.再改進)

　封面設計____　版面編排____　內容____　文／譯筆____　價格____

讀完書後您覺得：

　□很有收穫　□有收穫　□收穫不多　□沒收穫

對我們的建議：_____

_____

_____

_____

11466
台北市內湖區瑞光路 76 巷 65 號 1 樓

秀威資訊科技股份有限公司　　　收

BOD 數位出版事業部

....

（請沿線對折寄回，謝謝！）

姓　　名：＿＿＿＿＿＿＿＿＿　年齡：＿＿＿＿　性別：□女　□男

郵遞區號：□□□□□

地　　址：＿＿＿＿＿＿＿＿＿＿＿＿＿＿＿＿＿＿＿＿

聯絡電話：(日)＿＿＿＿＿＿＿＿＿　(夜)＿＿＿＿＿＿＿＿＿

E - m a i l：＿＿＿＿＿＿＿＿＿＿＿＿＿＿＿＿＿＿＿